MUEVE
TU ADN

Si este libro le ha interesado y desea que lo mantengamos
informado de nuestras publicaciones, puede escribirnos a
sirio@editorialsirio.com,
o bien suscribirse a nuestro boletín de novedades en:
www.editorialsirio.com

La información contenida en este libro se basa en las investigaciones y experiencias personales y profesionales del autor y no debe utilizarse como sustituto de una consulta médica. Cualquier intento de diagnóstico o tratamiento deberá realizarse bajo la dirección de un profesional de la salud. La editorial no aboga por el uso de ningún protocolo de salud en particular, pero cree que la información contenida en este libro debe estar a disposición del público. La editorial y el autor no se hacen responsables de cualquier reacción adversa o consecuencia producidas como resultado de la puesta en práctica de las sugerencias, fórmulas o procedimientos expuestos en este libro. En caso de que el lector tenga alguna pregunta relacionada con la idoneidad de alguno de los procedimientos o tratamientos mencionados, tanto el autor como la editorial recomiendan encarecidamente consultar con un profesional de la salud.

Título original: MOVE YOUR DNA, RESTORE YOUR HEALTH THROUGH NATURAL MOVEMENT
Traducido del inglés por Diego Merino Sancho
Diseño de portada: Editorial Sirio, S.A.
Diseño y maquetación de interior: Toñi F. Castellón

Ilustraciones: Jillian Nicol
Todas las fotografías, a menos que se indique lo contrario: Cecilia Ortiz
Fotografías de las páginas 316 y 317: Shelah Wilgus

© de la edición original
2014, Katy Bowman

Publicado inicialmente por Propriometrics Press, www.propriometricspress.com
Derechos de traducción obtenidos a través de0 Sylvia Hayse Literary Agency, LLC, USA.

© del prólogo
2017, Jason Lewis

© de la presente edición
EDITORIAL SIRIO, S.A.
C/ Rosa de los Vientos, 64
Pol. Ind. El Viso
29006-Málaga
España

www.editorialsirio.com
sirio@editorialsirio.com

I.S.B.N.: 978-84-17030-45-2
Depósito Legal: MA-72-2018

Impreso en Imagraf Impresores, S. A.
c/ Nabucco, 14 D - Pol. Alameda
29006 - Málaga

Impreso en España

Puedes seguirnos en Facebook, Twitter, YouTube e Instagram.

Katy Bowman

MUEVE TU ADN

Recuperar la salud con el
movimiento natural

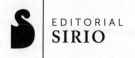

EDITORIAL
SIRIO

A mis hijos, por ocupar el primer lugar en mi corazón; a mi marido, por aceptar el segundo, y a la gracia de Dios, por hacer posible que haya otros que ocupen el tercero.

Índice

Agradecimientos

D el mismo modo que el cuerpo está hecho de células, un libro está hecho de ideas. Las células que componen mi organismo son un precioso regalo que me hicieron mis padres para que yo les diera la forma que creyese más conveniente, y, del mismo modo, he recibido talentos e ideas de otros a lo largo de toda mi vida, por lo que este trabajo no es más que la culminación del pensamiento de muchas otras personas.

Doy gracias a mi madre, sobre todo por haberme metido bien en la cabeza que yo misma era la capitana de mi propio barco, incluso cuando el hecho de que pusiese en práctica esta idea no le facilitase precisamente las cosas como madre. Agradezco a mi padre por haberme legado su bondad y su amabilidad, cualidades que me han resultado muy útiles a la hora de seleccionar y presentar al gran público en un solo volumen toda esta información –que, sin duda, resulta tan radical–. Y también a mis hermanos, especialmente a mi hermana pequeña, KLD; valoro mucho su capacidad para seguir queriéndome tras años de tener que soportar mi constante y ruidoso parloteo. Crecer con *Katy Says** no es tarea fácil, y te amo por ello.

---

* N. del T.: Blog que la autora tuvo activo entre 2007 y 2016 en el que publicó inicialmente sus ideas sobre biomecánica, alineación, anatomía y movimiento natural y «nutritivo».

Mis hijos son mis musas y el fruto literal de mis pasiones, pero mi marido ha sido el verdadero alquimista en toda esta historia, pues él ha sido el que le ha proporcionado un contexto a mi vida y significado a mis palabras.

Y, hablando de palabras, este libro no habría estado tan «en forma» de no haber sido por la pasión y el talento de la superestrella de la edición Penelope Jackson. Habría resultado imposible que viese la luz si ella no hubiese estudiado y revisado su contenido durante los dos años anteriores –lo cual no nos muestra únicamente su calibre profesional, sino también lo ridículamente mal remunerada que ha sido a este respecto–.

Muchas gracias a Zsofi Koller y Agi Koller por haber compartido tan generosamente sus conocimientos y experiencias conmigo, no únicamente en este proyecto sino también en todos los contenidos audiovisuales que hemos creado recientemente, y a Stephanie Domet por su ayuda en la organización.

Estoy muy agradecida a la doctora Jeannette Loram por haber compartido conmigo su experiencia profesional en biología celular, y más específicamente por sus fantásticos consejos en lo referente al uso apropiado del lenguaje de la temática del ADN y la expresión genética.

Las imágenes creadas para este libro no son simplemente «imágenes» sino que funcionan como una extensión del texto. En la creación de estos gráficos y fotografías explicativas se lo debo todo al ilustrador Jillian Nicol y a los fotógrafos Cecilia Ortiz y Jen Jurgensen. Mi más sincero agradecimiento también para Tim, Michael K., Breena, Michael C., John, Theresa, Angeliese, Crystal, Delia, Galina y Gayle por ocuparse de las correcciones de la edición original.

Theresa, este libro no podría existir sin ti. De hecho, no sé cómo me las he arreglado para vivir tanto tiempo sin que estuvieses en mi vida. Gracias por estar ahí y por escuchar siempre atentamente lo que tuviese que contarte. Eres fantástica escuchando, una habilidad solo superada en ti por tu cuidado y tu capacidad reflexiva.

A Jason Lewis y Tammie Stevens, de Billyfish Books, muchísimas gracias por haber contribuido a este libro con vuestra increíble historia. A los doctores Seth Horowitz, Bernie Krause, Steve Lewis y a Sam Thayer, gracias por mostraros siempre tan dispuestos a compartir conmigo vuestras palabras y experiencia. Espero que miles de personas se interesen por el inmenso iceberg que es vuestro conocimiento, del cual tan solo la punta asoma en este volumen.

Todos los artífices principales de este libro viven su vida a su manera y en sus propios términos. El hecho de que vivan basándose en lo que predican en sus mensajes —los cuales están entretejidos a lo largo de este libro— hace que *Mueve tu ADN* esté impregnado de la apasionada energía que desprenden. A todos los que estáis ahí fuera viviendo vuestro sueño, os doy las gracias por hacerlo. Vuestra contribución a este tapiz del que todos formamos parte es tan importante en mi vida como quizá este libro lo sea para vosotros.

METTA, KATY B.

Nota a la presente edición

Una de las cosas que más me intrigan y me llaman la atención sobre el movimiento es la ciencia que se dedica a su estudio. Este fue el motivo principal por el que escribí *Mueve tu ADN* en un primer momento: quería establecer definiciones y variables más completas y precisas con las que poder concebir el movimiento y hablar de él. Al principio, me imaginaba *Mueve tu ADN* más bien como un *libro científico de ejercicios* más que simplemente como un *libro de ejercicios*. Sin embargo, con más de setenta ejercicios y ajustes de alineación salpicados aquí y allá por toda la obra, no cabe duda de que la primera edición podía considerarse también como un libro de ejercicios.

Dado que una de las ideas principales de *Mueve tu ADN* es «haz menos ejercicio y muévete más», las prácticas que proponía en la primera edición no se presentaban en forma de rutinas por seguir, sino como movimientos que poder añadir a la vida diaria. Sin embargo, muchos lectores me escribieron para pedirme un programa de ejercicios más exhaustivo —pues ahora que ya estaban motivados para moverse más, echaban en falta algunas rutinas que poder usar de inmediato—, así es que me decidí a publicar una nueva edición con el objetivo de desarrollar con mayor detenimiento la parte práctica. Por ello, esta edición incluye nuevas fotografías que contribuyen a clarificar las instrucciones; un glosario de ejercicios ordenado, claro y conciso, y tres series de ejercicios que puedes emplear en tu «tiempo de entrenamiento».

También he aprovechado la oportunidad que brinda publicar una nueva edición para añadir algunos descubrimientos relevantes recientes en el campo de la mecanotransducción, así como investigaciones referentes a las ciencias de la actividad física y del deporte.

Prólogo

En 2013 fui reconocido por la Guinness World Records como la primera persona de la historia en circunnavegar el planeta utilizando medios de tracción humana —una forma muy elegante de decir que recorrí grandes masas de tierra a pie, en bicicleta y con patines en línea y que atravesé ríos, mares y océanos nadando, en kayak y en bote de remos—. Fue un viaje de 74.843 km que tardé trece años en completar. Un viaje que no solo definió mi identidad, sino que también me moldeó mucho más de lo que pudiera haber pensado inicialmente —tal y como descubrí después gracias a la única y particular visión de Katy—.

Hubo algo que aprendí rápidamente en cuanto comencé a alejarme pedaleando del meridiano de Greenwich hace ya tantos años, y es que no existen dos ambientes idénticos en la faz de la Tierra; cada promontorio, cada carretera, cada montaña y cada minuto que pasé cruzando la «misma» franja de desierto constituía para mí una experiencia totalmente nueva, tanto a nivel físico como a nivel mental.

Aunque ciertamente hubo muchas ocasiones en las que los obstáculos físicos parecían insuperables —el ataque de un cocodrilo, dos piernas rotas, malaria, mal de altura, septicemia y muchos otros problemas–, en última instancia fue la resistencia mental lo que hizo posible que cruzase la línea de meta. Para poder liberar mi cuerpo, físicamente, de la sociedad –de las normas, las suposiciones y las expectativas– fue necesario que de forma paralela se produjese también una liberación en mi mente.

Por aquel entonces no tenía experiencia alguna en esto de ser un «aventurero»; dirigía un negocio de limpieza de cristales. Antes de comenzar el viaje no realicé ningún tipo de entrenamiento, no tenía ninguna experiencia en el mar, jamás había sujetado con mis manos una pala de kayak ni me había puesto unos patines en los pies. Simplemente tomé la decisión de dar este salto de fe y dejar que mi organismo se adaptase a dicha decisión mental. Nuestro cuerpo puede realizar hazañas increíbles cuando la mente está dispuesta a cooperar.

Mi expedición fue considerada como un logro físico épico, razón por la cual muchas veces mis lectores no podían verse reflejados en mí tanto como les gustaría; pensaban que debía de poseer una fuerza física y mental excepcional, pero os aseguro que nada podría estar más lejos de la realidad. Yo no soy en absoluto diferente a los demás.

En cierta ocasión, mientras remaba en mi *Moksha* –mi pequeña embarcación–, tuve una profunda experiencia de algo que tan solo puedo describir como un *samadhi*.* Fue algo que me impactó mucho, pues hizo que no me quedase ni el más mínimo rastro de duda de que todos somos uno. No estamos separados de los demás seres humanos, de los animales ni de la naturaleza. Nuestra interconexión es absolutamente innegable. Con el paso de los años he ido conociendo a gente proveniente de muy distintos ámbitos y condiciones sociales, cada uno haciendo frente a sus propios retos físicos y mentales, y he constatado que, independientemente de que seamos budistas o bautistas, africanos o americanos, de que trabajemos como sepultureros

---

* *Samadhi* es una palabra de origen sanscrito, es un término complejo lleno de matices. Su significado más popular es el que hace referencia a un estado de consciencia elevado en que una persona trasciende su ego individual y entra en comunión con su verdadera esencia o con lo Divino.

o como dentistas, a pesar de la fatiga, de los traumas o de la pérdida de esperanza —y, a veces, de la total desesperación—, todos estamos haciendo lo mejor que podemos para adaptarnos a lo que sea que la vida ponga en nuestro camino, y después procuramos despertar y volver a recorrer la misma senda.

Para mí, abandonar las «comodidades» de la sociedad moderna de hoy en día y adaptarme a un modo de vida mucho más rudimentario —que por lo general giraba en torno a la supervivencia— resultó en realidad mucho más sencillo que estos últimos años que he pasado escribiendo mi libro. Ahora es muy frecuente que permanezca «aparcado» delante de la pantalla del ordenador durante muchas horas seguidas. Ahora ya no vivo del mismo modo que lo hicieron nuestros ancestros, directamente bajo el sol y la luna, sintiendo esa conexión primaria con la naturaleza que sin duda mejora nuestra calidad de vida, sino que mi existencia se desarrolla bajo luces artificiales y está envuelta por ese estrés constante al que tristemente ya todos nos hemos acostumbrado y que viene provocado por un aluvión constante de tecnología, de reuniones, de comidas a la carrera, de contaminación y tráfico —todo ello con la incesante cacofonía de ruido mental y ambiental que lo acompaña—.

Krishnamurti solía decir que «no es síntoma de buena salud estar bien adaptado a una sociedad profundamente enferma». Yo, para empezar, tengo la intención de seguir las enseñanzas de Katy —sin duda otra persona muy sabia— y de invitarte a que te embarques conmigo en este nuevo viaje para empezar a cambiar nuestra mentalidad y poner nuestro ADN en movimiento.

JASON LEWIS, 2014

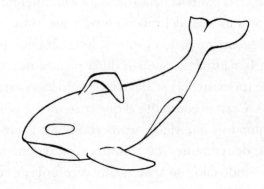

Introducción

El patrón de las enfermedades o de las lesiones que afectan a un grupo de personas no se debe nunca a una cuestión de azar, sino que es invariablemente la expresión de los esfuerzos y las tensiones a las que han sido expuestos, es decir, una respuesta al conjunto de todos los factores que configuran su medio y su comportamiento.

CALVIN WELLS,
*Bones, Bodies and Disease**

¿Quién quiere gozar de buena salud? Estoy segura de que todos responderían que ellos sí, pero la expresión *buena salud* no significa lo mismo para todo el mundo. Cuando se trata de la salud verdadera y objetiva, ¿cómo podemos estar seguros de si la tenemos o no?

Tradicionalmente la salud ha quedado reducida o bien al aspecto que presentamos («¡Estoy más sano que una lechuga!») o bien a los resultados que obtenemos «sobre el papel», en las pruebas analíticas («¡Los resultados de lípidos muestran que he aprobado con buena nota!»), pero tendemos a prestar mucha menos atención a *cómo nos sentimos*, a pesar de que este es el primer indicador de nuestra salud a nivel celular.

_____
* Huesos, cuerpos y enfermedad.

21

Es posible que te sientas bastante bien la mayor parte del tiempo, pero tal vez el lumbago o alguna lesión de espalda no te deje ni levantarte de la cama una o dos veces al año. Quizá sufras dolores de cabeza con la suficiente regularidad como para guardar la caja de aspirinas en la mesilla de noche. O puede que tengas que hacer frente a un estreñimiento crónico. ¿Te suelen doler las rodillas o sufres un esguince de tobillo habitualmente? ¿Te impide el estado de esas rodillas dar largos paseos? ¿Qué tal se encuentran tus funciones biológicas, como la digestión, la excreción o el sueño? ¿Está salpicada tu vida de pequeños problemillas de salud aquí y allá?

Para hacerte una idea más objetiva del estado actual en el que se encuentra tu salud, toma un trozo de papel y anota lo siguiente:

- Los diagnósticos clínicos que hayas recibido a lo largo de tu vida.
- Todos los medicamentos con receta que tomas y por qué.
- Todos los productos farmacéuticos que se expiden sin receta que tomas y con qué frecuencia.
- Todas las operaciones que hayas tenido o que tengas que hacerte.
- Las visitas al hospital, al médico, al quiropráctico o a cualquier otro profesional de la salud.
- Las partes del cuerpo que te suelen «alertar» regularmente o con cierta frecuencia.
- Las partes del cuerpo en las que sientes dolor.
- Las partes del cuerpo que no están funcionando al máximo de su capacidad.
- Los problemas de salud que te preocupa tener en el futuro.

Lo más probable es que hayas anotado unas cuantas cosas para cada uno de estos puntos clave, y que la gran mayoría de tus amigos y familiares también lo harían. Entonces, ¿a qué es debido que no consigamos tener buena salud —medida en función de cómo nos sentimos, de lo que nos dice nuestro cuerpo, de *cómo funciona nuestro organismo*? ¿Qué es lo que no estamos haciendo bien?—.

Hemos hecho enormes avances en cuestiones como los antibióticos, el tratamiento de las aguas residuales o las vacunas, pero, aun así, todos los países desarrollados o ricos del planeta comparten una serie de problemas de salud. No se trata de las enfermedades contagiosas que encontramos en las zonas que carecen de los medios necesarios para disponer de una ciencia médica avanzada —esas enfermedades que en el pasado eran el peor enemigo de la humanidad—, sino más bien de dolencias que están relacionadas con el estilo de vida. Solemos referirnos a ellas como *dolencias propias de las clases ricas* o *enfermedades de la opulencia*, y en esta categoría se incluyen, entre muchas otras, las enfermedades coronarias, los trastornos metabólicos (como la diabetes de tipo 2), ciertos tipos de cáncer, la osteoartritis, la osteoporosis, las alergias, la depresión, la obesidad, la hipertensión, el asma y la gota.

Pero lo cierto es que el término *enfermedades de la opulencia* resulta engañoso, pues da a entender que estas dolencias son causadas por una excesiva cantidad de dinero y por el estilo de vida que este propicia. Los datos más recientes muestran también la aparición de estas enfermedades «opulentas» en países y en comunidades pobres en los que, ciertamente, está fuera de toda duda que el exceso de dinero sea el problema. Por lo que parece, el culpable más probable no es necesariamente la abundancia de riquezas o el tiempo extra disponible que aporta el dinero, sino las condiciones físicas creadas por la globalización, la vida urbana, las nuevas estructuras sociales y la tecnología.

Por lo tanto, me gustaría ajustar esta expresión, ya que el término *opulencia* resulta tan inexacto como innecesario. Lo que hacemos al categorizar estas enfermedades en función de si se vive o no en una «buena» parte del mundo —en lugar de hacerlo en función de *cómo actuamos* en el tiempo y el lugar en los que vivimos— es simplemente asumir que la causa de las enfermedades está en la localización, cuando lo cierto es que, en la mayoría de los casos, vivir en un entorno moderno *no hace* que adoptemos comportamientos y hábitos más saludables; *preferimos* usar el coche a caminar, llevar a nuestros hijos empujando un cochecito a portarlos en los brazos, poner los alimentos en un carrito en lugar de cargar con ellos a la espalda, nos encorvamos delante de los muebles y apoyamos los pies en zapatos en lugar de ponerlos directamente en el suelo. Sí, no cabe duda de que nuestra cultura moderna basada en la comodidad es una respuesta al instinto humano de conservar energía, pero lo cierto es que no estamos encarcelados físicamente de ningún modo real. Y puesto que no se nos fuerza a estar en la oficina, a llevar calzado de diseño o a estar tumbados en ese sofá superconfortable, me gustaría sugerir que sustituyésemos la expresión *enfermedades de la opulencia* por *enfermedades de la conducta*.

Para desarrollar estas enfermedades de la conducta no es necesario tener mucho dinero. Cuando las necesidades básicas de la vida —alimento, agua limpia y refugio— se pueden cubrir tan fácilmente, la naturaleza toma el control: es completamente natural evitar el trabajo (el movimiento, en este caso) cuando ya no es necesario involucrarse y esforzarse físicamente para vivir —o, dicho con otras palabras, cuando la consecuencia del sedentarismo no es la muerte inmediata—. Las enfermedades de la conducta aparecen en circunstancias en las que la calidad de los alimentos que se consumen es baja, los niveles de estrés son frecuentemente altos y el trabajo que realiza el cuerpo es o bien escaso y monótono (como en el caso de la gente que no hace ejercicio) o bien muy intenso e igualmente monótono (como cuando hay que realizar tareas repetitivas o labores manuales, o cuando intentamos conseguir lo que denominamos «estar en forma» del modo habitual).

A pesar de la gran suerte que tenemos de vivir en un tiempo y un lugar en los que ya no hemos de padecer el enorme riesgo que suponen las enfermedades infecciosas, lo cierto es que, de hecho, estamos muriéndonos —lentamente, paso a paso— debido a la tendencia natural que tenemos a hacer lo menos posible. Este insaciable deseo de estar cómodos nos ha debilitado enormemente —de forma irónica, ya que no hay absolutamente nada de cómodo en vernos debilitados—. Esta paradoja —el hecho de que los avances realizados para que tuviésemos menos desgaste físico haya acabado desgastándonos físicamente— es muy profunda y ha llevado a una nueva hipótesis científica que afirma que, quizá, la única manera de salir del pobre estado físico en el que nos encontramos, creado por nuestra cultura de la comodidad, sea volver a adoptar nuevamente las conductas y los comportamientos de nuestros antepasados.

LA ELIMINACIÓN DEL MOVIMIENTO

Antes de que viviésemos en la era de la comodidad, el movimiento del cuerpo humano era necesario para el mantenimiento de la vida. Buscar, capturar y recolectar los alimentos y el agua eran actividades que requerían movimientos frecuentes durante todo el día a lo largo de toda la vida. Para encontrar o construir refugios era necesaria una gran fuerza y resistencia. Incluso para la propagación misma de la especie resultaba vital disponer de un cuerpo sano y con plena movilidad para la cópula, la gestación y el parto. En un cierto momento de la línea evolutiva de los seres humanos, el movimiento y todas las variables que lo componen y que asociamos con la buena salud —la resistencia, la fuerza y la movilidad— eran absolutamente necesarios para la supervivencia.

Sin embargo, en los últimos diez mil años la mayor parte de la humanidad ha pasado de ser poblaciones de cazadores-recolectores a vivir de forma sedentaria en comunidades de granjeros, posteriormente en naciones industrializadas y finalmente en la cultura basada en la tecnología en la que vivimos actualmente. Tú y yo vivimos en una época en la que el movimiento ha sido casi completamente eliminado. Unos segundos al teléfono es suficiente para garantizarnos la comida —que nos sirven directamente en la puerta de casa—. Para encontrar refugio tan solo hemos de buscar en Internet algunos anuncios clasificados de inmobiliarias desde la comodidad de nuestro sofá. ¡Caray! ¡Pero si hoy en día hasta podemos encontrar pareja sin tener que mover más que los dedos para teclear! Aunque los niveles de abundancia de alimentos y de poder adquisitivo varían mucho por todo el planeta, lo cierto es que, al menos en un aspecto, las circunstancias globales actuales han cambiado en el mismo sentido para la práctica totalidad de las poblaciones humanas: el movimiento ya no es necesario.

HAZ MENOS EJERCICIO, PERO MUÉVETE MÁS Y MEJOR

Este libro presenta un nuevo paradigma del movimiento. Dado que el ADN puede expresarse de distintas formas dependiendo de la manera en que los factores externos influyan en las células —en las que este está contenido—, y puesto que el movimiento es precisamente uno de dichos factores, el modo en el que nos movemos influye directamente —para bien o para mal— en la forma que adopta nuestro organismo. Para mí no es suficiente con decirte simplemente que te «muevas más», pues si lo que quieres es disfrutar de buena salud y de un bienestar más estable, también necesitarás «moverte mejor».

Lo que aquí se te ofrece es una seria llamada al movimiento —seria, pero no desagradable—. Miles de lectores y de estudiantes a los que doy clase opinan que los cambios físicos, psicológicos y emocionales que el material que te muestro en estas páginas es capaz de producir son profundos y placenteros. La mayoría de la gente sabe muy poco sobre cómo opera el movimiento en nuestro organismo o qué cantidad de movimiento requieren las funciones biológicas naturales para mantenerse en buen estado. No es mi intención convertirte en un obseso de la salud —aunque soy muy consciente de que hay muchas posibilidades de que así sea—; lo que quiero resaltar es que el movimiento en sí debería utilizarse para crear las circunstancias propicias para la sanación (una respuesta positiva) y no como algo que se hace por miedo a la enfermedad (una respuesta negativa). Muchas personas se sorprenden cuando se dan cuenta de lo fácil que es moverse más (date cuenta de que he dicho *moverse*, no *hacer ejercicio*) y lo radicalmente mejor que se sienten al aplicar pequeños y sencillos ajustes esqueléticos a lo largo del día. ¿Estás listo? ¡Pues vamos a ello!

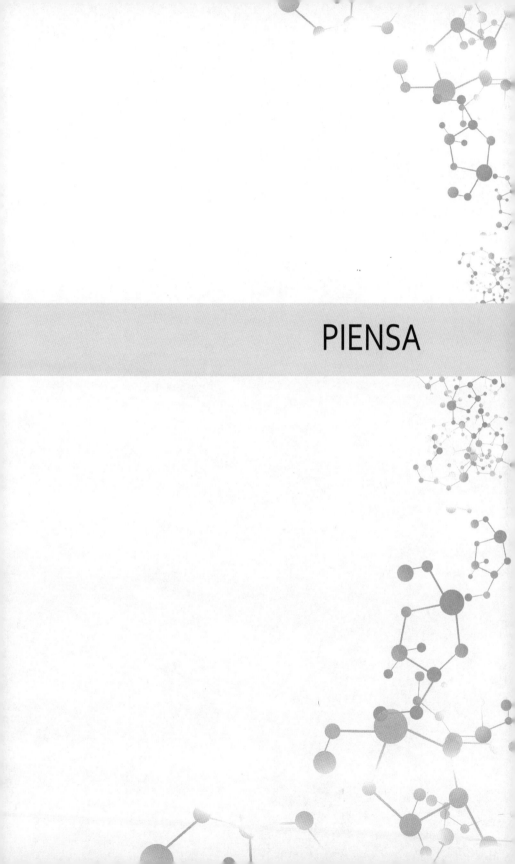

PIENSA

CAPÍTULO **1**

El **MOVIMIENTO NUTRITIVO** y
las enfermedades asociadas al cautiverio

Vemos para movernos y nos movemos para ver.

WILLIAM GIBSON

E n cierta ocasión, en mi época universitaria, me pasé un día entero sin comer. No es que hubiese planeado ayunar ni nada por el estilo; simplemente tenía que entregar un trabajo de cien páginas el lunes siguiente y empecé a mecanografiarlo el viernes anterior. Estuve trabajando sin interrupción durante veinte horas, y no fue hasta que caí exhausta en la cama al día siguiente cuando me di cuenta de que no había comido ni bebido absolutamente nada en todo ese tiempo. Ese día, apenas noté la falta de alimento, pero a la mañana siguiente mi organismo ya me estaba enviando señales urgentes que decían a gritos: «Necesitas comer».

Estoy segura de que la mayoría de vosotros habréis tenido también alguna experiencia parecida en la que os habéis saltado las comidas programadas habituales debido a que teníais que hacer algún viaje, por los niños, por la escuela o por cualquier otra cosa de la que, simplemente, teníais que ocuparos. Puede que en tu caso incluso hayas ayunado voluntariamente durante un cierto tiempo. Con independencia de cuál sea la causa, la respuesta física que normalmente se produce tras un periodo de abstinencia en el que no se ingiere ningún alimento es el hambre. Lo cual tiene todo el sentido del mundo, ¿verdad? Comer es una exigencia fisiológica. Los alimentos —y más específicamente los nutrientes que en ellos se encuentran— no son opcionales.

Sin embargo, alimentarse de forma óptima puede suponer todo un reto. Digamos, por ejemplo, que yo misma elaboro la dieta más nutritiva que pueda haber en el mundo y que me aseguro de que incluya una cantidad adecuada de calorías (energía), de macronutrientes (grasas, proteínas e hidratos de carbono) y de micronutrientes (vitaminas, minerales, ácidos orgánicos y minerales traza), así como una cantidad suficiente de fibra. Además, ha de estar basada en productos frescos y estar desprovista de sustancias químicas nocivas.

Por fortuna, la mayoría de los que leáis este libro no estaréis pasando hambre ni tendréis problemas para comprar comida, así es que todos podríamos empezar a adoptar esta dieta saludable basando nuestra alimentación en este patrón. Sí, es posible que el bolsillo no nos dé para comprar todos los ingredientes recomendados, pero priorizando un poco, por lo común no tenemos problemas a la hora de conseguir los alimentos que queremos simplemente renunciando a los productos que no necesitamos.

No obstante, me apostaría algo a que la mayoría de la gente que lea este libro ya habrá intentado seguir alguna dieta nutricional mucho más detallada de la que he presentado aquí. Fijémonos, por ejemplo, en la expresión *una cantidad adecuada de grasas*. ¿A qué tipo de grasas se refiere? ¿Saturadas? ¿Monoinsaturadas? ¿Grasas trans? Y ¿qué hay de los omega 3? ¿Por qué no están en la lista los ácidos omega 3?

Seguro que ya te has dado cuenta de que cuando se trata de la dieta, los detalles y el contexto son importantes, y de que mi patrón básico, aunque es un buen punto de partida, no está completo. Tomemos ahora, por ejemplo, la expresión *cantidad adecuada de calorías*. Si nuestro organismo necesita 2.500 calorías al día para disponer de la energía necesaria, ¿habría algún problema si la obtenemos ingiriendo el equivalente en chocolatinas a esas 2.500 calorías? ¿Sería esto una «dieta adecuada»? Por supuesto que no, ¿verdad? ¿Y si tomásemos todos los días 2.500 calorías de naranjas frescas, traídas directamente de los campos de cultivo y no modificadas genéticamente? ¿Estaríamos sanos con una dieta así? ¿Y si tomásemos esas 2.500 calorías a partir de hígado de vaca todos los días? ¿Ya estaríamos sanos? Como vemos, una indicación válida en cuanto a la nutrición como «total de calorías» puede aplicarse erróneamente si no se añaden criterios más específicos y detallados.

ALIMENTOS (Y MOVIMIENTOS) ESENCIALES

Teniendo en cuenta la increíble cantidad de detalles que son necesarios para elaborar una dieta verdaderamente nutritiva, consideremos ahora otro tipo de aporte que nuestro organismo necesita igualmente: el movimiento.

Yo propongo que el movimiento, al igual que el alimento, no es opcional; que has estado recibiendo señales de «hambre de movimiento» en respuesta a una «dieta de movimientos» que resulta muy pobre tanto en cantidad como en calidad —lo que significa que no te estás nutriendo con el rango completo de movimientos que son necesarios para mantener en óptimas condiciones las funciones de tu organismo—. Hay muchas probabilidades de que o bien carezcas por completo de una adecuada «nutrición de movimientos» o bien te atiborres con montones de «movimientos-chocolatina» sin acercarte tan siquiera al equivalente en movimiento de una buena y saludable ensalada de col.

Tanto la nutrición que hace referencia a los alimentos que ingerimos como la que se basa en los movimientos que realizamos están ambas increíblemente llenas de matices, mucho más de lo que creemos normalmente. Muchos aprendimos en la escuela primaria las enfermedades específicas que puede producir la falta de un único nutriente. Por ejemplo, la vitamina C, identificada en cierto momento como la culpable del escorbuto que padecían los marineros. Pero aparte de esto, somos muy pocos los que podemos hacer un listado con cada macro y micronutrientes y sus funciones específicas o los que tenemos claro cómo se relacionan unos con otros y con nuestra propia salud. Leyendo el libro *Dancing Skeletons* [Esqueletos que bailan], en el que su autora, Katherine Dettwyler, habla del tiempo que pasó en África, descubrí una sección que trataba de la enfermedad de kwashiorkor, una desnutrición grave muy común entre niños pequeños de los trópicos. La dieta característica de esta enfermedad es alta en calorías (provenientes de los boniatos o de otras hortalizas ricas en almidón) pero muy baja en proteínas. Sin embargo, en este caso, la baja proporción de proteínas no es el problema, pues otros niños que toman cantidades de proteínas igualmente bajas pero menos calorías *totales* no muestran tendencia a desarrollar esta enfermedad. Es la proporción de los nutrientes lo que contribuye a la aparición del kwashiorkor.

Esta sección del libro de Dettwyler me resultó especialmente relevante, pues me hizo darme cuenta de que los resultados de un programa de ejercicio dependen en gran medida de la proporción que represente cada movimiento con respecto al total de los movimientos realizados. Muchas veces el ejercicio (un aporte consistente en la contracción repetitiva y continuada de un músculo aislado para solucionar una carencia de fuerza específica) se receta del mismo modo que las vitaminas (una cápsula que tomamos para reducir una carencia nutricional). Una de las cosas por las que más se me conoce a nivel profesional es mi argumento de que la forma en la que se prescribe el ejercicio de Kegel en realidad puede no ser beneficiosa en absoluto, e incluso resultar nociva. Este ejercicio es como el almidón en el caso de la enfermedad de kwashiorkor: cuando se realiza de forma excesiva y en ausencia de otras «vitaminas» de movimiento, puede producir resultados negativos —demasiada tensión en el suelo pélvico—. El ejercicio de Kegel (tal y como explicaré con más detalle en el capítulo 10) no es «malo» por sí mismo, del mismo modo que un boniato tampoco es «malo» por sí mismo, pero eso no hace que el boniato o el ejercicio de Kegel sean sanos o recomendables cuando se utilizan de forma aislada.

Una «buena» nutrición, tanto si hablamos de alimentos como si nos referimos al movimiento, no puede reducirse ni a una ni a un conjunto reducido de variables y, análogamente, una mala dieta o un mal programa de ejercicios no es el resultado del déficit de un determinado componente. Cuando la ingesta está basada en una dieta bien equilibrada (en todos los sentidos de la palabra), la *suma total* de todos sus componentes produce un efecto de bienestar que impregna todo el organismo. Cada nutriente particular cumple un papel único en el proceso, y muchos nutrientes crean efectos específicos y localizados en el cuerpo. A menudo tenemos enfermedades o trastornos –en las uñas, el pelo, el hígado, los ojos, etc.– cuya causa original puede encontrarse en la falta de algún nutriente específico, por lo que empezamos a valorar tomar alimentos que contengan dichos nutrientes como remedio a esas afecciones. Pero un punto de vista diferente sería considerar que en realidad no estamos enfermos, sino muertos de hambre, y no considerar los alimentos como si fuesen medicamentos, pues no lo son en absoluto: los alimentos simplemente son alimentos; necesitamos sus nutrientes para sobrevivir y para crecer. Es así de simple.

> **EJERCICIO DE KEGEL**
>
> Una contracción de los músculos del suelo pélvico que se suele recomendar para prevenir las pérdidas de orina al toser y al correr.

> **MECANOTRANSDUCCIÓN**
>
> El proceso mediante el cual las células perciben las señales mecánicas (compresión, tensión, torsión y movimientos fluidos en cizalla*) creadas en su medio físico y posteriormente las traducen en señales bioquímicas, permitiéndoles de esta forma adaptar su estructura y su función en consecuencia.

---

* Un cuerpo está sometido a un esfuerzo de cizalladura (también llamado de cizallamiento, de corte o esfuerzo cortante) cuando se le aplican dos fuerzas de sentido opuesto. Dichas fuerzas actúan de forma que una parte de la estructura tiende a deslizarse sobre la otra.

LOS NUTRIENTES DEL MOVIMIENTO

Tanto los alimentos como el movimiento crean una cascada de procesos bioquímicos que alteran nuestro estado fisiológico. La conversión de los aportes –las «entradas»– de movimiento en procesos bioquímicos se denomina *mecanotransducción*.

Permitidme –no sin antes pedir disculpas a aquellos que tengan una sólida formación en biología– que haga aquí una breve introducción a la organización del cuerpo humano. La manera en la que los académicos lo han organizado sobre el papel para facilitar su estudio es básicamente la siguiente: el cuerpo está compuesto de sistemas orgánicos, los cuales, a su vez, están formados por órganos. Estos están constituidos por tejidos, los cuales, por su parte, están hechos de células.

Pero en realidad nuestro organismo está constituido única y exclusivamente de células, las cuales están conectadas unas a otras mediante una matriz extracelular –una compleja red de polisacáridos y proteínas que aportan estructura y regulan todos los aspectos del comportamiento celular–. Cuando mueves lo que muy probablemente consideras como «tu cuerpo» –brazos, piernas, torso y cabeza–, no solo estás reorganizando aquellas estructuras más grandes y conspicuas como las extremidades o las vértebras, sino que también modificas las diminutas e invisibles estructuras celulares.

Siempre, el 100% del tiempo, estamos soportando cargas. La gravedad es una de las fuerzas a las que respondemos constantemente. Del mismo modo que nuestro cuerpo se vendría abajo y colapsaría si no tuviese huesos, los orgánulos presentes en las células no podrían responder a las fuerzas gravitacionales si el citoesqueleto no los sostuviese con firmeza en su sitio. Pero a pesar de que aquí, en la Tierra, la fuerza gravitacional es constante, las cargas producidas por la gravedad dependen en gran medida de la posición física –de la postura– que adoptemos con relación a dicha fuerza. Por ejemplo, la gravedad siempre está actuando sobre nuestros huesos, pero la carga que crea varía dependiendo de cómo estén alineados dichos huesos con respecto a la fuerza que ejerce sobre ellos. Pasar un mes en posición horizontal –algo muy común cuando hay que guardar reposo en cama– puede hacer disminuir tanto la masa muscular como la masa ósea. Ni la fuerza gravitacional ni los genes han variado, pero una posición diferente puede dar lugar a un cuerpo diferente.

Y la gravedad no es la única fuerza que genera una carga en nuestras células. Por decirlo de la forma más sencilla posible, una fuerza es básicamente lo que se produce al empujar un objeto o al tirar de él —al arrastrarlo—. En lo que respecta a nuestro organismo, muchos de los objetos que reciben estas fuerzas de empuje o de arrastre son precisamente las células de nuestros órganos sensoriales, lo que determina cómo nos sentimos en el medio que nos rodea. Al igual que el movimiento en sí, las presiones externas (como la interacción que se da entre el hueso, el músculo y la silla), las fricciones (como la que te produce ese par de zapatos nuevos al rozar contra tu piel) y las fuerzas de tracción (¿te acuerdas de esas poleas antiguas que usaban en los hospitales de las películas de los ochenta para mantener elevada la escayola cuando alguien se rompía una pierna esquiando?) producen también deformaciones celulares en el interior de nuestro organismo. El alargamiento y el acortamiento de los tejidos a gran escala, como

UN POCO DE ANATOMÍA

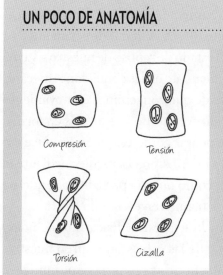

Compresión

Tensión

Torsión

Cizalla

La forma más fácil de visualizar una carga es imaginar una esponja sumergida dentro de un cubo de agua.

Para eliminar agua de la esponja podemos exprimirla (una carga de compresión) o tirar de sus extremos en direcciones opuestas (una carga de tensión).

También podemos retorcerla (una carga de torsión) o deslizar la parte superior de la esponja en relación con la parte inferior (una carga de cizalla).

los de los músculos, crean también fuerzas de empuje y de arrastre a una escala mucho menor —en las células—.

Normalmente no tenemos ningún problema para comprender que el cuerpo responde a los estímulos mecánicos: el oculista examina si tenemos la presión alta dentro del globo ocular para prevenir el posible daño que esto puede causarle al nervio óptico, estamos familiarizados con las úlceras causadas por presión que aparecen en aquellos individuos que tienen que estar sentados o tumbados continuamente sin poder cambiar mucho de postura o hablamos con soltura de aquel par de zapatos que nos causó ampollas al principio, o de cómo aquella vez que nos pusieron una escayola se nos debilitaron los músculos, lo que causó una diferencia muy notable entre ambas extremidades. Estos ejemplos nos resultan muy familiares y conocidos (o eso espero), pero normalmente no nos paramos a pensar en cómo se producen estos fenómenos. ¿Qué es exactamente lo que hace que el nervio óptico muera cuando se encuentra en un ambiente de presión elevada que da lugar al glaucoma? Actualmente, por fin se está investigando la mecanotransducción como la causa subyacente de muchas enfermedades. Las enfermedades de mecanotransducción son aquellas afecciones que se producen cuando un área celular (y, por lo tanto, tisular y, subiendo un nivel más, orgánica) se ve afectada negativamente por las condiciones mecánicas ambientales que creamos tanto directa como indirectamente.

El movimiento, la posición y el estado de reposo de nuestro sistema musculoesquelético influyen enormemente en las condiciones mecánicas internas del organismo. A pesar de que concebimos el movimiento como algo que hacemos para entrenar el cuerpo y estar más en forma, la mayoría de la gente no se para a pensar cómo es que se produce esa «mejor forma». Bien, ahora ya lo sabes. Es precisamente mediante el proceso de la mecanotransducción como nuestra parte física se adecua (adapta su forma) a lo que experimentamos en el mundo físico.

O, dicho con más precisión, la expresión física que es nuestro cuerpo no es sino la suma total de las cargas que sufren nuestras células. Imagínate, por un momento, que estás en un bosque inmenso. El viento sopla por entre las copas de los árboles y tú miras hacia arriba para ver cómo estos se doblan hacia aquí y hacia allá. Algunos permanecen prácticamente inmóviles, mientras que otros se agitan mucho y se bambolean enérgicamente de un lado a otro. Cuánto y cómo se mueve un árbol en particular depende de la dirección e intensidad del viento y de cuánto tiempo esté soplando.

Es importante recordar que la carga *no es el viento* en sí, sino los *efectos* creados por él. La carga es el modo en que los árboles sienten físicamente el viento. Cada árbol siente el viento de una forma única y diferente en función de su altura, de su grosor, de su posición relativa respecto a los demás árboles (tal vez los efectos del viento se vean reducidos al estar rodeado de árboles más altos) y de

SOBRE EL LENGUAJE Y LA TELEOLOGÍA

Teleología significa atribuir una finalidad o un propósito a un mecanismo fisiológico. Dado que el esqueleto, por ejemplo, se adapta en gran medida a nuestras decisiones respecto a lo que hacemos y cómo nos movemos, suponer que existe un patrón consciente o un diseño deliberado supone ignorar los procesos somáticos. Al escribir sobre el cuerpo nos resulta más sencillo decir que «la cadera está *diseñada* para soportar el peso del torso» que «una de las consecuencias de la orientación de la cadera y de la pelvis es que la cadera se ha vuelto lo suficientemente robusta como para soportar el peso del torso». Si en algún momento empleo la expresión *diseñada* es únicamente con la intención de no complicar en exceso el estilo de escritura y para que el texto sea fácil de entender. Tanto en el caso de que una alteración en particular sea de origen evolutivo como si es de origen somático (autoinducida), la noción de finalidad o propósito es un concepto que resulta muy discutible.

muchos otros factores. Además, el árbol no siente los efectos del viento por igual en todas sus partes. Posiblemente las zonas que tengan muchas ramas notarán más sus efectos y el tronco se doblará más en esas partes, mientras que en otras zonas que no tengan ramas puede que el viento no tenga más efecto que una ligera presión en la corteza.

Estás acostumbrado a pensar en ti mismo como en un único gran cuerpo y no como la suma total de muchas partes diminutas. Cuando pensamos en cargas –especialmente cuando encontramos este térmi-no en un libro de ejercicios–, tendemos a equipararlas a las fuerzas que llevan asociadas –decimos cosas como: «Estuve cargando mucho peso», en lugar de pensar en cómo ese gran peso crea deformaciones (y cargas) únicas y específicas en un trillón de partes de nuestro orga-nismo–. Un peso de diez kilos no es la carga; la carga es la experiencia que se produce al cargarlo.

Y AHORA, HABLEMOS DE CARGAS

Imagina que estás de pie en el centro de un trampolín. El peso que hay sobre él es el equivalente al peso de tu cuerpo, pero debido a la estructura de las fibras que constituyen el trampolín, la carga que crea el peso de tu cuerpo no se experimenta de igual modo en todas las partes del trampolín; algunas áreas se deforman más que otras. El área que está justo debajo de tus pies es la que más se arquea hacia el suelo, y la cantidad de distorsión producida va disminuyendo a medi-da que vamos acercándonos a la zona de la escalera. También hay algu-nos materiales conectivos –los tornillos– que unen el trampolín con la estructura que lo sostiene. Estos materiales también sienten la carga, al igual que la estructura misma, pero la distorsión aquí producida es mucho menor. De hecho, es prácticamente invisible.

Cuando te pones sobre el trampolín, lo que haces es aplicar una carga en toda su estructura, pero cada parte de esta la experimenta de forma diferente. Hasta ahora te he pedido que te imaginases cómo se deformaría un trampolín si te situases de pie en su centro. Bien, ahora imagina que te colocas en algún otro lugar; aunque tu peso es exactamente el mismo en ambos casos, la forma en la que el trampolín experimenta tu peso es completamente única y diferente dependien-do de dónde te sitúes. Y, en el escenario que te estoy planteando, te estás limitando a estar ahí de pie; también podría decirte que saltases, que corrieses por el trampolín ¡o que hicieses un salto mortal hacia atrás! En cada uno de estos casos, la forma en la que el trampolín ex-perimentaría las cargas creadas por tus movimientos sería totalmente diferente, nanosegundo a nanosegundo.

No resulta complicado entender la importancia que tiene la carga en la forma final que adopta un trampolín. Ahora imagínate que los tejidos de tu organismo fuesen como diminutos trampolines que hay en tu interior. Las cargas que sufren tus tejidos-trampolín son el resultado de tu posición –tanto cuando estás en reposo como cuando te estás moviendo–.

LAS CARGAS SON COMO COPOS DE NIEVE

Cada configuración particular y concreta de una articulación, la manera en la que está colocada con respecto a la fuerza de la gravedad, cada movimiento que se produce en ella y la forma en la que dicho movimiento se inicia son todos ellos factores que crean una carga única que, a su vez, da lugar a un patrón muy específico de tensiones en el organismo. Toda carga experimentada por el cuerpo –independientemente de que la distorsión sea creada por la actividad (o por falta de ella), por la postura en la que realizamos dicha actividad, por su impacto o por lo repetitiva (o no repetitiva) que sea– constituye un «nutriente» para él –y es a lo que a partir de ahora me referiré como un *perfil de carga*–.

Aquí tenemos una calabaza de seis kilos:

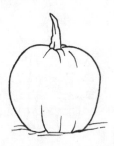

Esto son dos calabazas que, en conjunto, pesan también seis kilos:

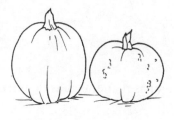

Y esto es un grupo de calabazas que también suman seis kilos en total:

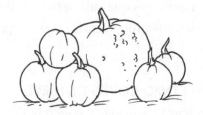

Si las pesamos, comprobamos que todas las distintas combinaciones equivalen a seis kilos, pero estos pesos «iguales» no crean la misma carga en el cuerpo. La forma en que nuestro organismo se adapta a las cargas que se colocan sobre él tiene menos que ver con el peso (seis kilos, en este caso) y más con la manera concreta en la que las sujetamos y las acarreamos.

Aquí podemos ver cinco maneras distintas de cargar con una calabaza de seis kilos:

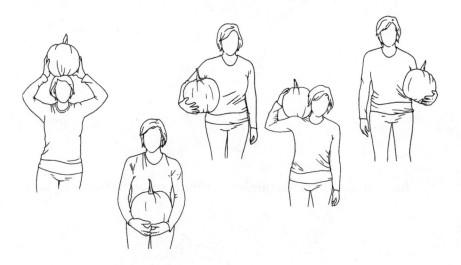

Aquí tenemos algunas maneras más de portar seis kilos de peso:

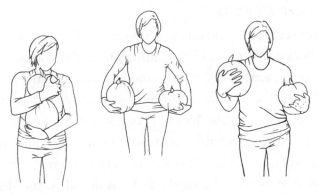

Y, finalmente, así (de inconveniente) es como podemos cargar con seis kilos de calabazas:

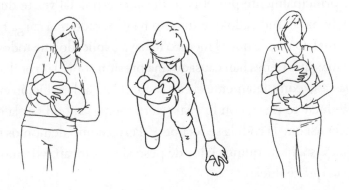

Estas imágenes de las muchas maneras en las que podemos llevar seis kilos de peso son un ejemplo de variabilidad de las cargas. En un caso, puede que para llevar la calabaza tenga que flexionar los codos y las muñecas, haciendo que los músculos de los brazos y de la espalda se contraigan. En otro, puede que tenga los brazos libres pero los discos intervertebrales del cuello se deformen. En algunos casos una parte del cuerpo trabaja más que la otra, mientras que en otros el trabajo está distribuido más uniformemente.

La conclusión a la que queremos llegar aquí es que cada carga particular produce una deformación celular concreta (el equivalente en términos de movimiento a un nutriente), incluso a pesar de que la fuerza aplicada (los seis kilos de calabaza) sea exactamente la misma en todas las ocasiones.

PESO FRENTE A CARGA

«No es la carga en sí lo que te produce el daño, sino la manera en la que la llevas». Me encanta el sentimiento que desprende esta cita de Lena Horne, aunque me gustaría modificarla ligeramente para que dijese: «No es el *peso* lo que te produce el daño, sino la carga creada por la manera en la que lo llevas». Pero con esta modificación ya no queda tan poética (y, probablemente, sea mucho más confusa), así que la dejaré como está. Te haces una idea de lo que quiero decir, ¿verdad?

Ya sea que estemos hablando de kilos de calabaza o del propio peso corporal, el «peso» no es lo que define el tipo de carga que crea. A menudo se le suele decir a la gente que sus lesiones han sido producidas principalmente por el peso de su cuerpo. Tal vez te duela la rodilla y te hayan indicado que tu peso ha generado una carga mayor de la normal. O puede que el médico te haya explicado que todos esos kilos de más que tienes han causado una presión sobre las rodillas que ha desgastado completamente el cartílago. ¿Cuál es la solución en este caso? Reducir tu peso, con lo cual (ciertamente) modificas la carga, para hacer así que la rodilla se recupere. Pero ¿cómo demonios se supone que vas a bajar quince kilos de peso si eres incapaz de mover la rodilla sin que te duela?

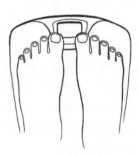

Muchas veces hablamos de «pesos» en lugar de cargas —lo cual supone una simplificación excesiva— porque de este modo es más fácil entender cómo operan, pero hay muchos más factores que influyen en tu dolor de rodilla (o de pie, de espalda o suelo pélvico) que simplemente el peso. La prueba está en que hay millones de personas sin exceso de peso que padecen la misma enfermedad o la misma lesión y, análogamente, también hay muchas personas con sobrepeso que no la sufren. El peso no es de ningún modo el alfa y el omega de la carga —no es un factor que pueda explicar por sí mismo cómo opera una carga—. Si queremos mejorar nuestra salud, es mucho más importante tener en cuenta *la manera en la que llevamos el peso* que pasarnos horas y horas preocupados por el dato aislado de cuánto pesamos.

Por ejemplo, la forma en la que colocas los pies cuando caminas puede dar lugar a cargas mayores de lo normal en las rodillas. Cuanto más hacia fuera estén, mayores serán las cargas situadas en las estructuras de la rodilla media, como el ligamento cruzado anterior y el menisco medial. ¿Tienes que perder quince kilos de peso para mejorar las cargas que soportan tus rodillas? No. Puedes empezar simplemente por reducir el ángulo de tus pies al caminar.

HAY UN GRAN NÚMERO DE VARIABLES QUE AFECTAN A LAS CARGAS

Una vez que hayas comprendido los perfiles de carga podrás comenzar a evaluar mejor los efectos que el ejercicio tiene sobre la salud. ¿El ejercicio produce las cargas que necesitamos para mantenernos sanos? ¿Son todos los ejercicios igualmente beneficiosos para todo el organismo? ¿Qué tipo de ejercicios son los que habría que añadir en un plan que incluya los movimientos más nutritivos?

Echemos un vistazo a las investigaciones que se han realizado sobre el ciclismo. Los ciclistas profesionales tienden a tener una densidad ósea menor que la de los corredores. ¿Por qué? Porque estar sentado en una bicicleta crea menos cargas verticales que soportar el peso del cuerpo con las piernas. No cabe duda de que un ciclista crea cargas empujando y tirando de los pedales, pero las cargas que se producen al correr o al caminar son muy diferentes de las que se generan al pedalear. Si lo que queremos es que los huesos tengan la densidad suficiente como para soportar nuestro peso vertical, lo que tendremos que hacer será, efectivamente, cargarlos con nuestro peso vertical. El ciclismo no crea unos huesos lo suficientemente fuertes como para sostener una carga vertical, aunque sí que son lo suficientemente fuertes como para soportar las cargas creadas durante el pedaleo.

Por supuesto, no todos los tipos de ciclismo tienen el mismo efecto sobre el cuerpo. El ciclismo de montaña, en el que las diversas partes del organismo están sujetas a baches y sacudidas y en el que se está mucho más tiempo de pie sobre la bicicleta, produce mejores resultados en lo que respecta a los huesos que el ciclismo de carretera. Incluso esos pequeños traqueteos y sacudidas suponen una diferencia notable para las células.

En el ámbito del deporte y el ejercicio, «montar en bici» se considera como una categoría en sí misma de mantenimiento físico. Pero acabamos de ver cómo el ciclismo de carretera y el de montaña pueden producir efectos diferentes (como por ejemplo la densidad ósea). Podemos descomponer cualquier tipo de ejercicio en las cargas que sufre el cuerpo durante su realización para averiguar de este modo si, aparte de las ventajas que pueda aportarnos nuestra actividad deportiva favorita, esta lleva también asociada algún tipo de adaptación que no contribuya a nuestros objetivos de salud a largo plazo.

Cuando queremos ponernos en forma, lo típico es que lo que nos preocupe sea si hemos ido a montar en bici o no —es decir, si hemos entrenado—, pero cuando se evalúa el movimiento o el ejercicio en función de las consecuencias que este produce a nivel celular, hay que ser más específico. ¿*Cómo* has montado en la bici? ¿Has ido rápido o lento? ¿Cuesta arriba o cuesta abajo? ¿Y qué has estado haciendo con la parte superior del cuerpo? ¿Ha estado apoyada sobre el manillar? ¿Y qué hay de tus partes nobles? ¿Han estado presionando contra el sillín o, por el contrario, has utilizado uno de esos sillines que tienen un agujero central (en cuyo caso la presión mayor se ejercería en las zonas aledañas a tus genitales y no directamente sobre ellos)? Independientemente de cuál sea la actividad que realicemos, cuando se trata de la salud las cargas que se crean resultan de suma importancia.

Cada fuerza particular crea unas condiciones únicas y concretas en las células en función de su intensidad, su ángulo y su velocidad de aplicación. Del mismo modo que hacemos con los nutrientes, siempre podemos descomponer un perfil de carga en partes más y más pequeñas. En las investigaciones llevadas a cabo para analizar las lesiones de los tejidos, las variables de aplicación de una fuerza que determinan su perfil de carga son, entre otras, la magnitud, la ubicación, la dirección, la duración, la frecuencia, la velocidad y la variabilidad.

Aquí tenemos una lista que muestra diferentes maneras en las que el proceso de aplicación de una carga afecta al resultado. Las tres primeras son aquellas variables que dependen del peso y de la geometría del cuerpo. El resto tiene que ver con el tiempo y el espacio de actuación de las cargas que creamos en la vida diaria.

Magnitud: la cantidad de fuerza aplicada. (Imagina la esponja llena de agua. ¿La has escurrido con todas tus fuerzas hasta no dejar ni una gota o tan solo la has apretado ligeramente?).

Ubicación: en qué zona de la estructura se aplica la fuerza. (¿Te limitaste a pellizcar una esquinita de la esponja o la agarraste completamente con toda la mano?).

Dirección: en qué sentido se aplica la fuerza. (¿La apretaste o tiraste hacia fuera de sus extremos? ¿La retorciste? ¿La apretaste de arriba abajo o apretaste uno de sus lados contra el otro?).

Duración: el intervalo de tiempo durante el cual se aplica la fuerza. (¿Cuánto tiempo estuviste escurriendo la esponja?).

Frecuencia: cuántas veces se aplica la fuerza. (¿En el día de hoy has escurrido la esponja seis veces o cincuenta y siete veces?).

Velocidad: la rapidez con la que se aplica la fuerza. (¿Tardaste treinta segundos en ir escurriendo lentamente la esponja o, por el contrario, intentaste escurrirla completamente en un segundo?).

Variabilidad: si la magnitud de la fuerza se mantuvo constante o sufrió modificaciones durante su intervalo de aplicación. (Si estuviste treinta segundos apretando lentamente la esponja, ¿la apretaste con fuerza uniforme todo el tiempo o hubo algunos segundos en los que relajaste un poco la tensión?).

MÁS DATOS SOBRE LAS CARGAS

La duración y la velocidad de las cargas son factores importantes porque estas siempre *se producen en un periodo de tiempo* determinado. Cada carga tiene un principio, un desarrollo medio y un final, y puede presentar aspectos diferentes en función de en cuál de estas partes pongamos el énfasis.

Si colocas un globo en una silla y te sientas sobre él, llega un momento en el que la fuerza aplicada sobre el globo es igual al peso de tu cuerpo, pero la deformación que se va produciendo en el globo es gradual, porque tu peso no aparece de repente como por arte de magia sobre él —tus músculos van bajando la masa de tu cuerpo sobre la silla durante un determinado periodo de tiempo, aunque sea un instante—. El abultamiento lateral del globo es más evidente una vez que todo el peso de tu cuerpo está ejerciendo presión sobre él, pero al principio el globo experimenta tan solo una ligera deformación que luego se va haciendo cada vez mayor, hasta que al final está completamente «aplastado» por el peso de tu cuerpo. Si midiésemos la magnitud de la fuerza ejercida sobre el globo justo antes de que estalle, esta sería muy cercana a la correspondiente al peso de tu cuerpo, pero si medimos la carga que soporta el globo en cualquier punto antes de ese momento, la fuerza aplicada es menor.

Además, los tejidos que conforman nuestro organismo son de muchos tipos. Cada tipo de tejido reacciona de manera diferente a diferentes variables; un mismo conjunto de fuerzas creará una carga distinta dependiendo del tipo de tejido sobre el que se aplique. Así como no produce los mismos resultados presionar una piedra que presionar un globo con la misma intensidad, también los diferentes tejidos dan lugar a distintas deformaciones celulares.

Aunque los tejidos no responden de la misma manera, todos ellos están conectados, lo que significa que aunque nos parezca que una carga se está aplicando únicamente en una parte de nuestro cuerpo, en realidad afecta a todas las otras partes —y de forma única y particular a cada una de ellas—. Me gusta decir que cuando llevas una mochila no solo estás cargando una mochila a tu espalda, sino que, en realidad, es como si cargaras un trillón de mochilas —una en cada célula—, pero la forma en la que cada célula carga con ella depende de lo lejos que esté de la mochila real. ¿También esa célula que está ahí abajo, en el tobillo? Sí, esa también siente el efecto de la mochila, aunque no tanto como las células de los hombros.

Sin embargo, no se trata únicamente de «sentir el peso», pues los ángulos de las deformaciones creadas por una fuerza no siempre son como cabría esperar. Imagina que tiras de la parte baja de tu camiseta. O mejor aún, no lo imagines, agarra tu camiseta ahora mismo por el dobladillo inferior y estira de ella hacia abajo. Probablemente verás algunas arrugas verticales, otras con un ligero ángulo y también áreas en las que no hay ninguna arruga. Si prestas atención, es posible que puedas apreciar también cómo las zonas laterales de la camiseta se han desplazado hacia el centro. Es decir, la aplicación de una única fuerza hacia abajo crea deformaciones (léase: cargas) en direcciones completamente diferentes de aquellas en las que pensaríamos intuitivamente.

EL MOVIMIENTO ACTIVO Y NUESTRA FALTA DE MOVIMIENTO

Ahora que ya eres todo un profesional de las cargas, hablaremos de cómo las cargas celulares constituyen una parte inherente al movimiento.

Mucha gente concibe su sistema musculoesquelético como una serie de palancas y poleas que hacen que el cuerpo se desplace por este mundo, pero en realidad están teniendo lugar muchas más cosas en el proceso:

1. Los músculos esqueléticos entran en acción cuando nos movemos.
2. La acción de los músculos al entrar en funcionamiento comprime las arteriolas (los vasos sanguíneos que parten directamente de las arterias) del organismo, haciendo de este modo que se abran, lo cual bombea sangre hacia las zonas del cuerpo que están realizando el trabajo.

3. Este desplazamiento de sangre a las zonas que ahora están activas hace que les llegue más oxígeno, aportándoles a las células la «gasolina» que necesitan y, al mismo tiempo, empuja hacia el exterior los desechos celulares que se están generando constantemente.

4. Las cargas creadas por el movimiento pueden *desplazar* o *deformar* tu cuerpo. Un ejemplo de desplazamiento sería la activación del grupo de los músculos del bíceps para rotar el antebrazo a la altura del codo cuando sujetamos una calabaza. El desplazamiento se produce cuando una parte (en este caso el hueso del brazo) no cambia de forma, sino que se mueve como un todo. Pero lo que ocurre es que el hueso que sostiene la calabaza en realidad no actúa simplemente como una palanca sólida o rígida, porque los huesos presentan cierta flexibilidad. A menos que seas un robot (vayan por delante mis disculpas a *El hombre de los seis millones de dólares* y a *La mujer biónica*), los tejidos de tu organismo —todos ellos— son en realidad blandos, lo que significa que al sostener una calabaza en los brazos también estamos creando pequeñas *deformaciones* —es decir, cambios en la forma original de sus tejidos—. Estos cambios de forma en los tejidos son en su mayoría microscópicos —la tracción o adherencia que un objeto ejerce sobre las manos al agarrarlo, el arrastre que produce la piel de la mano sobre los tejidos conectivos que hay justo debajo de ella o la minúscula curvatura del hueso del brazo que produce el peso de la calabaza son todos ellos ejemplos de cargas «invisibles» que no llaman tanto la atención como los desplazamientos pero que, no obstante, también provocan cambios en la experiencia a nivel celular—.

Para comprender mejor cómo la mecanotransducción influye en la forma final de nuestro cuerpo tenemos que empezar a pensar en lo más pequeño. La actividad que podemos ver a simple vista (el cambio de posición de los codos, las rodillas, los pies, las caderas, etc.) no es tan solo un indicador de cómo se mueve el cuerpo en su totalidad, sino que también nos aporta información sobre otros movimientos más sutiles que se producen en el sistema, en los tejidos y en las células que hay bajo la piel.

Llegados a este punto ya no debería resultarte complicado comprender cómo la falta de movimiento nos está asfixiando lentamente a nivel celular. Los movimientos que antes solían ser intrínsecos al mero hecho de vivir (léase: que tenían lugar durante todo el día) y las cargas celulares que solían producirse de forma habitual en el día a día ahora han sido transferidos a máquinas, a ordenadores o a otras personas que se mueven por nosotros. Actualmente no existe ningún modo artificial de recuperar físicamente la capacidad de torsión, ninguna forma de comprimir los efectos de cien horas semanales de «aplastamiento» celular en tan solo siete horas de ejercicio, ni tampoco hay disponible ninguna tecnología que sea lo suficientemente inteligente como para reemplazar a la naturaleza. Generalmente, se considera que la enfermedad significa que algo ha ido mal a nivel fisiológico. Yo afirmo que, en la mayoría de los casos, nuestra fisiología se limita a responder *exactamente tal y como ha de hacerlo* a los tipos de movimientos que realizamos. En lugar de pensar que hay algo que va mal en nosotros mismos (que tenemos alguna deficiencia intrínseca), deberíamos reconocer la falta de salud como una señal de que nuestro medio o nuestras circunstancias (mecánicas) son los que presentan alguna deficiencia.

«Pero espera un momento —te oigo decir—. Yo sí que hago ejercicio. ¿Qué pasa conmigo?». El paradigma que domina actualmente en el ámbito del ejercicio incluye la creencia de que cualquier ejercicio *de cualquier tipo* mejora la distribución de oxígeno en todos los tejidos, pero esto no es así en realidad. Cualquier tipo de movimiento mejora la circulación —es decir, el aporte de oxígeno y la retirada de productos de desecho— únicamente en los músculos que se están utilizando para realizar ese movimiento específico. Incluso en el caso de que seas un gran deportista —quizá montas en bici o sales a correr religiosamente— tan solo los músculos que usas para ese ejercicio específico reciben algún beneficio. Con el tiempo, el uso excesivo del cuerpo sobre la base de un patrón particular da lugar a tejidos fuertes situados junto a tejidos más débiles, lo que crea las condiciones favorables para que se vaya desarrollando una lesión lentamente.

Lo que pone en marcha e impulsa los procesos fisiológicos es el «consumo» frecuente de movimientos variados. El movimiento no es algo que sea tan opcional como hemos querido creer. Al igual que la falta de alimento (o, Dios no lo quiera, de oxígeno) da como resultado la aparición de una multitud de señales biológicas y fisiológicas, actualmente la gente vive en sus «cuerpo-casa» rodeada por doquier de gritos de alarma en forma de dolores y de enfermedades, pero no es consciente de cuál es el verdadero origen del problema. Hemos estado haciendo el movimiento equivalente a comer o a respirar por debajo de lo necesario, lo cual produce un gran impacto en nuestro organismo a todos los niveles, incluido el celular.

Por supuesto, la dieta, el estrés y los factores ambientales pueden alterar la expresión (el resultado final a nivel físico) de nuestro ADN, pero mi opinión profesional como experta en biomecánica es que, más que ningún otro factor, lo que más falta les hace a los seres humanos es el movimiento, a pesar de lo cual el grueso de la comunidad científica ha fallado a la hora de darle la importancia que se merece. En lo que respecta a las enfermedades, las condiciones mecánicas internas del cuerpo han sido las menos estudiadas y discutidas de todas —un descuido que resulta de lo más asombroso si tenemos en cuenta que todas las células corporales están equipadas con órganos especializados en detectar *precisamente las condiciones mecánicas del medio*—. Los kinesiólogos y las entidades dedicadas a la kinesiología —un campo académico que se supone que, por definición, estudia el movimiento humano— han sustituido el movimiento por el ejercicio físico y el deporte (hablaré más sobre este tema en el capítulo 3). Dentro del campo científico de la anatomía hemos creado una jerarquía de estructuras que implica que los sistemas nervioso y cardiovascular no solo quedan separados del sistema musculoesquelético, sino que además hace que asumamos que aquellos tienen un impacto mucho mayor sobre nuestra salud que este último.

Todas y cada una de las funciones que realiza nuestro organismo requiere de algún tipo de movimiento –el cual tiene su origen en el sistema musculoesquelético– para poder llevarse a cabo con soltura y facilidad. La digestión, la inmunidad, la reproducción: para todas estas funciones es necesario que nos movamos. Puedes alimentarte siguiendo la dieta perfecta, dormir ocho horas al día o usar solamente bicarbonato de sodio y vinagre para limpiar la casa, pero sin las cargas que aporta el movimiento natural, todos estos dignos esfuerzos se verán frustrados a nivel celular, y ese estado óptimo de salud y de bienestar al que quieres llegar continuará eludiéndote.

Como explicaré más adelante, el movimiento natural no tiene que ver únicamente con los músculos y con el ejercicio. Y –para complicarlo más aún– a veces ni siquiera tiene que ver con moverse, pues existen muchas cargas pasivas esenciales que simplemente provienen de la interacción con las fuerzas naturales terrestres. Pero permíteme que use una especie diferente para explicar lo que son las cargas esenciales (y las pasivas), ya que en ocasiones estamos tan cerca de nuestra propia experiencia cultural que no somos capaces de ver más allá de ella.

ENFERMEDADES PROPIAS DEL CAUTIVERIO

¿Alguna vez has estado en un acuario o en un parque temático de vida marina que tuviese una orca (también conocida como «ballena asesina»)? O quizá hayas visto la película *Liberad a Willy*. En ambos casos, es posible que te hayas fijado en la aleta dorsal caída que presentan los machos de esta especie cuando se los mantiene en cautividad.

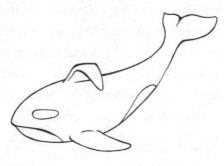

Los biólogos marinos y los veterinarios especializados en mamíferos marinos han tratado de investigar más en profundidad este fenómeno para descubrir las causas que dan lugar al llamado *síndrome de la aleta flácida* —aunque la bióloga marina Wende Alexandra Evans señala el hecho de que, en realidad, la aleta está rígida, por lo que *síndrome de la aleta doblada* sería una denominación más precisa—, cuestionándose, específicamente, qué es lo que tiene la cautividad que hace que se incrementen las probabilidades de que se presente. Estos investigadores han creado una lista de comportamientos que son exclusivos del cautiverio:

* Las orcas privadas de libertad nadan únicamente en círculo en sentido contrario a las agujas del reloj.
* Las orcas que son mantenidas en tanques poco profundos no tienen oportunidad de moverse y de desplazarse en medios con una mayor presión estática de la columna de fluido, propia de las profundidades oceánicas.
* La dieta de una orca en cautividad es diferente —su alimentación tiene un contenido en agua menor— que en el medio natural.
* La cantidad de tiempo que una orca pasa en la superficie es mayor cuando está en cautividad.

Los científicos marinos han observado que las deformidades en las aletas también se dan en condiciones naturales, solo que en menor grado y con una frecuencia mucho más reducida. En ocasiones se aprecia alguna aleta dorsal ligeramente combada o arqueada, pero no con tanta intensidad ni en la misma dirección que en la mayoría de los machos cautivos. Las orcas que, viviendo en libertad en el océano, presentaban esta curvatura, también parecían haber sufrido algún tipo de trauma asociado con la aleta dorsal (tal y como las visibles heridas y cicatrices que tenían ponían de manifiesto), y algunas de ellas mostraron una clara mejoría cuando se las examinó tiempo después. Por el contrario, no existen datos que demuestren mejoría alguna en orcas en cautividad.

También había algunas otras cuestiones que se debían tener en cuenta:

- Durante los periodos de máximo crecimiento se produce en las orcas pubescentes un reblandecimiento natural (una mayor oscilación) en la aleta dorsal.
- Las aletas dorsales de los machos son más largas que las de las hembras.
- La aleta dorsal de una orca está formada por un tejido muy similar al de nuestros ligamentos. Constituida en su mayor parte de fibras de colágeno, la aleta dorsal no tiene huesos ni músculos para sostenerse, lo que la convierte en un tejido totalmente pasivo.

Al analizar todos estos datos en conjunto, los científicos propusieron la hipótesis de que la causa más probable del síndrome es el medio mecánico propio del cautiverio —en este caso, una combinación de la *ausencia* en la aleta *de las cargas* que se crean cuando las orcas pasan mucho tiempo nadando hacia delante en zonas profundas, cargas que presionan los tejidos pasivos de la aleta y hacen que esta mantenga su posición vertical, y la presencia de las *cargas anormalmente altas* creadas al no poder nadar más que en una sola dirección, todo ello unido a la mayor exposición de la aleta a los efectos de la gravedad al estar mucho más tiempo por encima de la superficie del agua—. De este modo, las orcas más susceptibles de padecer este síndrome serían aquellas con las aletas dorsales más altas, las que crecen en cautividad y las que tienen algún tipo de percusor genético que favorezca la falta de firmeza del colágeno.

Bien. Ahora, lo que quiero explicar con todo esto.

Podría parecer que la aleta dorsal, una estructura totalmente necesaria para nadar con estabilidad —algo absolutamente vital para una orca— debería estar dotada de algún tipo de mecanismo de estabilización (como el que le conferiría un músculo) para prevenir problemas como la caída de la aleta, pero si abordamos esta cuestión desde un punto de vista evolutivo, ¿por qué motivo iba a necesitar una orca que ha estado evolucionando durante eones nadando de una manera concreta en el océano un mecanismo de estabilización cuando el simple hecho de nadar en ese medio crea ya de por sí las fuerzas necesarias para que funcione de manera óptima? Un mecanismo de estabilización sería algo innecesario para ella, algo cuyo uso y mantenimiento tendría un coste energético. La orca está perfectamente equipada para nadar en su medio; lo único que supone un problema son las condiciones de cautividad que tiene que afrontar. Incluso en los casos de orcas con una aleta genéticamente «más débil», los factores genéticos tan solo resultan ser pobres *en el medio específico del cautiverio*.

En el caso de los seres humanos, estamos constantemente tratando de explicar las causas de las enfermedades en función de las características químicas o genéticas de los individuos que las padecen, ignorando por completo los perfiles de carga de los cuales depende el adecuado funcionamiento de nuestro organismo. Por descabellado que pueda parecer, nosotros, al igual que estas orcas con la aleta flácida, somos animales en cautividad, y nuestros tejidos no están preparados para las cargas que creamos con los movimientos propios de los hábitats modernos.

LOS GENES Y LAS ENFERMEDADES DEL COMPORTAMIENTO

Supongamos que, en el futuro, todas las orcas que existen en el mundo están en cautividad, por lo que son las únicas que podemos observar, analizar e investigar. Con el tiempo, la alta frecuencia de aletas flácidas empezaría a parecernos lo normal. En ausencia de orcas salvajes con las que poder compararlas, lo más probable es que pusiésemos la atención en alguna configuración química o genética concreta que hiciese que el síndrome tuviese más probabilidades de aparecer. Acabaríamos por asumir que las orcas macho, que tienen aletas dorsales más largas, y aquellas que presentasen el gen para el colágeno de «tipo x» estarían en riesgo de padecer el síndrome simplemente por el hecho de presentar estos «factores de riesgo».

Si todas las orcas nadasen en tanques, la *forma* en la que nadan no sería un factor obvio para el desarrollo del síndrome: «Así es como nadan las orcas, ¿no? —nos diríamos—. Todas las orcas que hemos estudiado nadan exactamente así. No es que no hagan ejercicio. ¿Acaso no usan todas los mismos músculos al nadar? ¿Acaso no nos aseguramos de que naden y se ejerciten entre una y tres horas cada día? Ese factor está cubierto, así que debe de existir alguna *otra* razón».

Pero, por supuesto, la forma de nadar *no* es siempre igual: incluso cuando los grupos musculares que se ponen en funcionamiento son los mismos, las fuerzas que se aplican sobre la orca a lo largo de su vida pueden variar enormemente en función de los cambios que se produzcan en la velocidad, en las posiciones habituales con respecto a la gravedad, etc. El resultado físico que experimenta la orca depende de las cargas. Cuando consideramos el movimiento como una serie de cargas, no resulta complicado entender por qué nadar lentamente en círculos en la superficie del agua durante un par de horas al día no es lo mismo que nadar en línea recta, a grandes profundidades y con acelerones ocasionales —es decir, la forma natural de nadar para buscar alimento y para aparearse de las poblaciones salvajes—.

Ahora sustituye el término *aleta flácida* por rodillas atrofiadas, arcos del pie colapsados, caderas desgastadas, músculos de la parte trasera del muslo sobrecargados, suelo pélvico con pérdidas de orina, tobillos doloridos —lo que tú quieras— y considera tus perfiles de carga habituales. Caminar sobre una cinta de correr durante una hora al día da lugar a un perfil de carga totalmente diferente al que se origina al caminar durante una hora sobre terreno firme. Si a lo largo de esa hora llevamos zapatos, el perfil de carga creado va a ser distinto que si no los llevamos. Pasarse sentado las ocho horas anteriores y posteriores a esa hora de caminata produce un resultado diferente que si dividimos esa hora en cortos periodos y los distribuimos a lo largo de todo el día.

Las cargas que recibimos en el mundo actual difieren enormemente de las que experimentaron nuestros antepasados hace cien, mil o diez mil años, y, sin embargo, aceptamos alegremente que nuestros problemas actuales de salud –que tantos padecemos y compartimos– son genéticos. *Genético*, un término en cuyo significado ya hemos incluido la noción de que es *algo que está fuera de nuestro control*. Ya sea por conveniencia, por comodidad o por ignorancia, no hemos tenido en cuenta el hábitat en el que residen nuestros genes ni el impacto que tiene el modo en el que nos movemos en nuestro estado de salud.

CAPÍTULO 2

El movimiento, las cargas y el ADN

La naturaleza no es clásica, maldita sea, y si lo que queremos es hacer una simulación de la naturaleza, más nos vale basarla en la mecánica cuántica. Y, mira tú por dónde, sería un problema fascinante, porque no parece una tarea fácil de llevar a cabo.

RICHARD FEYNMAN

Durante la mayor parte de mi carrera académica –casi veinte años ya– me he dedicado al estudio de la biomecánica del cuerpo humano. Las células animales, el cuerpo humano y el movimiento son temas que no dejan de fascinarme pero, a veces, después de haberme pasado diez horas reflexionando sobre la biomecánica corporal, necesito tomarme un descanso. En días así, me preparo una gran taza de té, me doy un buen baño caliente y me tumbo cómodamente para disfrutar de la lectura de... ¡investigaciones sobre los procesos mecánicos de las plantas!

Permíteme compartir contigo uno de los aspectos que más me fascinan de la mecánica de los árboles: el hecho de que son moldeados por el viento. En serio. Es decir, por supuesto que los genes son los responsables de definir su forma primaria, su color y su textura. Son precisamente estos factores los que hacen que un biólogo pueda determinar si un árbol es una secuoya, un arbusto, etc., pero es el movimiento del árbol, y más específicamente la estimulación constante durante todos los días que crea el viento, lo que determina el grosor del tronco y de las ramas, así como la frecuencia y los ángulos en los que brotan estas últimas. ¿No te parece asombroso? (Lo que me resulta más interesante de todo esto es: ¿cómo hace el árbol para almacenar estas influencias mecánicas? Los árboles crecen tan alto y durante tanto tiempo que han de almacenar la información mecánica en un modo que le permita al crecimiento futuro aprovechar dicha información. Pero ¿DÓNDE TIENEN LOS ÁRBOLES EL CEREBRO? Si tú lo sabes, querido lector, por favor, no dudes en enviarme un correo electrónico con esta información. Te estaré eternamente agradecida).

LOS GENES Y EL VISOR ESTEREOSCÓPICO

Después de este descanso y este refrigerio que nos hemos tomado con los genes y los procesos mecánicos de las plantas, volvamos a hablar de los genes en los seres humanos. Si eres de los que han ido al instituto en los últimos cien años, lo más probable es que te hayan enseñado un modelo celular que, básicamente, establece que el núcleo de la célula contiene toda la información necesaria para la replicación celular y que la información genética (el ADN) determina todos los comportamientos que presenta. De esta manera, el estado de cada tejido (formado por células), de cada órgano (formado por tejidos) y de cada sistema (formado por órganos) está dictaminado por los genes.

Pero, tal y como los árboles nos acaban de mostrar, los genes no son así de simples. Los científicos han observado que el mero hecho de que una persona posea un gen en particular no significa que vaya a presentar automáticamente una determinada característica. Esto significa, por ejemplo, que tú y tu vecino podríais tener los dos un mismo gen para el cáncer de pulmón, pero que solo uno (o ninguno) de los dos lo desarrolle. El hecho de que genes idénticos puedan comportarse de manera diferente dependiendo del ambiente ha llevado a la aparición de un campo de estudio emergente totalmente nuevo llamado *epigenética*, la rama de la biología que estudia cómo el medio en el que se encuentra una célula puede afectar a su comportamiento.

Un *gen* es una secuencia específica de ADN en un único cromosoma que codifica un producto en concreto. Mucha gente asocia los genes con el concepto de *predeterminación* y utiliza ambos términos de forma indistinta. Dicen, por ejemplo: «El médico me ha dicho que mis problemas de rodilla son de origen genético» o «Las investigaciones llevadas a cabo demuestran que las enfermedades cardiovasculares son genéticas». Pero utilizar el adjetivo *genético* de esta manera es, en el mejor de los casos, una expresión caduca y obsoleta y, en el peor, algo que paraliza totalmente a la persona que padece la dolencia.

Sería más exacto pensar en los genes como factores que establecen un rango o un espectro de posibles resultados. Nuestra constitución genética no es una imagen fija del aspecto que tenemos ahora o del que vamos a tener en el futuro. Más bien es como uno de esos discos que se pone en un visor estereoscópico de filminas –con una gran cantidad de posibles resultados que puedes seleccionar con tan solo ir moviendo una palanquita–.

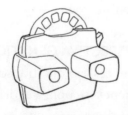

EL MECANOMA

Es muy probable que estés familiarizado con el término *genoma* (tus genes, sus modificadores y otros cachivaches que hay entre medias) tal y como se usa habitualmente al hablar de la salud, pero posiblemente nunca hayas oído hablar del *mecanoma*.

El mecanoma, en el ejemplo del visor estereoscópico, sería el conjunto de todas las fuerzas y de los mecanismos necesarios para mover la palanca que hace avanzar el disco. Es un término que engloba colectivamente la maquinaria, el proceso de creación de estímulos, las cargas que son percibidas por los mecanosensores de las células y las respuestas producidas por las deformaciones celulares. Un mecanoma representa la interacción entre fuerzas y biología.

Por ejemplo, tus genes contienen información sobre las diferentes proporciones en las que han de presentarse los distintos tipos de fibras musculares, las cuales afectan *al potencial* que tienen tus músculos para crecer en respuesta al ejercicio —por ejemplo, si vas a ser capaz de convertirte en uno de los atletas más rápidos del mundo o no—, pero los genes no ponen en funcionamiento por sí mismos los programas necesarios para convertir tu organismo en el cuerpo de un atleta. En lugar de eso, lo que ocurre es más bien que dicho desarrollo tiene lugar cuando creas a través de tus acciones los estímulos necesarios. Si tú (y tus genes) no habéis hecho nada más en los últimos quince años que estar tumbados en la cama, tu aspecto final no va a ser el mismo (ni en persona ni sobre el papel) que si durante todo ese tiempo tú (y tus genes) hubieseis estado de pie y en movimiento. Por supuesto, esto no es más que un ejemplo extremo, pero todo movimiento o toda falta de movimiento da lugar a resultados sutilmente diferentes tanto en los individuos como en sus genes.

ANCLADOS EN LA PERSPECTIVA GENÉTICA

Es posible que sea necesario que transcurra cierto tiempo para que la enseñanza de la ciencia se ponga al día con la ciencia en sí. Incluso hoy en día, décadas después de que los científicos hayan alcanzado una mejor comprensión del papel que juega el entorno en la expresión genética, se les sigue presentando a los nuevos estudiantes de anatomía y fisiología el modelo basado en la premisa de que «el núcleo controla la célula»; el modelo celular más avanzado tan solo se enseña en las clases universitarias de biología específicas para la especialidad de mecánica —la mecanobiología—.

El resultado al que da lugar esta negligencia es que, por lo común, los médicos de los que dependemos no han recibido ningún tipo de formación en mecanotrans-ducción. (Y lo cierto es que no queda sitio para poder introducir esta materia en los estudios de medicina, pues los estudiantes ya tienen que ir a clases durante un tiempo interminable para ser capaces de reconocer una urgencia, así como las patologías más raras e infrecuentes que pudiera presentar cualquier persona que tengan que tratar. Sería ridículo esperar que la comunidad médica también fuese responsable de estudiar matemáticas y física, además de biología, química, anatomía, fisiología y cómo tratar con seres humanos que están sufriendo dolores. Es hora de darles un descanso y de asumir una cierta responsabilidad personal por nosotros mismos. Ahí queda dicho).

> **MECANOBIOLOGÍA**
>
> Un campo de la ciencia relativamente nuevo que se centra en el modo en el que las fuerzas físicas y los cambios en la mecánica de las células o de los tejidos contribuyen al desarrollo, la fisiología y las enfermedades.

Independientemente del porqué, es muy posible que las condiciones mecánicas sean las más importantes —y, aun así, ciertamente las más ignoradas— de entre todos los aspectos que afectan al medio o al entorno en el que se encuentran las células. La mecanotransducción, como seguro que ya sabes a estas alturas, es el proceso mediante el cual las células perciben las señales mecánicas y responden a ellas. También sabes ya que, a través de las cargas, se están creando señales mecánicas todo el tiempo, tanto por los movimientos que realizamos como por las posturas que adoptamos cuando no nos estamos moviendo. Los movimientos (no únicamente al hacer ejercicio, sino también cada gesto que hacemos, por grande o pequeño que este sea) hacen que se aplique una carga en los tejidos y las células del organismo. Cada célula contiene en su interior una red rígida denominada citoesqueleto, cuya función es similar a la de nuestros huesos. Los descubrimientos más recientes en biomecánica celular muestran que la deformación de la célula misma y las cargas que soporta el citoesqueleto afectan al comportamiento de cada célula, incluyendo también el modo en el que esta se regenera.

Los estudios rigurosos del fenómeno de la mecanotransducción son relativamente «nuevos» –la mayor parte de la investigación en este campo se ha realizado en las dos últimas décadas– pero han formado parte de los círculos del conocimiento científico desde hace más de cien años, gracias en parte al anatomista alemán Julius Wolff (el de la famosa ley de Wolff).

Hoy en día existe un gran volumen de investigación científica referente a los efectos que las cargas físicas tienen en las enfermedades, los trastornos y las lesiones que se presentan con más frecuencia en los seres humanos. Aun así, la mayor parte de los recursos (y de los titulares de las revistas especializadas) se centran en el predeterminismo genético y en los marcadores bioquímicos (como, por ejemplo, el colesterol alto en el caso de las enfermedades cardíacas). A pesar de que la comprensión científica actual acepta plenamente que las células se adaptan a su entorno mecánico y que es posible que las señales bioquímicas que dan lugar a la expresión genética ni siquiera sean necesarias (pues, por lo que parece, el citoesqueleto puede transmitir señales mecánicas directamente al ADN a través de los recientemente descubiertos *citofilamentos*; ver la referencia de Jorgens, en la página 373), nuestra experiencia física se nos presenta repetidamente como algo con lo que tienen muy poco que ver las decisiones que tomamos –por ejemplo, cómo utilizamos nuestro cuerpo desde que nacemos–.

Nuestra falta general de conocimiento del mecanoma no debería empañar el hecho de que muchos de los procesos que tienen lugar en el organismo, incluyendo la expresión genética, se pueden regular *mecánicamente*. Una vez que comprendemos esto, nos damos cuenta rápidamente de hasta qué punto buscar una solución a nuestros problemas de salud sin considerar nuestro «entorno de movimiento» produce resultados que son inevitablemente limitados tanto en su alcance como en los beneficios que pueden reportarnos.

Recientemente, gracias a los avances llevados a cabo en el campo de la nanotecnología, los científicos pueden entender mejor cómo se produce la transmisión de fuerzas entre células y de qué manera las cargas dan lugar a adaptaciones en las células individuales que, en su

LA LEY DE WOLFF

Originalmente, la ley de Wolff era un conjunto de ecuaciones matemáticas utilizadas por el anatomista Julius Wolff para predecir la trayectoria específica de las formaciones óseas. Aunque se demostró que sus detalles (por ejemplo, la equiparación que hacía su modelo matemático de los huesos con un tejido rígido e inflexible) eran inexactos, sus principios –que todo cambio en la conformación estructural de un hueso es producto de una dinámica de adaptación a las demandas mecánicas que le impone el medio– sigue siendo hoy en día uno de los fundamentos de la osteología.

La ley de Wolff es un término generalizado para englobar la idea de que los cambios que se producen en la formación ósea, la reabsorción, el equilibrio, la regeneración y el remodelado de los huesos dependen de cómo se use el cuerpo –tanto en la etapa juvenil, en la que estos se están formando, como, aunque menos comprendida, en la etapa de adulto–. Los antropólogos de hoy en día utilizan la ley de Wolff como la asunción subyacente de que las diferencias encontradas en las morfologías de los huesos de nuestros antepasados se pueden utilizar para investigar las condiciones mecánicas existentes en el pasado.

conjunto, producen efectos apreciables en los tejidos que forman. La comprensión de este proceso debería hacer que llegase un momento en el que los profesionales de la salud pudiesen reconocer muchas dolencias (incluyendo afecciones como la artrosis, la osteoporosis, el cáncer y las colagenopatías) como *enfermedades de mecanotransducción* –y, lo que es más importante, debería ayudarles a diseñar terapias de intervención que estuviesen más basadas en las cargas–. Hasta entonces, podemos ser conscientes de cómo cargamos nuestro cuerpo en cada momento del día y adoptar, en este preciso momento, los cambios que sean necesarios.

ERES COMO TE MUEVES

No te conozco personalmente, pero lo más probable es que nuestro desarrollo haya sido muy similar, lo que significa que nuestras células han estado en un entorno mecánico muy parecido. Seguramente naciste en un hospital y después te llevaron a casa en una cuna en el asiento trasero del coche. Durante tus primeros seis meses estuviste principalmente acostado, y cuando te sacaban fuera también solías estar tumbado de espaldas en algún tipo de cochecito o de silla de paseo.

Lo que más cultivaste fueron las habilidades motoras de tus manos, pues te daban sonajeros y otros objetos para que los agarrases y los manipulases. Para desarrollar la fuerza de tus miembros inferiores lo más seguro es que necesitases que alguien te sostuviese de pie regularmente, de forma que tus piernas pudiesen ir soportando gradualmente una parte del peso de tu cuerpo —aunque posteriormente esta práctica fue considerada peligrosa debido a la creencia común, aunque carente de base científica, de que hacía que a los niños se les quedasen las piernas arqueadas—. Y aunque a tus padres les dijeron que no debían ayudarte a ponerte de pie, nadie les dijo nada respecto a envolverte en pañales y en mantillas, ponerte a saltar en castillos inflables o meterte en tacatacas o en otros aparatos similares que, según se ha demostrado científicamente, tienen efectos perjudiciales —como un pobre desarrollo de las capacidades motoras o la aparición de displasia de cadera—. Tus reflejos naturales para rodar sobre ti mismo, sentarte, gatear y, más adelante, andar, probablemente aparecieron, respectivamente, a los seis, siete, ocho y doce meses de edad.

> **¡CARAY!**
>
> Según el informe de 2013 sobre la actividad física en niños y adolescentes de la Active Healthy Kids Canada, los adolescentes canadienses de edades comprendidas entre los quince y los diecisiete años caminan una media de once minutos al día.

Cuando ya fuiste capaz de andar, aunque fuese con pasos inseguros y a trompicones, o incluso antes de eso, te pusieron zapatos para que sirvieran de «apoyo» para tus pies, y así exploraste el mundo hasta que llegó la hora de sentarte en la trona, en el triciclo o en esa sillita para niños que compraron especialmente para ti.

Tu caminar se fue convirtiendo poco a poco en un corretear infantil —primero con un paso torpe y desmañado y con los brazos rígidos, y finalmente de un modo más parecido a lo que es «realmente» correr (algo nada sencillo con esos abultados pañales haciendo que tuvieses que tener las piernas separadas)–. Es muy posible que, puesto que eras muy pesado para llevarte en brazos o difícil de controlar, hayas pasado una buena cantidad de tiempo encajonado en la sillita, incluso cuando no estabas dormido.

Cuando tenías unos cinco o seis años comenzaste el colegio, y a partir de ese momento estuviste cada día retorciéndote sentado en una silla durante horas y horas. Estar sentado en una silla no es algo que estuviese en tu naturaleza, pero pasados un par de años la habilidad que más habías practicado fue precisamente esa, permanecer sentado y quieto en una silla, superando con creces el tiempo que pasaste leyendo, escribiendo, jugando o practicando educación física en el colegio. Como si fueses un *ninja* del sentarse, practicaste la capacidad de estar sentado y quieto en una silla mucho más que cualquier otra actividad, con horas y horas y horas de entrenamiento y sin que ninguna otra de las cosas que aprendiste se acercase siquiera al tiempo que pasaste practicando esta.

No sé tú, pero yo jugaba mucho después del colegio; montaba en bici, trepaba a viejos tractores y estaba fuera de casa hasta que se ponía el sol. No tenía deberes que hacer de forma regular –ciertamente no el estricto régimen diario que se les impone a los niños hoy en día–. A medida que fui creciendo, mi tiempo de juego se fue desvaneciendo poco a poco y fue sustituido por salir con los amigos. Me lo pasaba terriblemente bien, pero nunca fue una actividad que implicase demasiado movimiento.

Tal vez tú tocabas, sentado, algún instrumento musical, practicabas algún deporte después de clase, acudías diligentemente a clases de baile o escribías artículos para el periódico escolar. Lo más probable es que tu movimiento «después de clase» quedase reducido a una o dos horas o acabase siendo demasiado estructurado –realizando una y otra vez los mismos ejercicios en una especie de programa basado en muchas repeticiones y poca variedad–.

Ahora que ya eres un adulto, lo más seguro es que la silla y el ordenador gobiernen tu vida antes, durante y después del trabajo. Y puedes conseguir la gran mayoría de los alimentos –el aporte calórico que necesitas cada día– directamente del supermercado, alimentos que ya vienen listos para ser consumidos. Si eres –como muy probablemente seas– una buena representación del ciudadano «promedio», vas en coche prácticamente a todas partes, tomas de forma regular como mínimo un medicamento –así como unos cuantos analgésicos al mes– y has acudido al médico por al menos un problema musculoesquelético –seguramente relacionado con la zona baja de la espalda–. Además, tus pies han estado encerrados dentro de unos zapatos prácticamente todas las horas que has estado despierto en tu vida.

Si formas parte del aproximadamente 40% de la población de Estados Unidos que practica algún tipo de ejercicio regularmente, lo más probable es que lo realices en algún espacio cerrado, tres o cuatro días a la semana y durante unos cuarenta y cinco minutos. Para ello utilizas algún tipo de dispositivo o maquinaria, o algún patrón de repeticiones, puede que escuchando música a un volumen elevado. Hay una gran probabilidad de que el ejercicio que realizas conlleve mucho movimiento de piernas pero no desplazar el cuerpo con relación al suelo. Caminar –una tarea que requiere de una gran coordinación muscular– es una actividad que se compagina de manera natural con el flujo continuo de información visual, es decir, con el así llamado *flujo óptico*. Tú te mueves hacia delante pero, al mismo tiempo, bajo tu punto de vista –nunca mejor dicho– los objetos se van moviendo hacia atrás. Tu sistema sensorial integra todos estos datos –cuánto han de moverse tus articulaciones, cuánto han de contraerse los músculos y la velocidad a la que los objetos se van desplazando en tu campo de visión–. Pero ahora, corriendo en una cinta, estás fijo en un mismo lugar y tu cerebro se ve obligado a adaptarse a grandes movimientos que no te llevan a ninguna parte –tal y como te indican los datos recogidos por la vista–.

Esta descripción de los movimientos que realizamos a lo largo de la vida no es más que una generalización, pero es muy posible que tú, querido lector, te identifiques con casi todo lo que he expuesto en ella. La descripción cronológica de los movimientos que has realizado resulta crucial, pues tu cuerpo ha sido literalmente conformado por las experiencias de movimiento que has tenido. Y cuando hablo de *movimiento*, no me refiero tan solo al ejercicio; estoy hablando de cada acción y de cada movimiento que ha realizado tu organismo, de todas y cada una de las posturas que ha adoptado durante el transcurso de tu vida.

Imagina que tu cuerpo estuviese hecho de arcilla; cada tipo de movimiento, dependiendo de su frecuencia, daría lugar a una forma física diferente. Ahora vete llevando esa bola de arcilla imaginaria que es tu cuerpo a través de tu descripción cronológica de movimientos, teniendo en cuenta cómo te desarrollaste en las primeras etapas de tu vida, tus actividades favoritas, los accidentes o las lesiones deportivas que sufriste, tus hábitos en lo referente al calzado, los pupitres del colegio, tu sofá favorito y la postura que adoptas en el coche cuando conduces. Y, después de todo eso, crea en tu mente la forma «resultante».

CAZADORES-RECOLECTORES, PASADO Y PRESENTE

El término *cazador-recolector* se refiere a un miembro de una población nómada que sobrevive en la naturaleza obteniendo su alimento tanto de la caza como de la recolección de frutas y semillas y el forrajeo. Se trata de un término amplio que incluye tanto a las poblaciones históricas que subsistían exclusivamente con estas técnicas como a las poblaciones modernas que cazan y recogen frutos durante una parte del tiempo mientras que, en otros momentos, cultivan la tierra, utilizan animales domésticos o recurren a alimentos almacenados anteriormente.

Algunas veces me refiero a las poblaciones históricas de cazadores-recolectores y a los datos recopilados mediante el estudio de sus artefactos y su tecnología, los cuales nos permiten hacernos una idea de las condiciones de su época. En otros casos empleo este término para referirme a las poblaciones modernas que viven actualmente de esta manera y a los datos recolectados mediante la interacción directa. Es importante señalar que los cazadores-recolectores actuales no son reliquias del pasado, sino pueblos modernos que se han visto afectados por la globalización.

Ahora ponte delante de un espejo y échate un vistazo. Ese trozo de arcilla modelada que tienes en mente debería parecerse a como eres ahora mismo; debería ser igual que ese que aparece en el espejo. Todo lo que has hecho hasta ahora ha dado como resultado tu «forma». Y recuerda que gracias a la comprensión que ahora tenemos de las cargas y de la epigenética, sabemos que la forma *literal* que tienes afecta no solamente a las funciones de los tejidos de tu organismo, sino también a la salud celular. En definitiva, afecta a todo.

CRECER DE FORMA NATURAL

Consideremos ahora otro cuerpo de arcilla, pero en esta ocasión uno que haya sido modelado por una infancia pasada todo el tiempo en la naturaleza. Por supuesto, nadie sabe con certeza lo que los cazadores-recolectores ancestrales hacían durante todo el día, pero podemos formular hipótesis basándonos en las evidencias existentes. Podemos utilizar los datos físicos y antropológicos de los que disponemos para estimar cuánta distancia recorría una tribu en sus migraciones en un año normal o imaginarnos lo que tenían que hacer para conseguir sus alimentos. Aunque las poblaciones de cazadores-recolectores actuales no son de ninguna manera fósiles vivientes, también puede resultarnos útil observar cómo se desarrollan sus vidas y su día a día, especialmente cuando se trata de intentar integrar algunos de los datos de los que ya disponemos. Incluso el mero hecho de tener en cuenta todas las comodidades de las que carecían las antiguas poblaciones de cazadores-recolectores —y lo cierto es que no tenían prácticamente ninguna— nos puede ayudar a hacernos una idea de cómo tenían que mover sus cuerpos durante todo el día.

Como puedes imaginarte, el desarrollo físico al que está sometida la gente nómada que se mueve constantemente por un entorno completamente natural es muy diferente del que se produce en las personas que habitamos en sociedades modernas. Si formases parte de alguna antigua tribu de cazadores-recolectores, tu desarrollo físico se asemejaría bastante al siguiente escenario: después de un nacimiento totalmente libre de medicamentos, tú, un bebé cazador-recolector, fuiste amamantado de forma natural, dormías con tus padres y ejercitabas tu cuerpo muchas veces al día. Fuiste capaz de ponerte de pie y de caminar a la edad a la que muchos niños modernos comienzan a gatear. Al ser porteado de formas diferentes, comenzaste a ejercitar la zona abdominal, y a cada paso que daban tus progenitores (siempre al aire libre) la posición de tu cuerpo iba cambiando momento a momento en función de sus necesidades o de las tuyas propias; esto te permitiría explorar el mundo y una variedad infinita de cargas propiciadas por las distintas posturas.

EL PALEOMOVIMIENTO Y LA TEORÍA DEL DESAJUSTE

El movimiento natural o paleo –el paleomovimiento– no es lo mismo que el *movimiento paleo* actual. Durante la última década ha ido ganando impulso una hipótesis científica llamada teoría del desajuste evolutivo. Dicha teoría postula que hemos sido seleccionados –y nuestras funciones biológicas se han desarrollado– para vivir en una condiciones concretas en cuya ausencia se producen enfermedades y que nuestro entorno (nuestra forma de vida) actual supone un desajuste con respecto a nuestra fisiología, que percibe esos nuevos aspectos como peligrosos.

El término *paleo* se ha convertido en un término general para dar a entender la idea de que mediante el cultivo de las prácticas de nuestros ancestros podemos mejorar nuestra salud, no porque los comportamientos de antaño sean curiosos o pintorescos, sino porque contienen los aportes y los estímulos que nos hacen falta. El movimiento natural no es más que una parte del movimiento paleo; otros aspectos se refieren a la dieta, a la comunidad, al estilo de crianza, etc.

Sin duda estas ideas están de moda, pero no son nuevas. Los cínicos eran un antiguo grupo que rechazaba los valores sociales y argumentaba que las actividades naturales eran necesarias para los seres humanos. Los seguidores del cinismo tomaban sus comidas sin cubiertos, platos ni vasos –es decir, «sin modales»–, se ocupaban de sus funciones corporales en público –de hecho, el término *cínico* significaba originalmente «como un perro»– y sentían una profunda devoción por la «vida natural». Se considera que Antístenes, discípulo de Sócrates, fue el fundador del cinismo, pero es Diógenes el que se suele poner como ejemplo de este estilo de vida. De él se dice que murió al comer un pulpo crudo en un intento por demostrar lo poco natural que era tomar alimentos cocinados... Nos queda claro, Diógenes.

Justo antes de cumplir dos años de edad, mezclabas tus juegos con la recolección de frutos, y, de este modo, te pasabas horas y horas al día en cuclillas, de pie, cavando o encaramándote a los árboles. Cuando no tenías que recolectar alimentos, jugabas en terrenos siempre cambiantes. El hecho de que pasaras todo el día en movimiento —y la gran variabilidad de este— hizo que desarrollases las habilidades, la fuerza y la *forma* que te harían falta posteriormente para poder realizar las actividades propias de los adultos, y tu paso o tu manera de andar —tus andares— no se parecían en absoluto a la típica forma de andar de un bebé; caminabas de un modo mucho más firme gracias a que no llevabas pañales. Tu pelvis y tus caderas adoptaron la forma necesaria para poder seguir siendo capaz de agacharte, de estar en cuclillas, de sentarte en el suelo y de caminar largas distancias, y no tuvieron que padecer la influencia de los portabebés, los carritos o las sillitas adaptadas para los coches, ni tampoco tuvieron que permanecer en la misma postura durante largos periodos de tiempo.

Poco después de la pubertad, probablemente con unos catorce años, ya eras un miembro plenamente operativo de la tribu y participabas a diario de las mismas actividades que tus padres, caminando distancias medias (unos cinco kilómetros) o largas (unos dieciséis kilómetros) casi todos los días de tu vida. Además, trabajabas duramente cosechando y acarreando víveres suficientes como para asegurar la supervivencia. Las frecuentes cargas producidas al caminar hicieron que tu masa ósea alcanzase su máximo durante el periodo más crucial de tus primeros años tras la adolescencia.

Como adulto, no realizabas ningún ejercicio de forma regular. O, mejor dicho, no hacías ningún ejercicio en absoluto. En lugar de eso utilizabas tu cuerpo para ocuparte de las cosas de la vida. La suma total de tus movimientos, las diferentes posturas de tus articulaciones y la tasa de gasto energético que requerías para sobrevivir durante un día superaban fácilmente a las de un entrenamiento deportivo estándar actual. Y, además de moverte más, también te relajabas y descansabas con mayor frecuencia. No tenías el estrés que supone tener que conducir, el ruido constante, la información incesante y la luz excesiva.

Ahora imagínate que pudieses reconfigurar tu cuerpo de arcilla para darle esta forma –la forma que produce la naturaleza–.

¿QUÉ DICE NUESTRA FORMA CORPORAL DE NOSOTROS?

Tanto los antropólogos como los investigadores médicos han llegado a la conclusión de que la manera en que nos movemos ahora los seres humanos es drásticamente diferente a como nos hemos movido durante la mayor parte de la historia de la humanidad, lo cual es fácil de constatar si comparamos nuestra cronología física con la propia de una sociedad de cazadores-recolectores. Las cargas creadas por la sociedad moderna no satisfacen, *ni por su tipo ni por su cantidad*, las necesidades físicas del cuerpo humano –las cargas que impulsan muchas de las funciones de las que dependemos para vivir–.

La mayoría de las células están subordinadas en gran medida a la estimulación mecánica. Las cargas que se producen en el cuerpo a través del movimiento se traducen en cargas sobre las células mismas –lo cual genera cierta información celular–, y es a este nivel donde tienen lugar los cambios –en fuerza, densidad y forma–. Usamos la palabra *enfermedad* para denotar que algo ha ido mal en nuestro organismo, pero como he dicho antes, la mayor parte de las veces el cuerpo simplemente está respondiendo normalmente a los estímulos que recibe. El movimiento proporciona información al organismo y, además, es un factor ambiental o epigenético como cualquier otro. Nuestro medioambiente de movimiento, por expresarlo de algún modo, está contaminado y nuestros cuerpos se han limitado a ponerse a la altura de esas condiciones.

NO ESTÁS «EN BAJA FORMA»

Tu cuerpo no está nunca «en baja forma»; siempre *tiene* la forma creada por cómo te has movido hasta ese momento. Está constantemente cambiando y respondiendo a una continua corriente de estímulos producidos tanto en el medio externo como en el interno, incluso si ese estímulo al final consiste únicamente en estar quieto sentado durante horas y horas.

TODOS QUEREMOS SER CAZADORES

Creo que los seres humanos tenemos una serie de necesidades únicas en lo que respecta al alimento y al movimiento. Si bien se trata de unas necesidades básicas muy similares, nuestras singularidades intrínsecas requieren de estímulos particulares que incentiven y reabastezcan el modo en el que usamos nuestra propia fisiología como complemento a los trabajos que realizamos para el mantenimiento de la comunidad. Al igual que ocurre en cualquier grupo de animales, cada participante cumple una función diferente —una función que saca provecho de las virtudes y capacidades de cada individuo—. Sin esta combinación de capacidades nuestra especie tendría muchos puntos débiles en lo referente a su funcionalidad. Dicho de otra manera, no todo el mundo ha de ser guerrero, cuidador, cazador o recolector.

Los veinte años que llevo en el campo de la salud y la actividad física me han demostrado claramente que hay algunas personas a las que les encanta (que necesitan, incluso) el exigente esfuerzo que conlleva el entrenamiento físico intenso, mientras que, por otro lado, también hay mucha gente con la que he trabajado que desearía tener esta pasión por el ejercicio, pero no la tiene. Independientemente de hasta qué punto nos guste o no el ejercicio físico, todos tenemos en común la necesidad de contar con movimientos y cargas fundamentales —aquellas cargas que no dependen de nuestra constitución o de nuestro papel en la sociedad y que son similares para todos—.

Con tan solo echar un rápido vistazo al estilo de vida de los cazadores-recolectores que acabo de describir, puedes hacerte una idea de hasta dónde alcanzan tus movimientos diarios. Simplemente imagínate tu propia vida y luego comienza a eliminar de ella aquello que das por hecho, como la sala de estar y los muebles del comedor.

Te darás cuenta rápidamente de la gran cantidad de tiempo que tu cuerpo pasa en una posición que utiliza la «energía» de los muebles como apoyo para sustentarse. Por el contrario, el cuerpo de los cazadores-recolectores pasaba la mayor parte del tiempo sustentándose a sí mismo sin la ayuda de ningún artilugio.

ROBUSTEZ ÓSEA

Término que hace referencia al tamaño, la forma y la densidad del hueso.

Hay movimientos-nutrientes de los que todos carecemos debido a que tenemos una experiencia cultural muy parecida. Si eres atleta, no encontrarás en esta lista los logros físicos más vigorosos propios de los cazadores-recolectores; doy por hecho que, en ese caso, ya estás teniendo ese tipo de cargas, pero aun así puede ser que sufras algún grado de deterioro por el hecho de realizar estas proezas fuera de un contexto natural (entendiendo por ello *tal y como lo encontraríamos en la naturaleza*). Por ejemplo, puede que tan solo corras pero no andes, o que hagas cien sentadillas al día, pero con zapatos o careciendo de las facetas óseas (ver el capítulo 10) necesarias para ello.

A lo que me refiero es a que todos –incluso el cazador más avezado– comenzamos siendo recolectores. Cuando los cazadores-recolectores son niños, su trabajo consiste en recolectar alimentos. Es una tarea que todos cumplen de manera satisfactoria en un primer momento. Pero, para seguir adelante, tenemos que retroceder para dilucidar qué movimientos básicos son los que hemos dejado de practicar y cuáles son las adaptaciones tisulares por las que aún necesitamos pasar.

La belleza de estos movimientos fundamentales reside en que, de alguna manera, configuran un terreno o un espacio en el que toda la comunidad puede participar y en el que todos podemos crecer juntos.

Imagínate cuántas veces al día te pondrías en cuclillas para hacer tus necesidades si no dispusieras de un inodoro. Luego vete a la cocina y considera el tiempo que pasas de pie frente al fregadero o preparando la comida a la altura de la encimera en lugar de agacharte o sentarte en el suelo. Cuanto más capaz seas de imaginarte hasta qué punto tus actividades cotidianas difieren de las de aquellos individuos que llevan una vida nómada para encontrar su alimento, más fácil te resultará entender por qué es necesario bastante más que una hora de ejercicio al día –independientemente de lo intenso que sea– para poder recrear los perfiles de carga que caracterizan a este estilo de vida.

Te animo a que dediques un día entero a tomar nota de todo lo que haces, acciones simples como abrir el grifo cuando tienes sed o ir al frigorífico cuando tienes hambre. Imagínate qué tendrías que hacer

ROBUSTEZ ÓSEA: LA MECANOTRANSDUCCIÓN EN ACCIÓN

Aunque cada hueso tiene una configuración genética lo suficientemente consistente como para ser reconocido a simple vista –«¡Mira! ¡Esto es un fémur!»–, los matices y las particularidades que presenta están basados en cómo se ha usado dicho hueso durante toda la vida (igual que un arce cuya forma ha sido esculpida por el viento). Los antropólogos físicos se han valido de la robustez ósea para calcular las cargas y los patrones de movimiento de nuestros antepasados. Por ejemplo, los esqueletos de personas que pasaban muchas horas montadas a caballo presentan una forma y una densidad particulares en comparación con los de aquellos otros individuos que no lo hacían. Y cuando movemos menos el cuerpo o reorganizamos sus partes de algún modo que disminuya la carga vertical (pensemos, por ejemplo, en alguien que tenga la costumbre de ir encorvado y con los hombros caídos hacia delante), los huesos de la pelvis y del fémur responden volviéndose más débiles. No es que en estos casos haya ningún problema en lo que respecta al proceso de formación ósea; simplemente la carga a la que responde el cuerpo ha sido disminuida. El hecho de que nuestro organismo debilite sus tejidos en respuesta a una disminución de la carga es una indicación de su gran «inteligencia» metabólica. ¿Qué motivo habría para gastar energía en el mante-

de manera diferente si estos objetos no existiesen. Cuando hayas echado las cuentas de cómo es tu comportamiento, te percatarás de lo ínfima que es la cantidad de movimientos que realizas en comparación con todo lo que los seres humanos son capaces de moverse. Y también tendrás un muy buen listado de aspectos sobre los que empezar a aplicar pequeños cambios para ir modificando tus hábitos activos de carga.

LAS CARGAS PASIVAS TAMBIÉN SON IMPORTANTES

La forma en que hemos llegado a equiparar erróneamente el ejercicio físico con la salud ha supuesto una gran dificultad a la hora de comprender cómo depende el cuerpo de las cargas específicas. Tal vez cumplas satisfactoriamente con tu entrenamiento, pero ¿qué ocurre con las cargas que creas durante el resto del día? ¿Durante cuántas horas a la semana permanecen tus músculos del muslo posterior presionados contra el asiento de una silla? ¿Cómo afecta esta presión nimiento de un tejido que no estamos usando? «Úsalo o tíralo»; ese es el sabio consejo que nos hace la fisiología.

Tanto si te mueves como si no, tu elección estimula el citoesqueleto de todas tus células de una manera que lanza el mensaje: «Esto es lo que hago, así que, por favor, adaptaos». La epidemia actual de osteoporosis –y más específicamente la que afecta a las muñecas, las costillas, la columna vertebral y la cabeza del fémur– nos dice mucho sobre cómo nos movemos. Estos patrones culturales de pérdida de masa ósea localizada (por lo general la osteoporosis no es una incapacidad para generar tejido óseo que se presente de forma generalizada por todo el organismo, lo que debería representar una enorme señal de alerta para los investigadores de las enfermedades óseas) son precisamente los que cabría esperar a partir de los patrones de carga que tenemos en común. El esqueleto es una especie de «diario» que vamos escribiendo continuamente. La robustez ósea no es únicamente el resultado de la información genética, sino también de los datos que creamos a través del comportamiento. Mediante las decisiones que tomas respecto a cómo y cuánto moverte –y las cargas celulares que estas decisiones conllevan–, tu cuerpo se va convirtiendo en tu propia autobiografía.

constante a los vasos sanguíneos que van hasta los pies o a los nervios de la pelvis? ¿Cómo duermes? Y no me refiero a cuántas horas sino a las cargas que se crean por la posición en la que duermes. ¿Se han atrofiado tanto tus tejidos corporales que ya no son capaces de adaptarse a un colchón o una almohada diferente? Esto es una señal de que tus articulaciones más pequeñas se han agarrotado hasta el punto de que incluso no hacer nada –tan solo estar tumbado sobre un montón de material mullido– resulta demasiado difícil para tu cuerpo (como en el cuento *La princesa y el guisante*). Si hubieras dormido en la naturaleza, tus células no habrían sufrido esta adaptación a la hora de acostarte –una adaptación que hace que estés demasiado débil como para irte a dormir sin tu almohada–. Ya sé que *dormir sin almohada* no suena precisamente como una sesión de *CrossFit*,* pero lo cierto es que

---

* N. del T.: El *CrossFit*, también llamado a veces «entrenamiento funcional» es un sistema patentado de entrenamiento de fuerza y acondicionamiento basado en ejercicios funcionales constantemente variados realizados a una alta intensidad.

muchos se sentirían rígidos y agarrotados después de pasar una noche sin almohada, simplemente porque han utilizado su cuerpo de un modo que es nuevo para ellos.

Hay otro factor que influye en cómo son las cargas modernas que casi nunca se tiene en cuenta de forma crítica: la ropa interior. Los sujetadores y los calzoncillos eliminan las cargas gravitatorias de las partes de nuestro cuerpo que están naturalmente diseñadas para colgar y balancearse. Los senos y los testículos dependen de la gravedad para cargar sus músculos de suspensión y sus ligamentos, lo que a su vez mantiene estos sistemas suspensores fuertes y capaces de moverse según las necesidades.

En los hombres, el músculo cremáster levanta y baja los testículos dependiendo de la temperatura a la que se encuentren. Cuando están demasiado fríos, el cremáster tira de ellos hacia el cuerpo para que así estén más calientes. Por el contrario, cuando están demasiado calientes, se relaja para que puedan alejarse del cuerpo y, de este modo, contribuir a la disipación de calor. Cuando la ropa hace que los testículos se mantengan cerca del cuerpo todo el tiempo, la fuerza del cremáster disminuye y la temperatura de los testículos se mantiene innecesariamente alta todo el tiempo.

En las mujeres, los senos dependen de sus sistemas suspensores y de los músculos que hay debajo de ellos para sujetarlos, sistemas de apoyo que ahora se han adaptado a las cargas creadas por el sujetador en lugar de al propio peso natural del pecho. Si tus pechos son grandes y pesados, es probable que hayas estado usando el sujetador durante más tiempo, lo que significa que no solo tus pechos son más pesados que los demás, sino que además tu sistema suspensor es comparativamente más débil —algo que resulta sumamente interesante, ya que puede haber una relación entre el tamaño de los pechos y el cáncer de mama—. Aunque en su búsqueda de respuestas los investigadores se están centrando en el estudio del genoma, me gustaría llamar la atención sobre el mecanoma y sugerir que tuviesen en cuenta el síndrome de la aleta de las orcas y la teoría del desajuste de cargas (ver el recuadro de la página 69 para más información sobre este desajuste).

Las cargas que sufren las mujeres con pechos grandes que llevan sujetador son prácticamente idénticas a las de las mujeres con pechos pequeños que, igualmente, llevan sujetador. Si el sujetador hace que tanto el movimiento de los pechos grandes como el de los pequeños sea insignificante, eso significa que las mujeres con pechos más voluminosos sufren un mayor desajuste entre las cargas que sus pechos necesitan y las que en realidad experimentan —de la misma manera que una orca con una aleta dorsal más alta sufre una pérdida mayor cuando se ve expuesta a fuerzas no naturales—.

Con los recientes aumentos que se están produciendo en el número de casos de cáncer de mama y de testículos —cánceres que hunden sus raíces en la mecanotransducción—, resulta extremadamente importante comenzar a debatir sobre hasta qué punto estamos alterando las cargas de nuestro organismo por mantener las buenas costumbres y el decoro —o, simplemente, por pura vanidad—. No te recomendaría que te deshagas de tu sujetador o de tu ropa interior inmediatamente, pues lo más probable es que haga mucho tiempo que tus sistemas de soporte no hayan sentido todo el peso de las partes que

LAS CARGAS NATURALES Y EL CÁNCER

Mientras que el ejercicio regular es una medida preventiva que se cita habitualmente para muchos tipos de cáncer, las cargas específicas aún no han sido evaluadas directamente en la investigación sobre el cáncer (aunque algunas cargas no específicas han mostrado un impacto positivo a la hora de revertir las células cancerosas; para más información, American Society for Cell Biology, 2012). La investigación referente al medio y las condiciones mecánicas de las células cancerosas es todavía muy reciente, pero en este momento aún no se están llevando a cabo estudios sobre las cargas que creamos (natural y artificialmente) ni sobre las condiciones que generan una mayor propensión al desarrollo de tumores.

La inflamación es un «medio» bien conocido que potencia los procesos cancerosos, pero lo que no se entiende bien es el papel que juega la mecanosensibilidad en este fenómeno. Con el tiempo, todo esto se irá aclarando.

han de sujetar. No obstante, no puede hacerte mal alguno echar un buen vistazo a la lista de tus dolencias, compararla con las cargas que experimentas actualmente y, después, adoptar un enfoque gradual para ir reduciendo poco a poco los soportes artificiales durante un largo periodo de tiempo; esto les dará a los tejidos la posibilidad de que se vayan fortaleciendo.

LA IMPORTANCIA DEL MOVIMIENTO

Está claro que hay un gran desajuste entre las cargas que producimos en la vida moderna (dormir en la cama, ir en coche a trabajar, estar sentados frente a la pantalla del ordenador, hacer ejercicio de forma intensa y vigorosa durante sesenta minutos al día para, después, sentarnos nuevamente frente al televisor..., y todo esto, repetido una y otra y otra vez) y las cargas que produciríamos si viviésemos más en la naturaleza (buscar, recolectar y preparar los alimentos, caminar para encontrar agua y materiales de construcción, portar a los niños en brazos..., y todo esto, igualmente, repetido una y otra y otra vez). No, tranquilo, ahora no es cuando te digo que la solución es deshacerte de toda tu ropa e irte a vivir a una cueva. La solución es mucho más simple de lo que crees. La diferencia entre *tú en la naturaleza* y *tú tal y como estás justo ahora, mientras lees este libro*, es tan grande que incluso algunos pequeños ajustes en tus hábitos de carga pueden ahorrarle millones al sistema de salud y suponer un tremendo alivio para todas las dolencias que padeces y que son inducidas por las cargas.

Si lo que quieres es que tu salud cambie, tendrás que modificar cómo y cuánto te mueves y la manera en la que concibes el movimiento. El primer paso para ello consiste en preguntarnos: ¿cómo debemos pensar en el movimiento y en nuestros hábitos de movimiento y cómo podemos cambiarlos?

Yo extraje de este estudio otros dos datos que echan por tierra cualquier argumento cultural a favor del modo en el que nos movemos. En primer lugar, mientras que los hombres hazda tendían a recorrer más distancia caminando cada día, las mujeres mostraban los mayores aumentos de frecuencia cardíaca al realizar movimientos

UN ESTUDIO DEL MOVIMIENTO EN EL PUEBLO HAZDA

Es evidente que los cazadores-recolectores tienen que moverse mucho, pero en un intento de sustentar con datos reales el componente de actividad física de la teoría del desajuste, los científicos quisieron cuantificar tanto los factores de riesgo de padecer enfermedades cardiovasculares como los hábitos de movimiento diarios propios de los individuos pertenecientes a este colectivo. Así es que pidieron a cuarenta y seis miembros del pueblo hazda (cazadores-recolectores del norte de Tanzania que subsisten en un 90% gracias a los recursos naturales) que llevasen puestos unos aparatos para monitorizar los latidos del corazón durante cuatro periodos de dos semanas repartidos entre las diferentes estaciones del año para cuantificar de este modo los minutos que pasaban realizando actividades ligeras (40-50% de la frecuencia cardíaca máxima), moderadas (51-69%) o intensas (70-89%).

Lo que descubrieron fue que, de media, los hazda pasaban doscientos veintiún minutos realizando actividades ligeras, ciento quince realizando actividades moderadas y veinte llevando a cabo actividades intensas y vigorosas cada día (las mujeres efectuaban cuarenta minutos más al día de actividad media o intensa) y no mostraban factores de riesgo de padecer enfermedades cardíacas.

relacionados con la alimentación (cavar y moler las semillas y los frutos secos golpeándolos) y con el porteo de cargas pesadas (niños, agua, madera y comida) al caminar. En segundo lugar, los datos no mostraban una disminución significativa en la cantidad de actividad diaria de los miembros del pueblo hazda comprendidos entre los dieciocho y los sesenta años —tal y como solemos ver a menudo en nuestra propia cultura—; al contrario, dichos grupos de edad mostraban un *incremento* en las actividades moderadas y en las intensas. Así es que si eres de los que utilizan la edad («¡Ya estoy muy mayor para moverme tanto!») o las tareas («¡Tengo demasiadas cosas que hacer y no tengo tiempo para realizar ejercicio!») como excusa para no moverte más, puede que sea un buen momento para que te lo replantees.

Para más información, echa un vistazo a la referencia sobre Raichlen, en la página 374.

CAPÍTULO 3

La diferencia entre ejercicio y MOVIMIENTO

Dicho en otras palabras, el cuerpo es una estructura jerárquica compleja, por lo que las deformaciones mecánicas que se producen en los tejidos dan lugar a una reorganización estructural coordinada a muy diferentes escalas.

DONALD INGBER

En mi vida, he tenido la experiencia única de haber sido una fiel adepta a la tele y al sofá (de los cinco a los dieciocho años), una adicta al ejercicio (de los diecinueve a los treinta) y una persona que se pasa el día entero moviéndose de una forma «natural» (desde los treinta y uno... y seguimos contando).

De niña me encantaba la lectura y siempre andaba con la nariz metida en algún libro. Jugaba y montaba en bici como todos los demás niños, pero si me paro a pensar en la frecuencia real de mis movimientos en cada periodo de veinticuatro horas, he de admitir que me pasaba la mayor parte del tiempo sentada y leyendo. Cuando iba al instituto practicaba natación (una actividad que duraba un par de horas al día y que, además, se limitaba a algunos meses al año), pero incluso entonces permanecía todo el tiempo antes y después de esos ratos de ejercicio sentada en mi escritorio o leyendo tumbada en la cama... Así que supongo que no te sorprenderá saber que los cristales de mis gafas son gruesos como muros.

En mi último año de educación secundaria comencé a recorrer a pie los tres kilómetros que separaban mi casa del instituto, algo que me hacía sentir tan bien que cuando llegaba a casa me subía al coche y me iba a algún lugar en el que poder seguir paseando. Comencé a perder peso. Mis amigos de la heladería en la que solía trabajar rondaban todos los veinte años de edad y eran más proclives a ganar peso que el resto de la gente de su edad debido a la costumbre que teníamos de tomarnos cuatro bolas de helado por turno (ay, ¡quién fuera joven de nuevo!). Así que se apuntaron a un gimnasio, y yo fui con ellos.

Allí fue donde me encontré por primera vez con una de esas máquinas en las que se puede subir escaleras en una cinta sin fin. Y las clases de aerobic. Y el aparato para hacer sentadillas. Fue también en esta etapa cuando conseguí correr con éxito mi primer kilómetro (antes de este momento, era malísima corriendo) y cuando me enamoré del subidón que produce hacer ejercicio.

Cuando llegué a la universidad seguía siendo un ratón de biblioteca y una amante de los helados, pero descubrí que podía controlar mi peso practicando un poco de carrera intensa todos los días. Al principio fue un kilómetro, luego cinco, luego diez... Cuando dejé el departamento de física para estudiar biomecánica en el de kinesiología, uno de los requisitos (para conseguir créditos) era seguir un entrenamiento. Hubo un semestre en el que acudí a clases de carrera, de aerobic y de kinesiología-20 (una clase de ejercicios a la que todos los estudiantes de kinesiología teníamos que acudir si queríamos superar el test de aptitud física que se realizaba al final del curso). En *un solo semestre* pasé de correr un kilómetro en diez minutos a ser capaz de hacerla en seis minutos y cuarenta y cinco segundos. No está nada mal, ¿verdad?

Estando aún en la universidad, decidí que sería mejor si pudiese obtener alguna remuneración por hacer ejercicio. De este modo me aseguraría al mismo tiempo de poder pagar la universidad y de mantenerme en forma. Así que me saqué el certificado de monitora deportiva para grupos y añadí diez clases más a la semana a los entrenamientos que ya tenía programados. Corría, nadaba, hacía entrenamientos específicos para potenciar la fuerza y alternaba distintos tipos de ejercicios con pesas y con el propio peso del cuerpo. Di clases de estiramientos, de fortalecimiento abdominal, de *kickboxing*... de cualquier cosa que tuviese que ver con el ejercicio.

Estuve haciendo esto durante casi diez años y me encontraba en una forma fantástica. El problema era que sentía el cuerpo dolorido todo el tiempo. Tenía un acné horrible por toda la mandíbula, y lo peor fue que empecé a sentir pánico si por lo que fuera no podía hacer mi sesión de ejercicios.

Mis compañeros se encontraban en la misma situación que yo. Todos éramos capaces de realizar grandes hazañas a nivel cardiovascular (como, por ejemplo, correr cuatro kilometros a las cinco de la mañana y, justo después, dar un par de clases seguidas de cardio en las que teníamos que estar hablando sin parar), pero lo cierto es que no estábamos muy fuertes. Prácticamente ninguno de nosotros era capaz de hacer una dominada y muchos necesitábamos algún tipo de refuerzo o de apoyo para poder rendir físicamente. La gran mayoría no estaban delgados y muchos mostraban niveles bastante altos de grasa corporal. Cuando tenía la menstruación sufría unos calambres musculares horribles, y también hubo una ocasión en la que me lastimé la espalda... arrastrando un sillón otomano por toda la sala de estar. Ciertamente todo esto hizo que me ganase el respeto de mis amigos y el título de «miembro más sano» en mi familia, pero, a pesar de ello, no estaba realmente sana —o, al menos, no gozaba del nivel de salud que deseaba tener—. Aunque practicaba ejercicio de forma regular y me ceñía estrictamente a todos los protocolos disponibles de los programas «basados en evidencias científicas», no me sentía bien.

No comprendí el motivo hasta que empecé el posgrado y comencé mis estudios de biomecánica a nivel celular, y entonces fue cuando abandoné el programa de ejercicios y lo sustituí por un estilo de vida basado en el movimiento.

Y, amigo mío, créeme si te digo que hay una diferencia enorme entre el movimiento y el ejercicio.

MOVIMIENTO Y EJERCICIO: LOS DETALLES

Si una imagen vale más que mil palabras, seguramente un diagrama de Venn* vale por unas doscientas cincuenta mil –lo que hace que esta sección valga por un millón de palabras, así que espero que estés listo–.

Aquí tenemos un diagrama al que hemos llamado Movimiento.

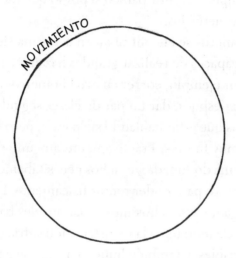

Por ahora el diagrama está vacío, pero puedes enumerar e incluir en este círculo absolutamente cualquier cosa que el cuerpo humano sea capaz de hacer. Acciones como chasquear los dedos, montar en bicicleta, ponerte en cuclillas, guiñar un ojo, respirar, eructar, practicar *slackline*, amamantar, dar a luz a un bebé, agitar los brazos, levantar objetos, bucear, recoger manzanas e incluso algo tan pequeño e insignificante como tener escalofríos podrían todas ellas tener cabida perfectamente en este diagrama del movimiento. ¿Te das cuenta?

---

* Los diagramas de Venn son esquemas usados en la teoría de conjuntos, utilizan círculos –u otras figuras– que se superponen para ilustrar las relaciones lógicas entre dos o más conjuntos de elementos. A menudo, se utilizan para organizar los elementos de forma gráfica, destacando en qué se parecen y en qué se diferencian.

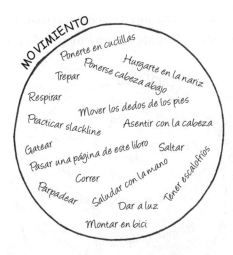

Hoy te has movido mucho: tus músculos cardíacos se han contraído y relajado muchas veces, tus pulmones se han inflado y desinflado y puede que tus globos oculares se hayan estado moviendo frenéticamente de un lado a otro mientras devorabas este libro; además, probablemente te has levantado de la cama, te has sentado en el inodoro, has utilizado la mano, el codo y el hombro para limpiarte y te has vuelto a poner de pie nuevamente. Pero si no has practicado algún tipo de ejercicio, lo más seguro es que si te preguntase si te has movido hoy, me contestases que no, que lo cierto es que hoy no te has movido. Y esto es porque aunque comprendemos que por supuesto el cuerpo puede moverse de miles y miles de formas diferentes, cuando hablamos de *movimiento* la mayoría de la gente piensa en *ejercicio*.

El ejercicio es el más saludable de todos los movimientos, o, al menos, eso es lo que nos han dicho. Pregunta a cualquier experto en la materia y probablemente te dirá que por supuesto que no puedes estar sano si no haces ejercicio, ¿verdad? Así que cuando se trata de realizar movimientos que sean *realmente importantes*, la cuestión siempre se reduce a hacer ejercicio.

Es muy probable que con tan solo pensar en la palabra *ejercicio* tu cerebro responda evocando imágenes mentales de máquinas de *fitness*, deportes de atletismo, clases de yoga, dominadas, clases de baile, levantamiento de pesas, correr, podómetros y monitores de frecuencia cardíaca. En resumidas cuentas, actualmente tu mente organiza la información referente al movimiento de este modo:

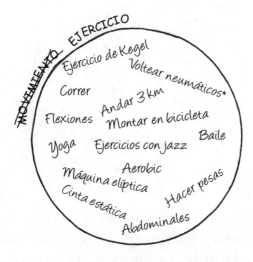

Voy a detenerme aquí porque el *primer paso* para mejorar radicalmente tu salud consiste en abandonar la noción de que el movimiento es ejercicio. Para conseguir una mejor salud gracias al movimiento es esencial reorganizar en nuestra mente la relación que existe entre el movimiento y el ejercicio, la cual se parece mucho más a esto:

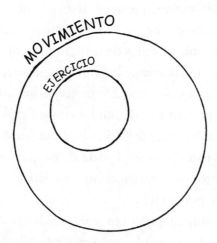

---

* *Flipping tires*: ejercicio de *cross-fit* que consiste en el levantamiento de un neumático de gran tamaño (normalmente de tractor) al que habrá que darle la vuelta por medio de un movimiento de tirón seguido de un movimiento de empuje.

Quiero que mantengas el ejercicio y el movimiento separados en tu mente porque hay muchos movimientos que no consideraríamos como ejercicio que resultan absolutamente esenciales para los tejidos corporales. Por ejemplo, el trabajo que tiene que realizar la boca de un bebé cuando está mamando del pecho es totalmente diferente del que ha de realizar cuando tiene que mamar de un biberón. El objetivo final —conseguir leche— se logra de forma satisfactoria independientemente de si se obtiene de un pecho o de un biberón, pero resulta que el *proceso* en sí de extraer la leche del pecho es importante para la buena formación de la mandíbula y de los huesos de la cara. Por su parte, la estructura de los huesos faciales y los patrones motores que se establecen en los músculos faciales terminan afectando también a otros procesos como la respiración y la deglución, así como al espacio disponible para que se produzca la erupción dental.

La lactancia materna es un movimiento propio de los seres humanos que produce una robustez ósea concreta que el cuerpo va a necesitar en el futuro, y, a pesar de ello, la mayoría de la gente no situaría la lactancia en la categoría del movimiento (porque en realidad no reconocen ninguna categoría para el movimiento; tan solo reconocen la del ejercicio). La mayoría de nosotros no pensaríamos que un movimiento tan sutil como el producido por la lactancia materna —una acción específica de la lengua que realizamos tan solo cuando somos pequeños durante unos doce minutos cada vez en sesiones espaciadas a lo largo de todo el día— pudiese causar un impacto sobre la salud del adulto.

Por esta razón es importante empezar a pensar en movimientos que no sean ejercicios. Existen muchísimos movimientos esenciales y cargas creadas mediante dichos movimientos —movimientos sutiles que escapan a nuestra consideración y casi todos nos estamos perdiendo (como el anteriormente citado balanceo de los testículos y de los pechos)—. Hay categorías enteras de movimiento que están completamente ausentes de las listas habituales de ejercicios recomendados para tener una buena «salud».

UN POCO DE ANATOMÍA

Para entender mejor cómo funcionan los factores que incrementan la tensión, imagina que instalas un toallero de titanio atornillándolo en la pared del baño, la cual está hecha de adobe. Con la aplicación regular de fuerzas (en este caso, la acción de poner la toalla sobre el toallero día tras día) la fuerte barra de titanio acabaría causando daños en la pared –mucho más débil– debido a la gran desproporción de resistencia que existe entre ambos materiales. Aunque todas las células son células (un razonamiento muy profundo, lo sé), la fuerza colectiva de un grupo de células puede significar que una zona del tejido sea mecánicamente diferente respecto de otra zona situada tan solo a unas cuantas células de distancia. La clave para mantener fuertes todas las zonas de tu cuerpo está en usarlo de un modo más uniforme.

DE ALGÚN MODO, LO QUE NECESITAMOS ES HACER *CROSS-TRAINNING*

Si llevas algún tiempo en el mundo de la actividad física y del deporte, seguramente hayas oído el término *cross-training*. Con este término se conoce a una técnica de entrenamiento que se basa en la realización de una gran variedad de ejercicios distintos (y, en ocasiones, con variaciones también en la manera en la que se realiza una actividad concreta) para, de este modo, mejorar la respuesta del organismo al ejercicio y disminuir la probabilidad de sufrir lesiones.

Los profesionales del deporte y los terapeutas suelen recomendar el *cross-training* por el hecho de que estar fuerte y sano en un aspecto determinado no significa que estemos fuertes y sanos en todos los sentidos. Por ejemplo, si eres un corredor sensacional que está entrenando todo el tiempo, capaz de correr con facilidad y sin dolor, probablemente tus tejidos estén muy adaptados para tener la fuerza y el vigor necesarios para realizar esa actividad, pero digamos que tienes que ayudar a un amigo a hacer la mudanza y al levantar unas cuantas cajas te quedas fuera de juego durante un mes con una contractura grave en la espalda. Pero ¿no quedamos en que estabas muy fuerte? ¿No estabas en forma? ¿No te movías regularmente, y no significa eso que se supone que estabas acostumbrado a moverte? La respuesta a todas estas preguntas tiene que ver con la ley de la especificidad, la cual afirma que uno mejora en lo que practica y empeora en lo que no. Una manera particular de moverse crea cargas y adaptaciones únicamente en los tejidos que se ven afectados por esa actividad.

Cuanto más practicamos lo mismo una y otra vez, más fuertes se vuelven *algunas* áreas de nuestro cuerpo. Y, al igual que ocurre con cualquier tipo de material —tela, metal, madera—, el hecho de que un área sea más fuerte aumenta la debilidad relativa de las áreas circundantes que *no* han sido igualmente fortalecidas. Que haya partes fuertes y que se usan regularmente justo al lado de otras partes débiles que están infrautilizadas (o que se usan en exceso) puede aumentar el daño producido en los tejidos al crear un factor natural que incrementa la tensión. Cuantas más partes del cuerpo incorpores en tus movimientos, menos disparidad existirá entre ellas. Esta es la razón por la que los científicos llevan años recomendando cambiar regularmente de entrenamiento (es decir, practicar *cross-training*): cerrar la brecha que existe entre zonas fortalecidas y zonas débiles y que se genera en función de los ejercicios que realizamos y los que dejamos de realizar.

La distancia que separa lo que haces a nivel físico en este momento y lo que tu cuerpo es capaz de hacer es enorme. Por lo general, el *cross-training* se aplica al entrenamiento: «Si lo que sueles hacer es correr, de vez en cuando deberías también trabajar con pesas» o «Si eres ciclista, deberías equilibrar tu entrenamiento con algo de yoga». Una vez más, la idea subyacente es correcta. Fíjate en lo que haces y luego nivela las cargas que se aplican en tu cuerpo haciendo algo que sea totalmente diferente. El problema está en que la mayoría de los ejercicios que practicamos no son más que versiones ligeramente distintas del mismo tipo de movimientos. Muy rara vez lo que hacemos es realmente original o nuevo, e incluso las rutinas diseñadas para poner en acción más partes del cuerpo no cumplen su objetivo, porque nuestros patrones de movimiento están ya tan arraigados que no realizamos los movimientos de estos programas como se supone que deberíamos hacerlo. Moverse de manera diferente requiere una cantidad ingente de atención consciente, y en cuanto nos olvidamos de prestar esa atención, volvemos a caer automáticamente en los mismos patrones, regresando de nuevo a los movimientos que no hacen sino incrementar la diferencia que existe entre unas y otras partes de nuestro organismo. Volvemos a generar factores que incrementan la tensión.

Para poder determinar en qué zonas nos movemos mucho y en cuáles nos movemos poco, tenemos que mirar más allá de las sesiones de entrenamiento y fijarnos en la frecuencia con la que realizamos los movimientos, en los rangos de aplicación y en cómo cargamos nuestro cuerpo a lo largo de todo el día —y tener en cuenta que es algo que hemos hecho día tras día durante toda la vida—. Y en lugar de equilibrar el entrenamiento que realizamos durante la semana con diferentes tipos de ejercicio, lo que necesitamos es aplicar los principios del *cross-training* a lo largo del día entero, de manera que el entrenamiento no sea el único pico en la gráfica correspondiente a «cuánto me he movido hoy» y el grueso del tiempo que no estemos ejercitándonos no siga moldeando nuestros tejidos constantemente con los mismos patrones.

Si el hecho de modificar la forma en la que ponemos las cargas sobre nuestro cuerpo durante unas cuantas sesiones de entrenamiento puede ayudarnos a evitar las lesiones reduciendo los factores que incrementan la tensión, ¿qué sucedería si cambiásemos la forma en la que aplicamos las cargas sobre el cuerpo durante toda la vida?

LA DIFERENCIA ENTRE MOVIMIENTO Y EJERCICIO

He dibujado el círculo correspondiente al ejercicio mucho más pequeño que el del movimiento por varias razones. Posiblemente lo más sencillo para comenzar sea considerar la variable del tiempo. Resulta evidente que la cantidad de tiempo que reservamos para el *ejercicio* es muy pequeña en comparación con la cantidad de tiempo que somos *capaces* de mover el cuerpo, que es el 100% del tiempo que pasamos despiertos.

Pero esta afirmación tan gráfica no se limita a poner de relieve la gran diferencia de tiempo que dedicamos al ejercicio en lugar de al movimiento; la relación que existe entre el movimiento y el ejercicio tiene que ver más aún con las formas geométricas que adopta nuestro cuerpo cuando estamos practicando ese ejercicio. La mayoría de los ejercicios se basan en la repetición constante del mismo movimiento o de un número limitado de movimientos. Pongamos por caso que como actividad cardiovascular vas en bicicleta o corres durante una hora al día. Si cuantificásemos lo que hacen tus articulaciones durante esa hora, veríamos que se mueven constantemente en ciclos formados por un conjunto muy limitado de rangos de movimiento. Incluso las modalidades de ejercicio como las clases de yoga o de baile, que se centran en ir pasando por circuitos de veinte a cien posiciones corporales diferentes, nos ofrecen únicamente una pequeña fracción de los movimientos que somos capaces de realizar.

En mi libro *Simple Steps to Foot Pain Relief* explico cómo calcular de forma sencilla el disparatado número de posiciones distintas que puede adoptar el pie. Debido a que cada pie tiene treinta y tres articulaciones, el número de posturas diferenciadas que puede asumir es enorme: 8.589.934.592 (cifra que se obtiene al calcular 2^{33}). También es importante mencionar (algo que no hice en mi primer libro) que para hacer este cálculo tuve que asumir que cada articulación tan solo puede adoptar dos posiciones, lo cual sería como decir que tan solo puedes tener la rodilla o bien completamente doblada o bien completamente estirada. Si supusiéramos que cada articulación pudiese adoptar tres posiciones, el número de posturas diferentes en las que se podría colocar sería de 3^{33} (aproximadamente $5,56 \times 10^{15}$, que equivale a 5.560.000.000.000.000); con cuatro posiciones diferentes sería 4^{33} (aproximadamente $7,38 \times 10^{19}$, lo que equivale a 73.400.000.000.000.000.000), y así sucesivamente.

Ahora extrapola estos datos al resto de tu cuerpo, que tiene más de trescientas articulaciones, lo cual significa que el número de posiciones diferentes posibles que puedes adoptar (si asumimos que cada articulación tan solo puede adoptar dos posiciones) es de 2^{300} —que, calculado, equivale a $2,04 \times 10^{90}$—. Me encantaría quitar los decimales y añadir esos ochenta y ocho ceros tan solo por el golpe de efecto que producirían, pero, en lugar de eso, voy a limitarme a escribir lo siguiente: a la vista de la capacidad del organismo para adoptar este número casi inconcebible de posiciones geométricas, el *cross-training* tal y como lo concebimos actualmente –añadir un poco de yoga a la rutina habitual de entrenamiento corriendo o sustituir una sesión de bicicleta por una clase de baile– parece un paso extremadamente pequeño cuando nuestro propósito real es movernos más.

No me malinterpretes: es un paso, de eso no hay duda, pero la noción de *cross-training* tal y como se emplea en el ejercicio es posiblemente la forma más reducida de pensar en todo lo que en realidad puedes hacer. (Y, si he hecho bien mi trabajo hasta ahora, ya deberías estar considerando lo limitado que es el rango de cargas al que ha estado sometido tu cuerpo durante esta última década, durante este último año o desde que empezaste a leer este capítulo, así que siéntete libre de cambiar tu postura de lectura).

UNA MOTIVACIÓN POCO NATURAL

En última instancia, la diferencia esencial que existe entre el movimiento y el ejercicio no encaja demasiado bien en un diagrama de Venn, pues esta diferencia se reduce a uno de los precursores cerebrales del movimiento: la motivación.

Aunque el libro *2001* de Arthur C. Clarke no puede considerarse en modo alguno un texto sobre antropología, el primer capítulo, que describe el proceso de «pensamiento» de un animal prehumano es mi pasaje favorito de entre todos los libros que he leído que describen la vida prehistórica. En ese primer capítulo –antes de que lleguen los alienígenas– el hambre es la única motivación que tiene Moonwatcher, la primitiva «persona» que ejerce como líder del grupo. Es el hambre lo que pone en marcha el movimiento. O, dicho de otro modo, el movimiento es su única respuesta ante la imprecisa pero desgarradora pregunta: «¿Dónde está mi comida?».

Ahora, imagina un escenario totalmente diferente. Imagina que, después de una comida que te ha dejado ahíto, te tumbas en el sofá, o cómo te aprietan los pantalones cuando comes en un restaurante.

Te traen todos esos alimentos —disponibles en el momento—, directamente a la mesa sin que sea necesario ningún movimiento por tu parte. Y luego empiezas a pensar cosas como: «¡Vaya! ¡He comido tanto que me siento enfermo!», «Tengo que ir un poco al gimnasio», «He de tomarme esto en serio y ponerme las pilas». O ¿qué me responderías si te pregunto cuántas veces te has justificado a ti mismo cuando has comido mucho más de lo que realmente necesitabas —incluso más de lo que deseabas— con argumentos del tipo: «Bueno, ya bajaré unos kilitos después»?

En nuestra vida moderna no es la escasez sino la abundancia de comida disponible lo que nos motiva a hacer ejercicio. En lo que respecta a la relación que tenemos con los alimentos y con la dieta, no se trata únicamente de que esta relación se haya deteriorado, sino que esencialmente estamos funcionando justamente *al revés* en lo que se refiere a nuestros reflejos para alimentarnos y para movernos.

La premisa actual de la abundancia de los alimentos afecta a cómo concebimos los programas de actividad física y a cómo los ponemos en marcha. El modelo ancestral del movimiento establecía que dicho movimiento se iniciaba de una forma totalmente refleja a través del deseo de encontrar comida. El movimiento tenía lugar de una forma orgánica con la finalidad de saciar un hambre puramente biológica. Pero cuando los alimentos pasaron a estar disponibles en todo momento sin que ello implicase que tuviéramos que movernos para conseguirlos, la relación que manteníamos con ellos y con el propio movimiento cambió radicalmente. Ahora nos movemos en respuesta a un exceso de comida. Este punto de vista que establece que el movimiento es necesario para mitigar los efectos de la sobrealimentación es un mantra repetido constantemente por todas las publicaciones especializadas y por todos los profesionales de la salud. La idea de que el objetivo y el propósito del movimiento es mitigar las repercusiones negativas que produce el consumo de alimentos es fundamental en lo que respecta a las creencias que tenemos actualmente sobre la salud. Teniendo en cuenta las investigaciones llevadas a cabo sobre la importancia de cómo concebimos el ejercicio y en qué medida nos adherimos a un plan prefijado, es necesario señalar que básicamente les hemos dado la vuelta por completo a los procesos naturales de pensamiento que giran en torno al movimiento y la comida.

Nuestro modelo actual considera tanto el alimento como el movimiento como factores negativos; comer (un imperativo biológico) nos hace sentir culpables y hemos convertido el movimiento (también un imperativo biológico) en un castigo. Hacemos ejercicio para expiar los pecados cometidos en la dieta. No es de extrañar que haya tantas personas que se sienten totalmente incapaces de comenzar a moverse (y a comer) de una manera que honre y respete nuestra capacidad innata para movernos. En nuestra mente, todo está al revés.

He tenido la suerte de poder dedicarle un capítulo entero a este tema, pero si hubiese tenido que resumir en un solo párrafo la diferencia más fundamental que existe entre ejercicio y movimiento sería este: mientras que el objetivo del ejercicio es aprovechar los beneficios físicos del movimiento, el objetivo de los movimientos considerados como no ejercicios sería aprovechar los beneficios de la actividad que no están relacionados directamente con el movimiento. Una caminata de un kilómetro y medio o de media hora para fortalecer las piernas, quemar unas cuantas calorías y estirar los músculos sería un claro ejemplo de ejercicio. Recorrer un kilómetro y medio hasta el supermercado porque necesitas comprar algo para la cena sería un ejemplo de movimiento. En ambos casos usamos el cuerpo exactamente de la misma manera, pero, desde una perspectiva más amplia, hay una gran diferencia en cuanto a cómo pensamos en ello y a cómo programamos mentalmente las necesidades de nuestro cuerpo. A medida que vayas avanzando en la lectura de este libro quizá te ayude recordar que *el ejercicio es movimiento, pero el movimiento no siempre es ejercicio*.

ASÍ QUE YA HACES EJERCICIO. ¡FANTÁSTICO!

Si ya haces ejercicio, es maravilloso. A mí también me encanta hacer ejercicio. Es evidente que el ejercicio puede producir muchos resultados positivos. Una pequeña muestra de sus muchos beneficios serían la disminución de la grasa corporal, el aumento de la masa muscular, una mayor resistencia o las mejoras que se producen en la fuerza funcional y en el rango de movimientos de las articulaciones. También hay razones para hacer ejercicio que pueden ir más allá de las recompensas meramente físicas, como por ejemplo los atletas profesionales que se entrenan por dinero o por mejorar su estatus. Una clase de danza puede ser una forma alegre y divertida de movernos y expresarnos. Algunas profesiones requieren que se practique algún tipo de ejercicio para poder completar tareas relacionadas con el trabajo. Hay investigaciones que demuestran que mucha gente mayor hace ejercicio ya no por los beneficios físicos que puedan obtener sino por la compañía. El ejercicio puede ser una actividad en la que la gente se reúne o un escape temporal. Es algo que nos hace sentir bien, que nos hace sentirnos mejor, tanto a nivel físico como a nivel mental.

Pero la cuestión es que el ejercicio no siempre nos hace mejorar en *todos los aspectos*: lo que puede ser bueno para la mente puede resultar nocivo para las rodillas, lo que puede estar muy bien para tener una buena cintura puede hacer que el suelo pélvico comience a funcionar mal o lo que hoy nos sirve como una forma de escapar mentalmente puede que más adelante nos cause cierta angustia. La cuestión es que podemos hacer cosas mejores que limitarnos a hacer ejercicio. *Tenemos* que hacer algo *más* que tan solo ejercicios. Nuestro cuerpo necesita nutrirse con movimientos que el ejercicio, tal y como lo realizamos actualmente, no puede proporcionarle.

En nuestra cultura, los deportistas y la gente que hace ejercicio representan la parte de la población que «se mueve», pero incluso ellos son sedentarios durante la mayor parte del día si los comparamos con las poblaciones de cazadores-recolectores. La diferencia que existe entre una persona que no practica ejercicio y otra que entrena de forma regular abarca tan solo unos trescientos minutos a la semana. Para aquellos que nunca han seguido ningún programa de ejercicios, llegar a estos trescientos minutos de actividad física puede resultar complicado, pero una vez que se empieza a hacer ejercicio, nos sentimos mucho mejor. Imagínate la diferencia que existe entre una persona promedio que hace ejercicio (que se mueve unos trescientos minutos a la semana) y el cazador-recolector que no paraba de usar su cuerpo durante ocho horas (unos tres mil minutos semanales), y aun así, se tomaba más tiempo de descanso que nosotros. La frecuencia con la que se movía el cazador-recolector es diez veces mayor que la frecuencia de nuestro movimiento. La diferencia que suponen para todos los tejidos del cuerpo trescientos o tres mil minutos de cargas semanales es tremenda.

Si queremos mejorar nuestra salud, tenemos que reconocer las limitaciones propias del modelo basado en el ejercicio. Utilizando nuevamente la analogía de la comida, el modelo actual del que disponemos —basado en la realización de ejercicios— implica el consumo de muy pocas «calorías totales» al día. En la actualidad, el gobierno de Estados Unidos recomienda tres categorías de movimiento: actividad cardiovascular, entrenamiento de fuerza y estiramientos, los cuales se pueden equiparar a los tres grupos de macronutrientes: los carbohidratos, las grasas y las proteínas. A falta de una receta clara y detallada sobre cómo movernos —lo que sería el equivalente a qué comer—, los movimientos que «consumimos» para llegar a la «cantidad diaria recomendada» son en su mayor parte «comida basura». Y al no tener en cuenta que cada movimiento particular produce un perfil de carga concreto y diferenciado y una adaptación específica, estamos pasando por alto el hecho de que el ejercicio, tal y como lo encontramos en el contexto actual, puede de hecho, aunque lo practiquemos con la mejor de las intenciones, *provocar enfermedades*.

CAPÍTULO **4**

El corazón de la cuestión: por qué a fin de cuentas pudiera ser que no necesitásemos hacer **CARDIO**

E n su libro *Nature's Garden: A Guide to Identifying, Harvesting, and Preparing Edible Wild Plants*, Samuel Thayer, naturalista y recolector de plantas silvestres, pone de relieve lo ridículo que resulta *no tener en cuenta* los detalles –aparentemente interminables– que se pueden encontrar en cualquier sistema biológico. De hecho, lo expresa tan bien que le he pedido permiso para incluir aquí un párrafo de su libro:

> A quienquiera que fuese el que dijo por primera vez aquello de «el diablo se esconde en los detalles», no debían de gustarle demasiado dichos detalles. Y dudo mucho que fuese botánico, porque en lo que respecta a las plantas silvestres comestibles, el *milagro* está, precisamente, en los detalles. Son los detalles los que nos confieren la posibilidad no solo de poder identificar las plantas, sino también de seleccionar los mejores ejemplares entre ellas. Así es que no huyas de los detalles, y no reniegues de la naturaleza por estar tan repleta de complejidad. Esa es su gloria, no su condena. Le debemos nuestra mismísima inteligencia a esta milagrosa complejidad. Para un naturalista, estudiar su

complejidad no es una carga; para él, la realidad resulta simplemente asombrosa. La actitud que decidas tener al respecto determinará, más que ninguna otra cosa, tu éxito o tu fracaso, así que estudia los detalles con orgullo y experiméntalos con gratitud. Deja que los detalles te entusiasmen y te apasionen, pues hay suficientes como para que mantengas esta pasión durante el resto de tu vida.

Ahora, para dejarlo claro, diré que no sé nada sobre plantas silvestres (o, mejor dicho, no sabía nada hasta que leí este libro; gracias a Samuel Thayer todo este último año he disfrutado preparando docenas de platos con plantas silvestres). Lo que me encanta de este párrafo —y el motivo por el que he querido incluirlo— es que su sentir es válido también para cualquier aplicación de los principios biológicos y constituye una buena preparación para lo que viene a continuación: un vistazo en profundidad a nuestro sistema cardiovascular y a todas las formas en las que el actual paradigma del ejercicio carece, precisamente, de detalles.

HEMODINÁMICA Y EJERCICIO

Casi todos sabemos que el sistema cardiovascular proporciona oxígeno y nutrientes al organismo a la vez que elimina las sustancias de desecho de los tejidos. Creemos que este proceso es impulsado por el corazón (el músculo cardíaco), el cual se sirve del sistema arterial y venoso para hacer circular la sangre. Esta definición no es exactamente incorrecta, pero se trata de una simplificación excesiva. Tanto que llega hasta el punto de ser engañosa cuando se emplea en el contexto del mejoramiento de la salud cardiovascular.

Si te pidiese que te formases una imagen mental del sistema cardiovascular, lo más probable es que te imaginases algo muy similar a lo que se suele presentar en los libros de texto de anatomía y fisiología de todo el mundo:

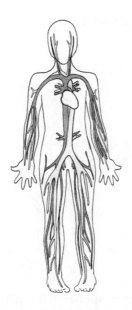

Pero esta imagen está incompleta. En las ilustraciones de este estilo las arterias y las venas suelen ser lo más destacado, pero lo que este tipo de imágenes no muestran son todos los vasos sanguíneos más pequeños en los que tiene lugar realmente el suministro de oxígeno —la razón misma por la que la sangre necesita circular a través del cuerpo—. El destino final del oxígeno son los capilares, esas diminutas estructuras tubulares que parten de las arteriolas, las cuales, a su vez, se ramifican a partir de las arterias. Aquí es donde se produce el intercambio entre la sangre y el resto del cuerpo.

Si prefieres las imágenes a las palabras, esto significa que aunque normalmente representamos el flujo sanguíneo de la mano así:

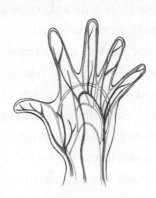

en realidad se parece más a esto:

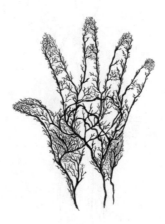

E incluso esta imagen apenas hace justicia a la densa red que constituye el sistema de vasos capilares. El sistema capilar es tan prolífico que la mayoría de las células de nuestro cuerpo (y hay cien trillones de ellas) no se encuentran a más de cincuenta micrómetros de un capilar. ¿Qué no tienes a mano la regla para medir micrómetros? No te preocupes; un cabello humano tiene unos diecisiete micrómetros de espesor, lo que significa que la práctica totalidad de las células de nuestro organismo están a unos pocos pelos de distancia de un capilar.

LAS ARTERIAS TAN SOLO SON LAS AUTOPISTAS POR LAS QUE VIAJA EL OXÍGENO

Digamos que quieres visitar a una amiga que vive a unos cuantos cientos de kilómetros de ti. Te subes al coche y te encaminas hacia la autopista más rápida para acercarte lo más posible a su casa antes de apartarte para salir a una carretera urbana más pequeña pero, aun así, con mucho tráfico. Después te apartas para ir por carreteras secundarias más pequeñas que discurren por los suburbios y, finalmente, llegas al pequeño camino de entrada que lleva a la casa de tu amiga.

Este proceso mediante el cual pasas de ser un coche entre otros mil circulando por una megautopista a ser el único coche que circula por el camino de entrada a la casa de tu amiga es similar a lo que experimenta un glóbulo rojo que viaja de tu corazón hasta un capilar. El sistema cardiovascular cumple «bien» su función únicamente si realiza adecuadamente la tarea de llevar oxígeno a todas las partes del organismo, y el estado de tus células —tu *microsalud*, por así decirlo— es un indicador mucho mejor de cómo funciona tu sistema cardiovascular que la capacidad que tengas para correr ocho kilómetros.

¿CÓMO HACE EL OXÍGENO DE LA SANGRE PARA IR DE LAS ARTERIAS A LOS CAPILARES?

La sangre se mueve de esta manera: la estimulación mecánica que supone un músculo en acción hace que las finas paredes musculares de las arteriolas se relajen y se abran (esto se denomina vasodilatación), produciendo una bajada de la presión que provoca que se bombee sangre de las arterias a los capilares.

Voy a detenerme aquí para pedirte que vuelvas a pensar en la versión del sistema cardiovascular con la que estás más familiarizado. ¿Recuerdas en ella alguna mención al sistema musculoesquelético? Probablemente no. En el sistema cardiovascular que la mayoría hemos aprendido es esencialmente el corazón el que empuja a la sangre para que fluya por el organismo. Pero en realidad son los músculos, al activarse, los que bombean la sangre hasta los tejidos que la necesitan. El modelo del sistema circulatorio basado en el «corazón-bomba» es muy probablemente el responsable de que el paradigma del «fortalecimiento del corazón» haya sido tan persistente. En el ámbito de una cultura sedentaria, el corazón se convierte en el único motor de la sangre, pero esta no es la forma normal en la que funciona el cuerpo sino la forma en la que opera ante una falta tan acuciante de movimiento.

El volumen total del sistema capilar es aproximadamente igual al volumen de sangre que tiene el cuerpo, unos 5 litros, lo que significa que si todo el volumen de sangre se desplazase de las arterias a los capilares, quedaría muy poca disponible para el corazón y los vasos sanguíneos principales. El suministro de oxígeno es extremadamente importante para la supervivencia de las células —y del organismo en su totalidad—. Si no reciben un aporte regular de oxígeno, las células reaccionan de una manera muy parecida a como reaccionaríamos nosotros mismos en esa situación: con un temor y una angustia enormes, ¿no es cierto? Sin embargo, si tuviésemos suficiente sangre como para que los vasos sanguíneos estuviesen llenos todo el tiempo, pesaríamos mucho y nuestro cuerpo sería muy ineficiente. En este caso, lo que gana nuestro organismo a cambio de no estar constantemente saturado de oxígeno es ser mucho más ligero.

Ahora, pensemos de nuevo en esa orca en cautividad de la que hablamos al principio. Tiene mucho sentido que la estructura y las funciones de un animal se adapten a las condiciones de movimiento que hayan imperado durante su evolución. Así como las aletas de las orcas dependen de las condiciones mecánicas que se crean al nadar en un medio natural, nuestro propio sistema de distribución del oxígeno depende igualmente del uso frecuente y constantemente variado de los músculos.

Gracias a que el sistema de suministro de oxígeno del cuerpo depende de su uso (del movimiento) conseguimos quedarnos con lo mejor de las dos opciones: una nutrición celular disponible de forma constante cuando se necesita sin tener que cargar para ello con ningún peso extra. La única advertencia que habría que hacer respecto a este sistema (¡siempre hay que leer la letra pequeña!) es que el desplazamiento de la sangre hacia los capilares depende del uso del sistema musculoesquelético. Si no te mueves, tus células no reciben su alimento. Y si tus células no se alimentan, mueren. Así que ahora tenemos otra razón más por la que el movimiento no es opcional: además de crear cargas y de modificar el comportamiento genético, el movimiento es un paso esencial en los procesos de suministro de oxígeno.

MOVERSE PARA VIVIR

Como ya hemos visto, cada tipo de ejercicio utiliza grupos musculares particulares de maneras específicas. Los grupos musculares que están en funcionamiento necesitan más combustible, crean más desechos y experimentan un aumento del flujo sanguíneo. Pero el ejercicio regular no implica automáticamente que todas las partes de nuestro organismo hayan recibido nutrientes como resultado del tiempo que hemos pasado moviéndonos.

Y esto me lleva a algo que me gustaría aclarar con respecto al hecho de entrenar regularmente: *los efectos del ejercicio físico —y, más específicamente, el aumento del suministro de oxígeno— no son sistémicos* (es decir, no afectan a todo el sistema).

Que nuestro sistema cardiovascular esté basado en el uso del cuerpo significa que la sangre se transporta constantemente de un lugar a otro en función de dónde se esté realizando el esfuerzo, alimenta esas áreas y elimina los desechos de los tejidos que las constituyen. Al igual que un avión, cuanto más tiempo esté funcionando nuestro cuerpo, más combustible necesita y más productos de desecho genera. Pero, profundizando un poco más, diríamos que en esta analogía en realidad no es el cuerpo el que hace las veces del avión, sino que cada músculo sería el avión en sí.

Nuestro cuerpo tiene seiscientos músculos esqueléticos (más o menos), y hay muchas probabilidades de que el programa de ejercicios que estés siguiendo no los ponga en movimiento a todos.

ESTAR DE PIE ES EL NUEVO ESTAR SENTADO

Y luego está todo el tema de la frecuencia con la que se hacen los movimientos, que también es un tema que hay que tener muy en cuenta. Hasta aquí, ya has comprendido que un rato de actividad intensa en medio de una vida caracterizada por la holganza y la laxitud significa que te estás privando de toda una serie de cargas esenciales, por lo que ese «brote aislado» de actividad no disminuye realmente el riesgo de padecer enfermedades. Y, de hecho, recientemente se ha descubierto que *el tiempo que pasamos sentados* es en sí mismo un factor de riesgo para las enfermedades cardiovasculares, incluso en aquellos individuos que hacen ejercicio. Estos brotes regulares de ejercicio y actividad física no deshacen por sí mismos los efectos que estar sentado tiene sobre el organismo. Como te puedes imaginar, este descubrimiento se anunció y difundió ampliamente con titulares como: «Estar sentado es tan malo como fumar».

Lo sé, parece que el término *sentado* se refiere a la posición que adoptamos en una silla o un sofá, pero ten en cuenta lo siguiente: si te dijera que estar sentado durante mucho tiempo mata, cambiarías esta posición por estar de pie, pensando, naturalmente, que así habrías eliminado el problema. Pero lo cierto es que si te limitas a estar de pie, por ejemplo, en la oficina durante, digamos, quince años, lo más probable es que acabes teniendo los mismos problemas que otra persona que se haya pasado todo el día sentada durante ese mismo tiempo. No olvidemos que el cambio colectivo que se produjo en los trabajadores de estar de pie a estar sentados tuvo su origen en las lesiones que se originaban al estar de pie durante todo el día en las fábricas de la era posindustrial. Así que estar de pie también tiene sus riesgos.

Cambiar de trabajar sentado en una silla a una mesa en la que podemos trabajar de pie es como aquel chiste que decía: «He leído que todos los accidentes suceden a menos de veinticinco kilómetros del lugar donde uno reside... Así que me he cambiado de casa». Traducido a nuestro caso sería: «He leído que sentarse mata, así que ahora tengo miedo de no estar de pie». Hay muchísimas razones por las que pasar de una silla a una mesa de trabajo que nos permita estar de pie es un paso en la dirección correcta, pero pasarnos de pie la mayor parte del día no es más que una versión distinta del mismo problema. La postura sedente no es problemática en sí misma; lo que resulta dañino es el uso repetido y continuado de una única posición (de acuerdo, lo cierto es que la posición geométrica propia de esta postura es un factor de riesgo *aparte* en lo que respecta a las enfermedades cardiovasculares, pero me ocuparé de ese tema en un momento).

Imagínate que el titular PERMANECER SENTADO DURANTE MUCHO TIEMPO MATA fuese sustituido por ESTAR QUIETO EN LA MISMA POSTURA TANTO TIEMPO MATA. En este caso, ¿te sentirías motivado a estar más tiempo de pie o a moverte más? (Yo probablemente preferiría cambiar la palabra *mata*, porque no hay razón para ser tan aguafiestas y, por otro lado, todos tenemos que morir algún día. De hecho, creo que cualquier iniciativa de salud que se comercialice con un eslogan del tipo «haz x para evitar la muerte» también se está desviando de lo realmente importante. Entre el momento del nacimiento y el de la muerte hay algo que siempre estamos buscando, algo que tiene mucho que ver con el éxito biológico —con ser capaces de realizar las tareas básicas de la vida sin necesitar asistencia médica— y con sentirnos bien como los seres holísticos que somos).

Bien. Sabemos que el sistema circulatorio funciona todo el tiempo, tanto si lo hace con la ayuda de los músculos como si no. Pero si retiramos los músculos de la ecuación global, lo que hacemos es básicamente forzar al corazón a que tenga que estar constantemente realizando todo el trabajo por sí mismo. Y después, cuando ya estamos listos para ponernos en pie, le pedimos a ese mismo corazón —que ha tenido que compensar durante todo el día nuestra escasa actividad muscular— que realice una actividad intensa con el fin de mantenerlo lo suficientemente fuerte para, una vez más, hacer todo el trabajo por sí mismo.

LA GEOMETRÍA DE LOS VASOS SANGUÍNEOS Y LOS TRASTORNOS DEL FLUJO SANGUÍNEO

En ocasiones he oído explicar de manera informal las causas de alguna dolencia —como, por ejemplo, una osteoartrosis de rodilla— argumentando cosas como: «Lo que ocurre es que simplemente tu rodilla ya está vieja y se ha desgastado». Pero, entonces, ¿por qué (en este caso) la otra rodilla está perfectamente bien? Después de todo, ¿no tienen la misma edad? Del mismo modo, la gente siempre se sorprende cuando se entera de que cuando alguien tiene placas en las arterias no las tiene repartidas uniformemente por todo el sistema arterial. ¿Por qué aparecen en unas zonas determinadas y no en otras?

Al endurecimiento de las arterias en respuesta a la acumulación de placa se lo denomina *arterioesclerosis*, pero la acumulación de placa, como digo, no es sistémica. Existen ciertas zonas específicas en las que se acumula la placa. Algunas arterias son más propensas a esta acumulación que otras, lo que debería ser un claro indicador de que la dieta no es el único factor que deberíamos analizar al tratar de prevenirla. Es decir, la dieta es extraordinariamente importante, pero la teoría que predomina actualmente entre los profesionales de la biomecánica es aquella que afirma que la placa se acumula en aquellos lugares (la aorta abdominal o las arterias ilíacas, coronarias, femorales, poplíteas, carótidas y cerebrales) en los que los patrones de flujo sanguíneo son más complejos.

El comportamiento de la sangre es diferente dependiendo de –lo has adivinado– las condiciones mecánicas en las que se encuentre. Al igual que el agua puede discurrir tranquilamente formando un arroyo o estrellarse con fuerza contra la orilla a modo de ola, la sangre también puede fluir o no de forma benigna dependiendo de las fuerzas que se ejercen sobre ella.

Las áreas del cuerpo que son más propensas a la formación de placa son también aquellas que presentan una geometría más compleja en sus vasos sanguíneos. Aquellas zonas en las que la canalización arterial no sigue una estructura rectilínea –ahí donde las arterias se ramifican, se retuercen o atraviesan alguna de las articulaciones principales– son precisamente en las que suele formarse la placa la mayor parte de las veces. Las investigaciones realizadas al respecto muestran que los patrones de flujo lentos o variados (oscilantes) crean una tensión de cizalla «no alineada» cuando la sangre pasa junto a las paredes de los vasos sanguíneos. De este modo, en lugar de limitarse a fluir de forma *paralela* a la superficie endotelial, la sangre se dirige *hacia* dicha superficie. Con el tiempo, esta interacción mecánica repetitiva de muy baja intensidad que se produce entre la sangre y el revestimiento epitelial del lumen hace que los genes de estas células endoteliales modifiquen la forma en la que se expresan. Las células que recubren las arterias son, por su propia naturaleza, ateroprotectoras (es decir, protegen contra la formación de placa), pero tras sufrir los efectos de la tensión mecánica repetitiva creada por un flujo sanguíneo mal alineado, estas células pasan a ser

TENSIÓN DE CIZALLA DEL FLUJO SANGUÍNEO

Es la fuerza tangencial que ejerce la sangre al fluir a lo largo de la superficie del endotelio de un vaso sanguíneo.

aterogénicas, lo que significa que comienzan a *favorecer* la formación de acúmulos grasos (placas).

A mí me gusta comparar el fenómeno de las cargas que produce el flujo sanguíneo con un alfarero que pone un trozo de arcilla en el torno para hacer una vasija. En este caso, el trozo de arcilla sería un grupo de células epiteliales y la forma en que dichas células son

UN POCO DE ANATOMÍA

En general, la sangre se desplaza hacia delante a través de las arterias.

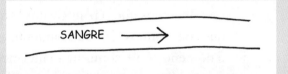

Sin embargo, al observar con más detalle, podemos ver que el movimiento de la sangre no sigue siempre el mismo recorrido. Las complejas interacciones que se producen en función de la forma y la flexibilidad de los vasos sanguíneos y de la viscosidad y velocidad de la sangre crean un *campo de flujo* —con algunas partes moviéndose hacia aquí, otras hacia allá, y todas a diferentes velocidades—, un concepto que aquí representamos por medio de vectores.

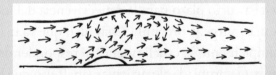

Los campos de flujo generan cargas sobre las células endoteliales que recubren la superficie interior de las arterias. Dichos campos de flujo (y las cargas que estos crean) se ven afectados por todo lo que tiene que ver con nuestras actividades —lo que comemos, lo que bebemos y lo que fumamos, cuánto ejercicio hacemos, lo tensos y agarrotados que tengamos los músculos, el estrés y la propia geometría de los vasos sanguíneos—. Lo más probable es que haya otros factores que afecten a este flujo y que ni siquiera se conozcan aún.

estimuladas sería el resultado de la presión que ejerce el alfarero con sus manos, de la posición de estas y de la velocidad a la que gire el torno. Cada una de estas variables puede cambiar el aspecto final de la vasija, ¿verdad? El alfarero podría presionar con un poco más de intensidad, modificar el ángulo de la muñeca o reducir la velocidad del torno, y en todos estos casos se modificaría la interacción que se da entre él y la vasija que está creando.

Pues bien, del mismo modo, nuestros hábitos –incluyendo el movimiento y las posturas que adoptamos– conforman los patrones de flujo de la sangre, la cual a su vez determina la forma de las células, de la cual depende en última instancia dónde y en qué cantidad se acumula la placa.

> **LUMEN**
>
> En biología, el interior de una estructura tubular.

Tenemos que replantearnos la manera en la que concebimos el endurecimiento arterial. Este fenómeno se ve como una enfermedad –como «el problema»–, pero la respuesta de las paredes del endotelio a la tensión mecánica –consistente en una acumulación de placa– también podría considerarse como una adaptación, como una mejora a corto plazo del revestimiento celular. En ausencia de una pared engrosada, el lumen podría, al menos en teoría, volverse poroso, lo que seguramente sería más perjudicial a corto plazo para la supervivencia del individuo. Así que, una vez más, surge la pregunta: ¿hay algo que va mal en nuestra fisiología o simplemente se está limitando a responder de una manera completamente apropiada al particular (mal) uso que hacemos del cuerpo?

En general, el movimiento es beneficioso porque mantiene la sangre moviéndose de un modo más uniforme. Pero intenta representarte mentalmente esta imagen: la sangre fluyendo limpia y ordenadamente (lo que se denomina flujo laminar) a través de una parte de la arteria que es ancha y que está bien abierta para, de pronto y sin previo aviso, encontrarse con una zona estrecha. Lo que sucede en estas circunstancias es lo mismo que le ocurre al agua cuando tapas con el pulgar parte de la boca de la manguera: ¡que sale a chorros! Pasa de fluir suavemente a hacerlo de forma violenta y turbulenta (es decir, comienza a fluir hacia todas partes).

Los que ya han empezado a acumular placa o aquellas personas que ya presentan factores de riesgo de sufrir enfermedades cardio-vasculares —las señales de alerta que nos avisan de que hay problemas a nivel celular— suelen dar prioridad a los ejercicios cardiovasculares antes que a cualquier otro factor a la hora de tratar sus «problemas cardíacos». Pero lo cierto es que el problema de estas personas no está en el corazón; los trastornos cardiovasculares aparecen debido a la suma total de los efectos de todo lo que hacen, y realizar ejercicios de cardio no es la solución. De hecho, ¡los ejercicios cardiovascula-res —gran parte de los cuales se realizan en ausencia de cualquier otro movimiento— pueden contribuir a la producción de turbulencias en el flujo sanguíneo! En lugar de cortas (en relación con el día ente-ro) sesiones de ejercicios de alta intensidad, podríamos considerar movernos durante todo el día de un modo que mantenga la sangre en movimiento (lo cual siempre es bueno) y, de esta forma, ir ma-sajeando el revestimiento endotelial de las arterias para darles una nueva forma.

Lamentablemente, cuando nos diagnostican que «tenemos pla-ca» es cuando ya se puede ver fácilmente, lo que significa que la tene-mos desde hace mucho. Lo que nos lleva a la siguiente sección, que trata de la geometría de la postura sedente.

UN POCO DE ANATOMÍA

Las placas ateroscleróticas se forman preferentemente en la aorta abdomi-nal (por debajo de la línea media del torso) y en las arterias ilíacas (situadas a ambos lados de las vértebras lumbares inferiores), las coronarias (corazón), las femorales (que pasan por encima de la parte delantera de la cadera), las de los poplíteos (por detrás de la rodilla), las carótidas (que corren hacia arri-ba a ambos lados del cuello) y las cerebrales (en el cerebro).

Como ya he mencionado anteriormente, sentarse no genera únicamente los problemas asociados al «estar quieto» durante largos periodos de tiempo, y la razón es que la postura sedente hace que la geometría de los vasos sanguíneos sea *incluso más compleja* que cuando estamos de pie. Sí, las ramificaciones y los bucles de los vasos sanguíneos siguen estando ahí independientemente de cómo nos sentemos, pero el hecho de doblar las rodillas, flexionar las caderas, arquear la columna vertebral y echar la cabeza hacia delante añade más curvatura al sistema. Si se tratase tan solo de una cuestión de minutos o de horas, las interacciones que se producirían entre la sangre y las paredes de las arterias no serían significativas, pero cuando de lo que estamos hablando es de décadas adoptando la misma compleja geometría, el daño producido se va acumulando y pasa a ser importante.

No hace falta que diga que no soy muy amiga de sentarme, y menos aún de sentarme en sillas, pero las razones que tengo para no hacerlo no se limitan al flujo sanguíneo. ¡Hay muchas más razones (traguemos saliva) que aún no hemos visto!

LA LARGA LISTA DE PROBLEMAS DE LA POSTURA SEDENTE

Pongamos por caso que lees en uno de tus portales favoritos de Internet que «el tiempo que una persona pasa sentada está directamente relacionado con la mortalidad por todo tipo de causas», por lo que decides que vas a sustituir tu silla y tu mesa de toda la vida por una mesa para trabajar de pie y, además, haces descansos con frecuencia para dar un paseo y, de esta forma, moverte más a lo largo del día. ¡Genial! Al adoptar estos simples cambios introduces nuevas cargas en tus huesos y añades más movimiento a tu rutina diaria sin tener que dejar tu trabajo. También pasas menos tiempo sentado, lo que significa, si las investigaciones llevadas a cabo sobre este tema son válidas, que habrás disminuido también el riesgo de padecer enfermedades. ¡Bien por ti!

El problema que existe a la hora de investigar los efectos de la posición sedente es que resulta muy difícil separar la propia *inactividad* creada por el hecho de adoptar con tanta frecuencia una misma postura del impacto que tiene sobre el organismo la propia *geometría* de esa postura. Para un científico que estudie la actividad física y que quiera diseñar un protocolo de movimientos, el factor más prominente sería la inactividad, la cual implica que se están consumiendo menos calorías, lo que, a su vez, significa un mayor riesgo de obesidad y una peor regulación de la glucosa –ambos, factores de riesgo para las enfermedades cardiovasculares–. Por lo tanto, tal y como ya he mencionado, pasar menos tiempo sentado y hacer descansos frecuentes son formas muy buenas de reducir la inactividad producida por la postura sedente continuada.

Por otro lado, un experto en biomecánica puede tener una perspectiva diferente –o, digámoslo así, *adicional*– sobre este tema, pues también podría considerar aspectos como qué fuerzas se crean al estar sentado, cómo se adapta el cuerpo a largos periodos en los que los estímulos que recibe son muy similares, qué disposiciones específicas de las articulaciones son las más comunes a esta postura (caderas y rodillas flexionadas en un ángulo de 90°, parte inferior de la columna arqueada, etc.) y qué tipo de adaptaciones cabría esperar de estas configuraciones articulares en particular.

Si alguna vez has hecho un curso de anatomía, probablemente estés familiarizado con la idea básica de que los músculos se alargan y acortan para mover los huesos en las articulaciones. Digamos, por ejemplo, que te sientas en una silla de cocina. Para ello, tanto las caderas como las rodillas han de flexionarse unos 90°. Para conseguirlo, algunas fibras musculares se acortan y algunas otras se alargan, pero cuando te pones de pie nuevamente todo retorna a la orientación que tenía originalmente antes de sentarte. Esto, al menos en teoría, es correcto, pero lo que no se nos dice en estas clases de anatomía es lo que sucede cuando los músculos esqueléticos pasan la mayor parte del tiempo en una posición fija. Las posturas crónicas –es decir, el uso frecuente de la misma posición, una y otra vez– hacen que el modelo del movimiento muscular que acabo de reseñar se complique un poco más.

Pongamos por caso que te pasas la mayor parte del día en esta postura:

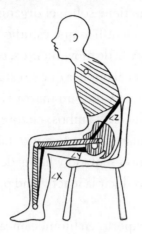

O en esta otra:

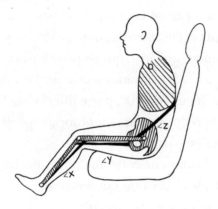

Al ponerte en pie de nuevo, seguramente creas que has vuelto a esta posición:

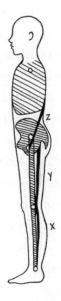

Pero, en realidad, cuando pasas la mayor parte del tiempo sentado y lo has hecho desde que eras muy pequeño, cuando te levantas de la silla tu cuerpo no se estira completamente. Tu cuerpo «con forma de silla» se parece más a uno de estos dos individuos:

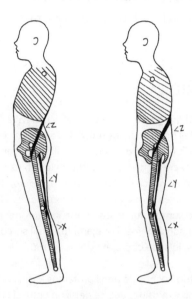

La» mayoría de nosotros hemos asumido la postura sedente durante la mayor parte de nuestra vida, y a consecuencia de ello el cuerpo se nos ha adaptado a dicha postura.

En un contexto biológico, una *adaptación* no implica una mejora del cuerpo, en el sentido de que haga que esté más sano, sino que es el resultado de la búsqueda constante de la conservación de energía por parte del organismo. Dado que hemos practicado la postura sedente diariamente durante horas y horas, nuestro cuerpo ha respondido haciendo que estar sentados sea más fácil para nosotros.

Los tejidos que pasan la mayor parte del tiempo en una posición fija se adaptan a esa posición por medio de alteraciones que pasan a ser *bastante* permanentes. Estos cambios no son *verdaderamente* permanentes, ya que se pueden modificar a muy largo plazo con nuevos patrones de conducta, pero los tejidos no cambian tanto como pudiéramos pensar –ciertamente no lo hacen tan solo porque te levantes de la silla al terminar el día–.

EL BAGAJE QUE NOS DEJA LA SILLA

Si alguna vez te has roto un hueso y te han puesto una escayola, estarás familiarizado con las adaptaciones que produce la inmovilización.

UN POCO DE ANATOMÍA

Los sarcómeros (del griego, *sarco*, 'músculo', y *mer*, que 'parte') son las unidades contráctiles básicas de los músculos esqueléticos. Cada sarcómero mide unos 2,2 micrómetros de longitud y, alineados en serie, forman las miofibrillas (una especie de hilo que configura las fibras musculares, las cuales, a su vez, forman el músculo). Los músculos generan fuerzas y se mueven porque eso mismo es lo que hacen los sarcómeros. El movimiento neto de un músculo es la suma total de los pequeños movimientos que se producen a nivel de los sarcómeros. Por ejemplo, si mil sarcómeros se acortan en 0,1 micrómetros, la serie completa (léase: el músculo) se acortará 100 micrómetros.

Los sarcómeros están hechos de unas proteínas largas y con forma fibrilar denominadas actina y miosina, que se deslizan entre sí cuando el músculo se alarga o se acorta, y de titina (la proteína más grande que se conoce), que es la que confiere al músculo su extensibilidad y su elasticidad. Mediante la interacción de la actina y la miosina, las dos mitades de un sarcómero se acercan o se alejan produciendo un movimiento activo, y gracias a la titina el músculo vuelve a su «posición original» cuando deja de trabajar.

La fuerza de contracción de un músculo depende de la alineación de los sarcómeros, y más específicamente de cómo se superponen la actina y la miosina en el momento de la inervación muscular. Los sarcómeros que presentan demasiada superposición (es decir, un músculo que en posición pasiva está acortado) no tienen espacio para moverse y, por lo tanto, no pueden contraerse y generar fuerza –ni tan siquiera cuando el cerebro les envía la señal para que se contraigan–. Por el contrario, cuando los sarcómeros están demasiado estirados, el resultado final es un músculo demasiado largo. En este caso la actina y la miosina tienen muy poco solapamiento y prácticamente ninguna capacidad para realizar su trabajo. En la conferencia de la Khan Academy titulada *Sarcomere Length-Tension Relationship* [La relación tensión-alargamiento de los sarcómeros] se hace una fantástica introducción al tema de los sarcómeros (puedes consultar el enlace en la sección de recursos y lecturas adicionales).

La falta de movimiento está relacionada con la disminución del tamaño muscular (atrofia), de la vascularización (capilares), de la sensibilidad del sistema propioceptivo (la habilidad de percibir dónde se encuentran unas partes del cuerpo en relación con otras) y de la masa ósea. Por otro lado, una parte del cuerpo que no se mueva lo suficiente sufrirá un aumento de los tejidos conectivos que están presentes en el músculo mismo. A mí me gusta llamar a estas áreas que están más conectadas de lo debido *puntos de adherencia*.

Estar muy conectado está muy bien cuando nos referimos a la familia, a la comunidad, a la carrera o al wifi, pero tener un músculo más conectado de lo normal no es algo precisamente bueno. El crecimiento del tejido conectivo inducido por la inmovilidad da lugar a una especie de unión a mayores entre las distintas partes del músculo y su comportamiento es muy similar al del tejido cicatrizado. En lugar de estar constituido por fibras lisas y organizadas, la disposición caótica de estas fibras asimétricas impide la acción deslizante del músculo, limitando la producción de fuerza muscular y la capacidad de movernos sin sentir dolor. A nivel celular, los puntos de adherencia interfieren en la transmisión de fuerzas a lo largo de los tejidos —las señales mecánicas que informan a las células de las cargas situadas sobre ellas así como de su posición—.

RANGO LIMITADO DE MOVIMIENTOS

Los puntos de adherencia relacionados con el hecho de pasar tanto tiempo sentados (y todos los demás puntos de adherencia que hemos desarrollado al adoptar hábitos repetitivos) crean problemas cuando tienen que afrontar las cargas creadas por el movimiento. Cuando una articulación ya no puede moverse completamente, lo que hace el cuerpo es compensar poniendo en funcionamiento otras articulaciones en su lugar. Pongamos por caso

FASCIA

Un tejido conectivo denso y fibroso que se encuentra por todo el cuerpo y forma una matriz tridimensional continua que actúa como sistema de soporte del cuerpo entero.

LOS SARCÓMEROS Y LA ELONGACIÓN DE LOS MÚSCULOS

Los músculos pueden trabajar a diferentes longitudes, pero no ocurre lo mismo con los sarcómeros.

Aquí tenemos la vista lateral de la parte inferior de la pierna y la disposición teórica correspondiente a un tobillo en posición «neutra» (imagen A). Los modelos musculares que se muestran en los libros de texto están ba-

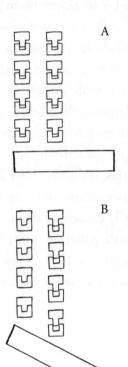

sados en una configuración de los sarcómeros en la cual, en estado «neutro», las dos partes de la articulación presentan una elongación muscular adecuada, resultado de la óptima capacidad de movilización de los sarcómeros –es decir, la actina y la miosina se solapan a una distancia en la que el sarcómero tiene espacio para alargarse y para acortarse en función de las necesidades–. Decimos que es una posición neutra porque, una vez que se ponen en acción, el solapamiento que se produce en los sarcómeros hace posible que el músculo tanga fuerza en todo el rango de movimiento de la articulación.

En la imagen B, el tobillo ha pasado a la posición de flexión plantar (es decir, con el tobillo estirado y los dedos apuntando hacia el suelo), requiriendo para ello que los músculos (léase: sarcómeros) de la parte posterior de la pierna se acorten y los de la parte anterior se alarguen.

Los músculos varían su longitud porque así lo hacen los sarcómeros –se acortan cuando sus sarcómeros aumentan su solapamiento y se alargan cuando lo reducen–. El movimiento activo requiere que los músculos (es decir, los sarcómeros) de un lado de la articulación se acorten mientras que los del lado contrario se alargan.

Pero el problema de este modelo reside en que refleja la ordenación instantánea que produce el movimiento. El músculo se comporta de manera diferente a como aquí se presenta cuando permanecemos mucho tiempo en la misma postura o cuando nos ceñimos constantemente a un rango limitado de movimientos una y otra vez.

Cuando estamos en la misma postura de forma crónica o usamos los músculos de una manera limitada y repetitiva, nuestro cuerpo responde a nivel celular a nuestras preferencias. El organismo se adapta a la postura en la que más tiempo pasamos, de modo que nos resulte más fácil (es decir, gastando menos energía) hacer aquello que hacemos con más frecuencia.

El problema que presenta la disposición de los sarcómeros que se muestra en la imagen B es que, una vez que se ha alcanzado la flexión plantar, a ninguna de las dos partes de la articulación le queda más capacidad de movilización. En el área posterior de la pierna (en los músculos de la pantorrilla) no queda ningún espacio físico en el que las partes de los sarcómeros puedan continuar moviéndose unos hacia otros. En la zona delantera (en la espinilla), los sarcómeros ya no se solapan, y sin conexión física los filamentos deslizantes no pueden conectarse y generar movimiento (fuerza).

Los mecanosensores rápidamente sacan la conclusión de que la disposición de sarcómeros de la imagen B no es ventajosa a largo plazo, pues si en una determinada postura no se puede generar fuerza, esto significa que es una posición estática. Los sarcómeros tienen una forma muy eficiente de organizarse, de modo que si, por medio de nuestros hábitos, modificamos la distancia media (es decir, la más frecuente) entre los puntos de inserción muscular, el organismo producirá (en un proceso denominado *sarcomerogénesis*) o devorará (en un proceso denominado *sarcomerólisis*) sarcómeros individuales en un intento por devolver a los sarcómeros restantes a un estado de homeostasis mecánica.

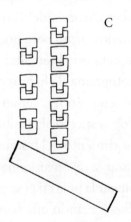

En la imagen C he representado esta adaptación reduciendo en uno los sarcómeros de la pantorrilla y aumentando en uno los de la espinilla. Afortunadamente, nuestro organismo lleva a cabo este proceso con mucho más refinamiento de lo que he mostrado aquí, pero esto ilustra cómo ahora los sarcómeros vuelven a ser capaces de movilizarse y producir fuerza.

Para poder moverse activamente, los sarcómeros deben tener la capacidad de acortarse o alargarse, por lo que es muy positivo que se puedan dar modificaciones como esta a nivel celular. Sin embargo, como ocurre con todas las adaptaciones, también tienen un coste.

Una de las desventajas de esta situación es que la fuerza total que se puede producir en la imagen C es menor que la de la imagen A. Pero además —y esto resulta más importante—, en lo que respecta al buen estado de la articulación y a su rango de movimiento, la masa adicional que se crea a nivel celular mantiene estructuralmente una posición de flexión plantar sin que se aplique ninguna fuerza. En este caso, no se trata tan solo de que no podamos dejar de tener el pie en punta (haciendo que andemos como a saltitos, como si tuviésemos muelles en los pies), sino que tampoco podemos poner el tobillo en dorsiflexión (doblarlo hacia arriba). ¿Alguna vez has oído hablar de personas que han usado tacones durante tanto tiempo que ahora ya son físicamente incapaces de andar sin ellos?

Esta concepción reduccionista de los músculos nos ha llevado a concluir que simplemente podemos estirar para compensar todas las formas en las que inmovilizamos las articulaciones –zapatos, sillas, sofás, aparatos infantiles, almohadas, caminar en terreno llano, etc.–. Pero lo cierto es que todos estos hábitos producen cambios en la configuración celular.

que tienes los hombros tensos y agarrotados por todo el tiempo que pasas frente al ordenador, por lo que decides ir a practicar un poco de tenis. Lanzas la bola hacia arriba para realizar un magnífico saque y estiras el brazo totalmente por encima de la cabeza. ¡Increíble! Pensabas que tenías los hombros demasiado agarrotados como para poder levantar tanto el brazo, pero ¡mírate!, ¡esa raqueta está bien alta! Lo único que ocurre es que si congelásemos ese fotograma (le habrás pedido a alguien que te grabe mientras juegas al tenis, ¿no?), veríamos que en realidad el brazo no sube demasiado con respecto al hombro; una vez que has llegado al final del rango de movimiento del hombro, lo que haces para levantar la raqueta es desplazar la *caja torácica* hacia arriba. En resumidas cuentas: eres capaz de golpear la bola en el saque, pero para ello has tenido que forzar las costillas (creando una fuerza de cizalla en los ligamentos y comprimiendo los discos de la columna vertebral) porque tus hombros se han adaptado a la postura que tienen cuando estás frente al ordenador y no son aptos en absoluto para jugar al tenis. Así, un rango de movimientos limitado y una reducción en la producción de fuerza muscular puede hacer que una sesión de entrenamiento (de movimiento), aunque sea con la mejor de las intenciones, se convierta en una actividad que, en realidad, nos está causando un gran daño. Cuando al final de un largo día de trabajo nos levantamos de la silla animados e ilusionados para ir a correr o al gimnasio, seguimos manteniendo sutilmente la forma de la silla. Lo que estamos haciendo al aplicar fuerzas a estructuras que tienen una orientación ósea y una capacidad de movilización muscular que no son adecuadas para la realización de un movimiento estable es aumentar el riesgo de sufrir problemas musculoesqueléticos.

Nuestras articulaciones no pueden soportar las cargas de forma óptima, los músculos no son capaces de responder a la carga con suficiente rango de movimiento y la sangre —que ahora está más activa— choca contra curvas y recodos que no deberían seguir estando ahí.

> **ELIMINA TUS ADHERENCIAS**
>
> Aparte de modificar tus hábitos y de practicar los ejercicios correctivos, existen modalidades de terapia específicas para reducir las adherencias que se producen entre los músculos. Las terapias específicas para la fascia pueden acelerar el progreso cuando se trata de reducir los puntos de adherencia que interfieren en la movilidad de las articulaciones y la función muscular. En el apéndice encontrarás productos diseñados para hacerlo por ti mismo.

REDUCCIÓN DE FUERZA

¿Recuerdas lo que aprendiste sobre las cargas cuando puse el ejemplo de la camiseta del capítulo 1? Volvamos a tomar esa misma camiseta y derramemos algo en ella. Algo que sea realmente pegajoso, como alguna pintura oleosa. A medida que se seca, va haciendo que las fibras de la camiseta se vayan uniendo unas con otras. ¿Qué pasa ahora cuando estiramos la camiseta? Las zonas manchadas alteran el modo en el que la camiseta sufre las cargas. Si le damos un tirón suave, este hace que las áreas que *rodean* la pintura seca se estiren fácilmente tal y como hacían anteriormente, pero la zona que tiene pintura —y, por ello, está mucho más rígida— se comporta de forma diferente. La misma fuerza que antes deformaba la camiseta hacia abajo y hacia dentro ahora crea muy poca (si es que crea alguna) distorsión sobre el área pegajosa, mientras que en los bordes de la mancha se crea una distorsión mayor. Al igual que cuando cosemos un parche en una camiseta este altera la resistencia del material, los puntos de adherencia modifican la forma en la que el tejido sufre la carga. Estamos aplicando la misma fuerza, pero el resultado es distinto —debido a que ahora las fibras están más «adheridas»—.

De la misma manera, las fuerzas que creamos con el cuerpo al movernos no llegan hasta las células tal y como deberían hacerlo. Las células de los puntos de adherencia del organismo se regeneran sin el contexto propio del movimiento, o, mejor dicho, en un contexto de agarrotamiento, rigidez e inmovilidad, y las áreas que están justo al lado de estos puntos pasan a sufrir cargas que son inusualmente mayores.

Con el tiempo, estas zonas de adherencia se convierten en callosidades celulares y acaban produciendo estragos en el cuerpo —no solo ante las fuerzas generadas al movernos, sino también por la influencia de fuerzas continuas como la gravedad, que todas las células deberían poder sentir libremente—. He puesto la silla como ejemplo de los factores que dan lugar a puntos de adherencia, pero una gran parte de lo que hacemos en nuestros hábitats modernos es, esencialmente, inmovilización. Los zapatos, las mesas, los escritorios, la ropa, las superficies por las que caminamos de forma repetitiva, las acciones monótonas y reiterativas necesarias para algunas actividades... todos estos son fenómenos modernos que cementan —nunca mejor dicho— en el cuerpo un rango de movimientos muy estrecho.

Y AHORA, A MOVERNOS

El mayor medio que aún está por explorar es, precisamente, el medio mecánico. Pero la mayor limitación que hay para llevar a cabo esta exploración es la forma en la que asociamos automáticamente movimiento con ejercicio. Además de la barrera psicológica que crea la propia categoría del ejercicio, su limitación física es que no puede ni siquiera acercarse a replicar la variabilidad y la frecuencia de los movimientos y las cargas necesarios para mantener estables las partes pasivas del organismo, para mantener en acción los músculos que ya son activos, para hacer que la sangre fluya adecuadamente y para controlar y mantener a raya los puntos de adherencia. El ejercicio no puede por sí mismo restaurar los tejidos que ya se han adaptado al modo en el que hemos estado usando nuestro hábitat. De la misma manera que los suplementos vitamínicos no deberían constituir el grueso de nuestra alimentación, el ejercicio tampoco debería ser la parte principal de nuestro perfil de movimiento.

Las cargas creadas a través del movimiento han de ser continuas y variadas para evitar la adaptación a los rangos de movimiento reducidos. En resumen, el ejercicio es bueno (indudablemente, es mejor practicarlo que no), pero no es lo suficientemente bueno. Tenemos que pensar con una perspectiva que vaya más allá del ejercicio, tenemos que salir de la caja conceptual del ejercicio en la que estamos atrapados. Irónicamente, estás a punto de entrar en la sección del libro en la que te propongo ejercicios a montones. Y esto es así porque, bueno, el hábitat propio de la sociedad moderna limita automáticamente los movimientos con su apabullante cantidad de terrenos artificiales, con los escombros y detritos producidos por las actividades humanas y por el mayor castigo que tenemos que padecer en esta existencia: los horarios y tener que ceñirnos a una agenda. Pero, junto con los ejercicios que aquí se enumeran —ejercicios correctivos diseñados para disminuir los puntos de adherencia y para fortalecer aquellas partes que estén más debilitadas—, se ofrecen también pautas sobre el movimiento de nuestro cuerpo —unas pautas y directrices sobre cómo moverse, sentarse, estar de pie, tumbarse o incluso pensar a lo largo del día que, cuando se siguen, hacen que todos y cada uno de los momentos de tu vida cuenten a nivel celular—.

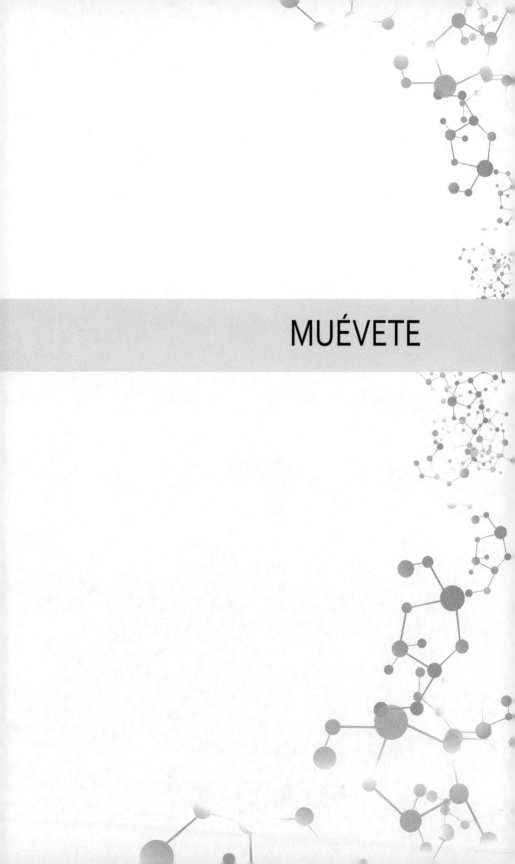

MUÉVETE

CAPÍTULO 5

Una buena
TRANSICIÓN

En la naturaleza no hay recompensas ni castigos; hay consecuencias.

ROBERT G. INGERSOLL

Soy una gran admiradora del movimiento que defiende el uso mínimo del calzado, pero estoy completamente sorprendida ante la incapacidad de la comunidad de personas que están a favor de ir descalzo o de usar calzado lo menos posible de ofrecer orientaciones sobre cómo realizar adecuadamente esta transición a partir del calzado convencional —como si los tejidos de los pies fuesen de algún modo diferentes en lo que se refiere a la adaptación de los del resto del organismo—.

Cuando tomas la decisión de correr una maratón, no saltas de repente del sofá y empiezas corriendo treinta kilómetros. Quiero decir que la mayoría de la gente ni siquiera consideraría saltar de la cama para empezar a dormir en el suelo —preocupados como están por las punzadas de dolor que puedan sentir al día siguiente en la espalda y en el cuello—, pero por todas partes podemos encontrar a gente que se ha desprendido de sus zapatos a pesar de haber estado usándolos durante décadas y han empezado a correr con calzado mínimo sin hacer previamente ningún tipo de entrenamiento para los pies.

Por supuesto que muchos han hecho esta transición sin problema, pero, desafortunadamente, también son muchos los que sí han sufrido complicaciones. Y lo que es aún peor, son únicamente aquellos que han sufrido algún traumatismo los que han ido con sus huesos fracturados y sus fascias inflamadas a la consulta del podólogo, reforzando así la opinión que ya tiene gran parte de la comunidad médica respecto a la relación que existe entre el calzado mínimo y las lesiones.

En los siguientes capítulos pongo de relieve actividades que faltan en nuestras vidas, como pasar algún tiempo descalzo, ponernos en cuclillas, caminar sobre terrenos naturales y colgarnos de los brazos y balancearnos (columpiarnos). Voy a explicar por qué las condiciones mecánicas creadas por estas actividades son esenciales, y espero hacer un trabajo tan bueno a la hora de explicar todo esto que te entren ganas de ponerte a hacer todas estas cosas inmediatamente.

Sin embargo, te voy a pedir que no lo hagas, y la razón es que puede que el estado actual de tu cuerpo no sea capaz de adaptarse a grandes cambios sin generar lesiones. O tal vez puedas hacer gran parte de ellos sin problema, pero produciendo una buena cantidad de mecanismos de compensación —programas mentales que hacen que nos sea más difícil encontrar nuestra fuerza original—.

Hay una gran diferencia entre decir «ponerse en cuclillas varias veces al día durante toda la vida constituye un comportamiento natural para los seres humanos» y «tienes que empezar a ponerte en cuclillas diez veces al día, y tienes que empezar ahora mismo»; si he hecho una presentación de los detalles del comportamiento humano ancestral no es para que lo tomes como una recomendación de que deberías comenzar a adoptar dicho comportamiento cuanto antes. Después de cada sección pondré un listado con lo que hay que hacer para realizar una buena transición y con las precauciones que hay que tener en cada categoría. Estas transiciones incluyen ejercicios de movilización y de fortalecimiento, así como los cambios que es necesario acometer en nuestra forma de vida para tratar acciones específicas de los músculos y de las articulaciones. Las precauciones que debemos tomar consisten básicamente en tener en cuenta las contraindicaciones y seguir las directrices generales sobre cómo adoptar un enfoque gradual.

Con esto no quiero desalentarte ni disminuir tus ganas de esforzarte diligentemente; lo único que pretendo es potenciar prácticas sensatas de entrenamiento, como por ejemplo ir incrementando las cargas de forma paulatina para que el cuerpo pueda así adaptarse correctamente. Si ahora mismo tiras este libro al suelo y te lanzas a hacer una caminata de ocho kilómetros por un terreno escabroso y accidentado con tus zapatos especiales de *trekking* con los dedos separados mientras cargas con un niño en un brazo y con un venado en el hombro, te va a doler todo el cuerpo al día siguiente, y seguramente también durante los próximos meses. El dolor extremo se ha convertido en una experiencia que nuestra cultura celebra, pero lo cierto es que por lo general el dolor nos indica que hemos ido demasiado lejos, o demasiado rápido. Aplicando una serie de principios científicos a la práctica del ejercicio serás capaz de mejorar tu salud y de deshacer tus antiguas adaptaciones sin sufrir lesiones por ello.

CAMINAR

Caminar es la gran aventura, la primera meditación, una práctica de cordialidad y de apertura que resulta fundamental para los seres humanos. Caminar es el equilibrio perfecto entre espíritu y humildad.

GARY SNYDER

Tal vez estés pensando: «Pero, si yo ya camino, ¿qué puedo aprender aquí?». Lo que ocurre es que hay formas de caminar y formas de caminar.

De la misma manera que cargar con seis kilos de calabaza puede llevar aparejado el uso de músculos diferentes dependiendo de *cómo* se lleven, la alineación del cuerpo mientras caminamos puede producir resultados diferentes en función de cómo sea esta.

Así como el acento es lo que aporta el toque distintivo al modo en el que hablamos, nuestro *paso* o *forma de andar* (eso a lo que solemos referirnos como *los andares*) es lo que establece el *patrón que seguimos al caminar*. Y, además, el proceso por el cual adquirimos nuestra forma de andar característica es muy similar al proceso mediante el cual adquirimos el acento.

Nuestro modo de andar se ha visto influido por muchos factores en su desarrollo. Algunas de estas variables son el tamaño y la forma del cuerpo; la manera en la que nuestros familiares caminaban a nuestro alrededor cuando estábamos aprendiendo a caminar; la fuerza que tengamos en los músculos; nuestros patrones de tensión; los artefactos (como pañales, calzado, sillas, etc.) que usamos cuando estábamos adquiriendo las habilidades necesarias para andar; las aficiones que podamos tener (como el deporte, la danza, etc.), las lesiones que hayamos sufrido o las superficies sobre las que hayamos caminado predominantemente.

Es muy probable que la forma en la que caminas ahora no se corresponda con tu paso natural debido a que la forma de tus huesos y la longitud de tus tejidos se han adaptado a tus hábitos y a las posturas que adoptas con más frecuencia, y también porque la mayor parte de las cargas que han tenido lugar en tu organismo a lo largo de tu vida no son como las que se dan en un entorno natural.

A menudo se pregona que caminar es uno de los ejercicios más sencillos y seguros que podemos practicar, pero lo cierto es que la mayoría de la gente camina de una manera tan ineficaz que la forma misma que tienen de andar contribuye a generar problemas de columna y de rodillas o trastornos óseos en general. Ahora bien, no dejes que esto te disuada de caminar. Si tienes que elegir entre caminar o no hacerlo, por supuesto, camina, pero aplicando algunos ajustes puedes modificar la forma en la que andas, de modo que uses más los músculos, que estabilices más las articulaciones y que crees las fuerzas precisas para que se den las adaptaciones necesarias a nivel celular (como, por ejemplo, en los huesos).

Caminar nos aporta una gran parte de «lo que necesitan los seres humanos» en lo que a perfiles de carga se refiere, e incluso en las sociedades modernas, en las que sus miembros se caracterizan por la falta de ejercicio y por su sedentarismo, casi todo el mundo camina –incluso aunque no sea más que para ir de casa al coche y del coche a casa–. *Cualquier persona* que esté físicamente capacitada para caminar puede sacar provecho si analiza la forma en la que anda para determinar sus debilidades y fortalezas actuales y trabajar de cara a mejorar aquellas áreas en las que su manera de andar es más bien un «caerse» hacia delante.

¿CAMINAS O DEJAS CAER EL CUERPO?

Durante años, caminar se ha descrito como una serie de caídas controladas hacia delante. Y yo estoy de acuerdo en que esa definición plasma muy bien la forma en la que la gente camina hoy en día en el mundo entero. La movilización muscular que se crea mediante la postura sedente crónica (flexión de cadera) y el calzado con elevación en el talón (flexión plantar) ha privado a nuestros músculos de su capacidad de producir la fuerza suficiente como para facilitar un movimiento estable. Para muchos de nosotros la única forma en la que *podemos* andar es movernos hacia delante mediante una sucesión de rápidas «caídas». Si hubiésemos caminado mucho más y permanecido sentados mucho menos –y si hubiésemos utilizado mucho más nuestro cuerpo durante toda la vida–, los patrones de nuestra forma de caminar serían completamente distintos. Así que, aunque andar *puede* ser caer hacia delante, lo cierto es que no tiene por qué serlo.

Si lo que queremos es mejorar mediante el caminar los perfiles de carga de nuestro cuerpo, tenemos que evaluar las variables que afectan a dichas cargas cuando caminamos.

LA DISTANCIA Y LA FRECUENCIA CON LA QUE CAMINAMOS

Es relativamente sencillo tener una idea aproximada de la distancia que caminaban las poblaciones de cazadores-recolectores ancestrales. Los antropólogos han estimado que las tareas diarias de recolección de madera, de alimentos y de agua, así como las migraciones más largas cuando así era necesario, suponían que caminaban una media de mil seiscientos kilómetros al año. Si dividimos esta cifra para saber el kilometraje por día, tendríamos que caminar aproximadamente cuatro kilómetros y medio para igualar esta distancia.

Pero ¿de verdad tenían los cazadores-recolectores apuntado en su lista de tareas pendientes «caminar cuatro kilómetros y medio»? Pues no. Lo más probable es que esos kilómetros que recorrían al año estuviesen espaciados en varias caminatas más cortas repartidas a lo largo del día, con días en los que caminaban muy poco y otros en los que recorrían una distancia mucho mayor. La distribución de la distancia recorrida –al igual que sucedía con la distribución de los seis kilos de calabaza– es importante. Si *siempre* caminas cuatro kilómetros y medio no podrás beneficiarte de las adaptaciones fisiológicas y de fuerza en los tejidos necesarias para caminar distancias más largas. Si nunca te atreves con una caminata de quince kilómetros, no desarrollarás la resistencia necesaria para realizarla. Recuerda que las adaptaciones que se producen incluso en sesiones de ejercicio de baja intensidad –tales como el aumento de la capilaridad y de la distribución del oxígeno– persisten incluso cuando ya no estamos participando activamente en dichos ejercicios. Esto significa una mayor salud metabólica (léase: un mayor gasto de energía) debido simplemente al estado de los tejidos.

Así que, en lugar de dividir los treinta kilómetros que quieres caminar a la semana en trayectos de cuatro kilómetros y medio repartidos de forma homogénea todos los días, prueba con una programación distinta, como esta:

Lunes:	2 kilómetros
Martes:	5 kilómetros
Miércoles:	13 kilómetros
Jueves:	1 kilómetro
Viernes:	8 kilómetros
Sábado:	0 kilómetros
Domingo:	1 kilómetro

Si siguieras este plan, crearías un cuerpo diferente al que tendrías si caminases cuatro kilómetros y medio al día. También puedes incluir algún esfuerzo físico más intenso, como una caminata de treinta kilómetros una vez al mes o cuando tu agenda te lo permita. Por supuesto, la referencia de los mil seiscientos kilómetros al año no es más que un valor promedio. Tanto las condiciones climáticas como la disponibilidad de alimento variarían en tiempos de los antiguos cazadores-recolectores, por lo que algunos años tendrían que caminar más que esa cifra y otros menos. En lo que al movimiento se refiere, no existe ninguna ecuación perfecta a la que tengamos que ceñirnos; para conseguir una adaptación sólida simplemente tenemos que ir aumentando la distancia que caminamos y su distribución en el tiempo.

Además de tener en cuenta cómo distribuimos las distancias que recorremos a lo largo de la semana, también debemos considerar cómo distribuimos el tiempo que caminamos en un mismo día. Como ya he comentado, caminar todo de una vez hace que la estimulación mecánica se produzca, igualmente, toda de una vez. Caminar es una actividad que activa más músculos (cuando se hace de forma natural) que la mayoría del resto de las actividades, lo que significa que ir a dar un paseo equivale a dar de comer a tus células. Si recorres tus cuatro kilómetros y medio diarios de una sola vez y el resto del tiempo estás en reposo, tu cuerpo tiene que esperar a que transcurran veinticuatro horas hasta la siguiente sesión de aporte de nutrientes y de eliminación de productos de desecho. En cambio, si en lugar de eso caminas un kilómetro y medio tres veces al día, las células reciben nutrientes en cantidades más pequeñas durante todo el día y sus productos de desecho pueden eliminarse con más frecuencia.

No cabe duda de que si comparamos no caminar en absoluto con caminar cuatro kilómetros y medio al día de una sola sentada, por supuesto que es mucho más probable que caminar esa distancia sea lo más saludable, pero recuerda que las cargas se ven afectadas por numerosos factores, incluyendo el tiempo que media entre cada ciclo de carga. Tener en mente caminar durante el día puede suponer un impacto positivo en tu bienestar, incluso si tus «caminatas» no consisten más que en dar unas cuantas vueltas a tu casa, a tu barrio o a tu lugar de trabajo de uno a cinco minutos. (Así que, venga, ¡deja este libro y vete a dar un paseo por el barrio AHORA MISMO! O, mejor aún, hazte con el audiolibro —disponible en inglés— para poder así ir escuchándolo mientras caminas).

En serio. No sigas leyendo hasta que hayas caminado durante al menos cinco minutos.

LAS SUPERFICIES POR LAS QUE CAMINAMOS

Los que vivimos en el mundo moderno no solo nos hemos pasado la mayor parte del tiempo con los zapatos puestos (lo que genera unas mismas condiciones repetitivas para el pie), sino que, además, casi siempre hemos caminado sobre superficies niveladas artificialmente. Y no solo niveladas, sino también lisas, lo que significa que nuestros hermosos y complejos pies, tobillos, rodillas y caderas han sido moldeados de un modo que no nos permite movernos completamente. Al exponer las articulaciones a la misma superficie, día tras día, década tras década, lo que hemos hecho ha sido crear estructuras que impiden el pleno uso de nuestro cuerpo y hemos perdido la movilidad necesaria para hacer frente a diversos tipos de terreno. Cuando tropezamos en algún hoyo y nos torcemos el tobillo, rápidamente le echamos la culpa al hoyo: «¡Estúpido agujero ahí plantado en medio del patio! ¿Cómo te atreves a aparecer justo en el lugar por el que yo pasaba caminando?».

Toda una vida yendo por calles pulcras y pavimentadas nos ha asegurado, básicamente, que los tejidos de nuestro organismo sean incapaces de caminar con seguridad en cualquier terreno irregular que la naturaleza pueda poner en nuestro camino. El hoyo que aparece ocasionalmente no es el problema; el verdadero problema es nuestra propia debilidad.

Al diseñar tu programa para caminar, recuerda lo siguiente:

- Cuanto más se pueda mover y deformar el pie sobre una superficie, menos obligado estará el tobillo a realizar el trabajo del pie.

- Cuanto más inclinada (hacia arriba y hacia abajo) sea la superficie por la que camines, mejor colocada estará la pelvis y más variación habrá en el uso del tobillo, de la rodilla y de la cadera, así como en los músculos de todo el cuerpo que se ponen en funcionamiento.
- Cuanto más llena de detritos y escombros naturales (arena, rocas, hojas, raíces, hoyos, guijarros, etc.) esté la superficie por la que andes, más tendrá que trabajar la musculatura de tus pies, rodillas, caderas, pelvis y, en general, la del cuerpo entero.

Hay dos aspectos generales en los que puede variar el terreno: la *inclinación* (cuesta arriba, cuesta abajo, y en qué grado) y la *superficie* (rugosa, resbaladiza, llena de baches, rocosa, con hoyos, etc.). Cada combinación particular de inclinación y superficie dará como resultado una estimulación física concreta. Cuando comparamos el interminable número de contorsiones articulares y de contracciones musculares que son necesarias para caminar sobre un terreno natural (pensemos en el senderismo o *trekking*) con el patrón único y repetitivo que usamos para caminar, por ejemplo, por un centro comercial, resulta más que evidente que, cuantitativamente, las consecuencias físicas creadas por nuestros actuales hábitos a la hora de andar deberían considerarse más bien como «lesiones de uso repetitivo».

CAMINAR POR TERRENOS DIFERENTES

Si alguna vez has hecho una excursión larga, sabrás por experiencia propia que los músculos del muslo suelen protestar al día siguiente. Los cambios de inclinación implican un uso mucho mayor de los músculos al que seguramente estés acostumbrado. Las cargas asociadas con las superficies heterogéneas y cambiantes son típicamente más pequeñas en magnitud, y normalmente requieren cambios casi imperceptibles en los huesos del pie o en la posición del tobillo, pero que esto no te engañe, pues estas pequeñas diferencias también suman.

Incluso yo misma, que suelo usar calzado mínimo, camino muchos más kilómetros sobre superficies lisas que sobre superficies accidentadas y variables. En cierta ocasión estaba haciendo un viaje por carretera y paré para reunirme con mi hermano, hacer con él una larga marcha y descansar así un poco del coche. Caminamos unos ocho kilómetros —una distancia perfectamente normal para mí— pero sobre esquirlas de pizarra (un tipo de superficie a la que no estaba acostumbrada). A la mañana siguiente casi no podía mover los tobillos. Mi cuerpo estaba totalmente adaptado a usar calzado mínimo, a las largas caminatas y a subir y bajar colinas, pero, lamentablemente, nada de esto tiene que ver con poner a trabajar los músculos necesarios para hacer los pequeños ajustes en el tobillo que requiere caminar sobre losas y esquirlas de pizarra.

Espero que puedas aprender de mi dolorosa lección. Los movimientos pequeños también son trabajo. Y no es tan solo que los músculos tengan que trabajar más, sino que, además, estas pequeñas deformaciones que se producen en nuestros cimientos durante todo el tiempo que pasamos caminando se traducen en un flujo constante de datos para el cerebro y requieren una comunicación ininterrumpida por la mayor parte de nuestro organismo. Así que si lo que buscas es mejorar la conexión entre tu mente y tu cuerpo, una de las mejores cosas que puedes hacer es dejar atrás las pistas habituales y caminar por terrenos variados.

En un retiro sobre el movimiento al que asistí en Hawái, yo misma llevé a cabo mi propia investigación informal sobre los efectos que tiene el tipo de superficie por la que se camina sobre la cadencia del cuerpo. Los estudios realizados hasta ahora demuestran que caminar para «estar en forma» —es decir, cuando se usa la actividad de andar con la intención de mejorar las variables que comúnmente se asocian con la longevidad— requiere que caminemos *enérgicamente*, lo que en concreto se ha definido como una marcha de cien pasos por minuto.

En este retiro, medí el paso normal de los participantes en una zona pavimentada que había en el lugar en el que nos alojábamos. (Tú también puedes hacerlo. Simplemente pídele a alguien que te cronometre, o usa un cronómetro tú mismo, mientras cuentas el número de pasos que das en un minuto). Todos los participantes mostraron una velocidad de marcha que rondaba los ciento veinte pasos de media —es decir, un valor que está claramente incluido en lo que se considera caminar «para estar en forma»—.

Después les pedí que se descalzasen y realizamos el mismo ensayo pero esta vez caminando descalzos, para valorar si el hecho de llevar calzado afectaba a la velocidad de paso. Como puedes imaginar, todos los participantes dieron valores ligeramente más bajos (incluso a pesar de que llevaban ya mucho tiempo siendo unos apasionados del uso de calzado mínimo), pues ahora tenían que ser un poco más conscientes de cómo daban cada paso. Aunque el promedio de pasos por minuto se mantuvo por encima de los cien pasos, disminuyó en unos quince.

Lo siguiente que hicimos fue dejar el pavimento y adentrarnos en la selva hawaiana que había justo al lado del *parking*. Aquí hicimos una última medición, esta vez con todos los participantes descalzos y teniendo que sortear espinos tropicales, nueces de macadamia y piedras volcánicas en un terreno repleto de agujeros y de angulosidades. Probablemente no sea de extrañar que la velocidad de marcha se redujese hasta aproximadamente setenta y cinco pasos por minuto.

¿Quería esto decir que los sujetos del estudio se esforzaban menos al caminar descalzos en la selva que cuando lo hacían en el *parking* y con los zapatos puestos? Por supuesto que no. De hecho, se esforzaban mucho más, independientemente del número de pasos que tuviesen que dar por minuto. Así que, aunque digamos que la mejor manera de caminar para estar en forma es hacerlo a una velocidad de al menos cien pasos por minuto, lo que estamos diciendo en realidad es que este es el mejor ritmo cuando caminamos por superficies lisas que no suponen ningún reto ni una gran concentración mental y que nos privan de muchos de los beneficios que produce esta actividad.

En nuestra búsqueda constante de conseguir que las cosas sean seguras, también hemos hecho que sean fáciles —lo que en este caso significa que la única variable que podemos modificar para que la actividad sea más difícil es la velocidad, lo que, a su vez, limita el reto real que supone para nuestro organismo una caminata—. ¿Que tus largos paseos te resultan aburridos e insulsos? No hay problema: camina más deprisa. Eso hará que el ejercicio sea mejor para tu salud.

No cabe duda de que caminar rápidamente por un camino liso y plano cumple su función, pero cuando nos limitamos a tomar la velocidad (o la intensidad) como indicador del uso que hacemos del cuerpo al caminar, nos perdemos las mejoras de salud que no están asociadas a la velocidad y que son precisamente las que puede proporcionarnos caminar por terrenos más variados.

MODIFICA EL GRADO DE INCLINACIÓN

Los músculos y los programas motores que se ponen en funcionamiento al caminar cuesta arriba y cuesta abajo son totalmente diferentes los unos de los otros —y también son diferentes de los patrones propios de los terrenos llanos y planos—. Casi todos nos hemos pasado la mayor parte de la vida caminando en terreno llano, lo que ciertamente ha provocado que los músculos necesarios para subir y bajar cuestas hayan quedado bastante inutilizados.

Así que plantéate incluir colinas en la planificación de tus caminatas. ¿Significa esto que tienes que empezar a buscar rutas de montaña de gran dificultad? Por supuesto que no. Cualquier pequeña inclinación del terreno —una cuesta suave en el camino de entrada a la casa de un amigo, un pequeño promontorio en el parque del barrio, etc.— puede ofrecerte algún «nutriente» que necesitas. También está bien añadir caminatas por el monte o por zonas montañosas, pero lo mejor es pensar en el relieve en términos de su porcentaje de inclinación y empezar a caminar por todo tipo de superficies, pues de esta manera acabarás tropezando (metafóricamente hablando) con las cargas y las adaptaciones musculares que te has estado perdiendo hasta ahora.

APRENDER A CAMINAR REQUIERE TIEMPO

En cierta ocasión, al comienzo de un curso de seis meses, se me acercó una estudiante y me preguntó si podía decirle, de forma muy rápida y concisa, todo lo que necesitaba saber sobre caminar para así poder ponerlo en práctica antes de la siguiente sesión. Le contesté que una vez concluidos esos seis meses podría tener una comprensión preliminar de las ideas principales que son necesarias para entender la marcha y que si estaba realmente interesada, podría pasarse unas cuantas décadas en la universidad estudiando este tema, cada vez a un nivel de complejidad mayor. La ciencia del movimiento humano no es precisamente sencilla.

Andar, aunque parece algo muy básico, es un fenómeno extremadamente complejo que puede implicar simultáneamente a todos los músculos. Cuando empecé a estudiar biomecánica, las lecciones que recibía incluían diagramas sobre el caminar que tenían el aspecto del diagrama de abajo a la izquierda. Después de unos cuantos años, comenzaron a parecerse más al de abajo a la derecha (imagen adaptada de Seireg y Arvikar, 1975).

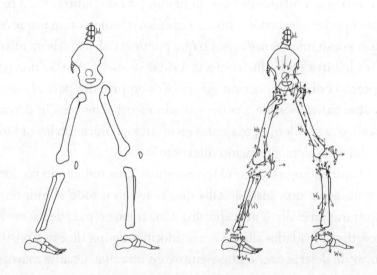

¡Y ten en cuenta que aún faltan muchas de las fuerzas que afectan a esta actividad! Por ejemplo, no hay flechas de fuerza para los músculos de los pies, por no hablar de las categorías de tejidos como la piel y la fascia, ausentes en su totalidad. Caminar implica un esfuerzo coordinado entre todas las partes del organismo, y precisamente por esta razón se abordará este tema al final del libro —después de que hayas tenido oportunidad de movilizar los pies, las rodillas, las caderas, el torso, la columna vertebral y los hombros—. Al trabajar en estas áreas estarás, de hecho, mejorando tu forma de andar —aunque esta mejora al principio no es más que un efecto secundario conveniente y no hay ninguna necesidad de que hagas ningún esfuerzo consciente para cambiar tu forma de caminar—.

UNA NUEVA VARIABLE: LA DIVERSIDAD

Restaurar las cantidades adecuadas de movimiento para cada articulación es algo que nosotros, individuos que sufrimos los hábitos de movimiento modernos, debemos tener en cuenta. Una de las variables más importantes del movimiento natural es la *diversidad*. Los ambientes que cambian constantemente, de todas las maneras posibles, aseguran un uso más completo del cuerpo. Nuestro organismo se ha acostumbrado y adaptado a la repetición, y a estas alturas de la partida, para poder movernos como un cazador-recolector, más que *hacer* lo que necesitamos es *deshacer*. Lo que puedes deshacer, ahora mismo, son tus hábitos en lo que respecta a estar sentado. Ajustar una parte del cuerpo es la mejor acción que puedes emprender para comenzar. Una alternativa posible a estar sentado es estar de pie. Te daremos puntos extra si, además, te sientas en el suelo, colocando las caderas y las rodillas en alguna posición diferente.

El antropólogo Gordon Hewes estuvo años reuniendo las distintas posturas de descanso sin silla que se usan en todo el mundo (las encontrarás en el siguiente capítulo). Una forma rápida de hacer «más paleo» tus actividades diarias sería adoptar alguna de estas posturas en lugar de dejarte caer como siempre en una silla. Cuanta mayor sea la cantidad de posturas por las que pases, mejor. Como ves, no hace falta dedicar ningún tiempo específico para añadir los movimientos naturales a tu rutina diaria; lo único que necesitas es romper con la costumbre de sentarte siempre en una silla.

Y este mismo argumento sirve también para el calzado con tacón elevado (cualquier zapato que tenga algún tipo de elevación del talón en comparación con la parte delantera del pie), así como para cualquier hábito postural (como, por ejemplo, ¡sacar pecho!) o cualquier

CAMBIO DE PARADIGMA: REPLANTEAR EL ENFOQUE DE LA INVESTIGACIÓN Y DE LA TERAPIA

Los parámetros que se estudian en las investigaciones que se realizan sobre el caminar y la forma de andar de los pacientes parten (probablemente de manera inconsciente) de la premisa de que caminar sobre un terreno cualquiera es equivalente a caminar sobre un terreno plano y liso. La mayor parte de los modelos anatómicos del pie y el tobillo se basan en los movimientos de pie y tobillo que muestran individuos que siempre han usado calzado y han caminado por superficies planas (sin inclinación) y lisas (sin textura). Cuando aplicamos estos modelos a la investigación del movimiento humano sin establecer diferencias cualitativas, seguimos sin ser capaces de encontrar soluciones terapéuticas a las muchas lesiones y problemas causados por las enfermedades relacionadas con los hábitos de comportamiento.

En general, los investigadores que se ocupan de las lesiones y de las posibles terapias para estas no tienen en cuenta (o, al menos, no lo mencionan en sus publicaciones) el hecho de que caminar sobre terreno llano, cuando se hace de forma tan habitual (o con tan poca frecuencia) como lo hacemos nosotros, constituye ya, *por sí mismo*, una forma de lesión. Al buscar soluciones terapéuticas a problemas crónicos del pie, el tobillo, la rodilla, la cadera y la pelvis no debemos ignorar el bien conocido impacto que tienen sobre la salud los patrones de movimiento repetitivos. Sería un error terapéutico no abordar en primer lugar el problema raíz: que nuestros hábitos en lo que respecta a caminar (la forma de andar, nuestras preferencias y la frecuencia con la que nos movemos) resultan total y absolutamente antinaturales para el cuerpo humano. Lo cual no quiere decir que no necesitemos los ejercicios correctivos, pero una serie de treinta giros de tobillo tres veces a la semana y veinte elevaciones de pierna —ejercicios diseñados para «mantener a raya los esguinces de tobillo»— está lejos de ser suficiente para adquirir la fuerza que necesitamos para no lastimarnos cada vez que pisamos un bache o un hoyo en el suelo. Gracias a la corriente de pensamiento actual que propugna el correr descalzo, algunos científicos que se dedican a estudiar la anatomía y el caminar han empezado a tener en cuenta las condiciones del medio moderno (como el calzado o los pañales en niños que están aprendiendo a caminar): «¡Oh, sí, claro! ¡Por supuesto que también hemos de considerar el impacto que causan estos elementos a la hora de estudiar el movimiento en los seres humanos!». Finalmente están reconociendo que lo que sabemos sobre esta actividad en realidad está basado exclusivamente en cómo andamos en un contexto moderno. Si no admitimos que el modelo «normal» del que disponemos actualmente no tiene nada que ver con la naturaleza, las opciones terapéuticas con las que vamos a contar seguirán siendo muy limitadas. Imagina lo que es tratar de resolver un problema relacionado con las cargas, como por ejemplo una osteoartritis en la rodilla, sin tener en cuenta el impacto que el propio medio por el que camina el paciente y los patrones que sigue en su forma de andar tienen sobre las cargas en sí. Para poder optimizar la salud de las articulaciones, debemos utilizar más ampliamente toda su funcionalidad.

patrón en la forma de caminar que hayamos ido desarrollando. Cuando hacemos algo –lo que sea– muchas veces, los tejidos corporales se alteran hasta el punto de necesitar una cantidad similar de tiempo para deshacer dichas alteraciones y adaptarse a los nuevos hábitos.

Cuando comiences a aplicar nuevos movimientos, tienes que ir dejando atrás de forma lenta y progresiva tu cuerpo de siempre para asegurar así que las cargas que reciben los músculos, los huesos y las articulaciones son como quieres que sean. Incluso aunque te pusieras a hacer todos los movimientos físicos propios de una población ancestral podrías no estar teniendo la misma experiencia a nivel celular debido a todas esas zonas de tu organismo que ya están petrificadas. Vamos a ver en profundidad todos esos movimientos –más amplios y difíciles– y esas proezas de fuerza que son propios de los ambientes naturales. Pero, junto con ellos, veremos también ejercicios correctivos que contribuirán a que tu cuerpo recupere la forma que tenía al principio –poniendo así remedio a la falta de fuerza de la que adoleces como resultado de los hábitos que has adoptado hasta ahora–.

EL KIT DE HERRAMIENTAS PARA LA ALINEACIÓN

Sabemos que necesitamos oxígeno para vivir. Sabemos que los tejidos precisan recibir oxígeno para estar sanos. Sabemos que las cargas que hacen falta para suministrar ese oxígeno también estimulan mecánicamente a las células y constituyen otra de sus necesidades biológicas. Pero ¿cómo podemos evaluar el efecto que tiene un movimiento sobre las células, para asegurarnos de este modo de que les estamos aportando el oxígeno y la estimulación mecánica que requieren? Necesitamos una herramienta para medir las cargas, tanto en el cuerpo en su conjunto como en cada una de sus partes. La herramienta que yo utilizo es la alineación.

La *alineación* es el estudio de la interrelación que existe entre las diferentes partes del cuerpo, y entre esas partes y el suelo. La ciencia de la alineación examina cómo una posición corporal determinada modifica las diversas cargas y fuerzas que se generan en el interior del organismo. Cambiar la posición de la pelvis para que los huesos de la cadera soporten más o menos peso, o meter el pecho —bajar las costillas— para de esta manera disminuir la compresión que se produce en los discos de la columna lumbar serían ejemplos de ajustes que se pueden hacer en la postura. La alineación en los seres humanos sirve al mismo propósito que la alineación de las ruedas en un coche: en cada una de sus partes hay una orientación y un rango de movimiento apropiado que minimiza el daño y promueve la longevidad del vehículo —o, en nuestro caso, del cuerpo—.

FUERZA DE REACCIÓN DEL SUELO

Es la respuesta del suelo ante la aplicación de una fuerza: cuando presionamos contra el suelo, este a su vez aplica una fuerza sobre nosotros que es igual en magnitud pero de sentido opuesto.

En un vehículo, la correcta alineación de las ruedas se determina teniendo en cuenta las fuerzas que sufren regularmente en la carretera, las condiciones atmosféricas, el estilo de conducción y el tipo de coche. Todas estas fuerzas y factores se toman en consideración, así como también qué es lo que el piloto quiere hacer con el coche (no es lo mismo un piloto de carreras que alguien que quiere que los neumáticos duren lo más posible). Por supuesto, la correcta alineación de las ruedas no implica que estas tengan que permanecer constantemente en la misma posición, sino que le confiere a las partes individuales del vehículo la libertad necesaria para realizar las maniobras que quiere el conductor sin causarle daños al coche. Por el contrario, cuando las ruedas están mal alineadas, el comportamiento de una rueda puede ocasionar su desgaste prematuro o producir daños en alguna otra parte del coche.

El movimiento es algo dinámico, y el número de fuerzas que soporta cada hueso y cada articulación van variando, pero la alineación es una herramienta que se utiliza para medir estas fuerzas en un momento determinado. Mediante la captura de múltiples «momentos» podemos hacernos una idea detallada de las cargas que soporta el cuerpo a lo largo del tiempo. Una evaluación del movimiento humano a mayor escala requiere la consideración de las fuerzas externas (como la gravedad y la fuerza de reacción del suelo) que se producen durante todo el día, así como las fuerzas que crean el movimiento y las creadas a su vez por este. Y, por supuesto, todos estos movimientos del sistema musculoesquelético también dan lugar a fuerzas a nivel celular, lo que afecta al estado de los tejidos (compuestos por células).

El concepto de alineación, cuando se aplica en el contexto del cuerpo humano, se suele confundir con la postura, pero, al igual que ocurre con los coches, la alineación correcta del cuerpo no implica que haya una posición corporal que tengamos que adoptar todo el tiempo. De hecho, a menudo es precisamente nuestra determinación de mantener una «buena» postura fija lo que está socavando nuestra salud.

La alineación es una herramienta necesaria cuando se trata de cuantificar y comparar el movimiento histórico (cómo se movían nuestros antepasados) con el moderno. Dado que es el tipo y la cantidad de cargas del cuerpo lo que determina en última instancia que este se encuentre en buenas condiciones, necesitamos una plantilla —alguna forma de medir fácilmente el cuerpo y lo que este es capaz de hacer—. Mediante una mejor comprensión de la alineación podemos reconstruir la relación que tenemos con el movimiento.

La alineación se vale de una plantilla básica —un sistema de coordinación— en conjunción con el *sistema anatómico de referencia*. El sistema anatómico de referencia es un conjunto de terminología creada por expertos en este campo que es utilizado por la práctica totalidad de los que se dedican a examinar o a tratar el cuerpo para hablar de las posturas, de posiciones y del movimiento. Hoy en día llevamos ya décadas y décadas de recolección de datos sobre el cuerpo humano, tanto de estudios en vivo como de cadáveres, gracias a los cuales podemos hacernos una muy buena idea de lo que los cuerpos, tanto los actuales como los de otras épocas, eran capaces de hacer –desde el punto de vista de las cargas–. Al comparar un cuerpo humano estático o en movimiento en esta plantilla de referencia, podemos extraer datos basándonos en su geometría.

UTILIZAR EJERCICIOS CORRECTIVOS

Enseñar a hacer ejercicios es algo que, *a priori*, puede parecer muy sencillo, ¿verdad? Pues lo cierto es que no lo es. El movimiento es increíblemente complejo, y, como ya he mencionado anteriormente, la lista de los detalles que se pueden tener en cuenta a la hora de prescribir una serie de ejercicios es interminable. Aunque no nos conozcamos de antes, tú y yo estamos a punto de entablar una relación de profesora-alumno, con la única salvedad de que, en este caso, la comunicación ha de ser unidireccional y no podré darte mi opinión sobre cómo llevas a cabo los ejercicios que presento a continuación. Trataré de ser lo más específica posible, pero voy a pedirte que asumas plena responsabilidad en lo que respecta a escuchar a tu cuerpo.

Esta sección trata de los ejercicios correctivos en general: cómo prepararte para realizarlos, cómo los puedes modificar para adaptarlos a las necesidades específicas del estado actual de tu cuerpo y cómo puedes convertir esta pequeña y limitada lista en una serie interminable de cargas diferentes.

Marcadores de alineación

Estos ejercicios correctivos deben realizarse dentro de unos ciertos parámetros específicos de alineación, de manera que se puedan utilizar plantillas de referencia (modelos) para determinar dónde estamos colocando las cargas.

Cargas en abanico

Usar una carga en abanico significa que una vez que ya hayas dominado la versión más lineal de un ejercicio, puedes comenzar a realizar un movimiento similar pero con un rango de ángulos articulares diferentes. Por ejemplo, en lugar de apuntar con el pie directamente hacia delante como se muestra en la primera versión del estiramiento de pantorrilla, puedes girar un poco el pie en tres o cuatro ángulos diferentes tanto hacia dentro como hacia fuera, parándote para estirar en cada una de estas posiciones.

Trabajar con un abanico de ángulos en las articulaciones ayuda a crear los rangos de carga a los que nos encontraríamos expuestos si estuviésemos interactuando con la naturaleza. Cuando comiences a realizar estas cargas en abanico, recuerda bajar un poco la intensidad y la frecuencia de los ejercicios. Incluso si ya has estado realizando la versión regular de un ejercicio durante cierto tiempo, cada nueva posición crea una nueva carga que tu cuerpo no ha experimentado antes.

Al natural

Puedes realizar estos ejercicios correctivos en la comodidad de tu hogar, pero también incluiré una versión «al aire libre» de algunos de ellos para ayudarte a comprender cómo encajan en el contexto del movimiento natural. De este modo, puedes ir incorporando lentamente estos movimientos en tu vida diaria, y, con el tiempo, cada vez tendrás menos necesidad de seguir un programa fijo y estructurado.

Ten en cuenta que la versión natural que te muestro constituye *la versión más avanzada* del ejercicio en particular de que se trate —es muy posible que años después de haber leído este libro todavía sigas haciendo progresos en sus versiones menos exigentes—.

En algunos casos, es probable que padezcas de ciertas dolencias o que tengas patrones de fuerza que hagan que la versión natural esté contraindicada, pero no dejes que esto te preocupe en lo más mínimo. Compartiendo el sentir de Mark Sisson, uno de los pioneros de la paleonutrición, se trata de progresar, no de alcanzar la perfección.

Progresión

Todos los ejercicios presentados están dispuestos de forma que van de menor a mayor carga. Comienza con las cargas más bajas y, con el tiempo, ve progresando hacia las más altas. Si sientes que un estiramiento o un ejercicio es intenso tal y como lo realizas, no hay necesidad alguna de progresar más allá. No hay ninguna frecuencia o duración de los ejercicios que sea mejor que otra, aunque una mayor frecuencia (es decir, distribuir la repetición de los ejercicios a lo largo de todo el día en lugar de realizarlos veinte veces de una sola sentada) tiende a producir mejores resultados —a menos que, por supuesto, estés haciendo estos movimientos de una manera excesiva y con demasiada intensidad sin prestar atención a las señales fisiológicas del dolor—.

Duración y repeticiones

Al hablar de la actividad física y el ejercicio, estamos acostumbrados a preguntar cuánto tiempo tenemos que estar haciendo algo y cuántas veces —cuántas repeticiones—, pero en lo que respecta a estos ejercicios correctivos no existe una respuesta simple y válida para todos los casos. Sencillamente mantén el estiramiento el tiempo que quieras y realízalo tantas veces como creas que necesites. El objetivo final de este libro es deshacer los hábitos propios de las conductas estacionarias y las tareas repetitivas, y lo cierto es que no disponemos de ninguna información que nos diga el número mínimo de repeticiones que son necesarias para crear nuevos patrones de comportamiento.

En lugar de enfocar los siguientes capítulos como si fuesen un programa de ejercicios (estoy de acuerdo en que, en cierto sentido, lo es), piensa en esta parte del libro —que trata sobre movimientos específicos— como si fuese un nuevo lenguaje que estás aprendiendo a hablar. Tras cinco años estudiando español, era capaz de hablar en este idioma de una forma más o menos decente, pero después de un mes que pasé viviendo en el Yucatán acabé incluso soñando en español. Llegó un momento en el que fue mi cerebro el que tomó las riendas, por lo que ya no tenía que esforzarme tanto para hablar en esta lengua. Así que te recomiendo que enfoques el resto de este libro con el interés de llegar a «hablar» *con soltura* el idioma del movimiento. La postura física es una de las formas de comunicación más primarias y ancestrales de que disponemos, ¡y ya es hora de aprender a «decir» lo que piensas mediante la configuración de tu cuerpo!».

CAPÍTULO 6

Los pies, la postura sedente y la **BIPEDESTACIÓN**

Toda la información que contiene este libro es esencial, pero si tuvieses que seguir los consejos de un único capítulo, que sean los de este. Independientemente de cuál sea tu estado físico actual, hay tres ajustes de los que siempre puedes beneficiarte: tu calzado, la forma en la que te sientas y cómo estás de pie.

RECUPERAR LA PLANTA DEL PIE

Ya he comentado brevemente la inmovilización crónica que produce el hecho de pasar mucho tiempo sentado, pero incluso alguien que permanezca en esta postura con la determinación de un *ninja* tiene que levantarse para ir al baño o para comer algo de vez en cuando. Por el contrario, nuestros pies están casi siempre sometidos a la inmobilización causada por el uso constante de calzado. Durante todo el día, los dedos de los pies se ven presionados y constreñidos por las paredes laterales de los zapatos. La elevación de talón propia del calzado (cualquier tacón, incluso esos tacones razonables que no miden más de un par de centímetros o la pequeña elevación de los zapatos «planos») hace que nos pasemos el día entero con el tobillo en una posición de ligera flexión plantar (con los dedos inclinados hacia abajo). En el caso de que creas que no llevas tacones, ¿por qué no tomas una cinta métrica y mides la elevación que tienen en la zona del talón tus zapatillas de deporte favoritas? Años y años con los pies contraídos para no perder las sandalias han hecho que las articulaciones de los dedos de los pies se arqueen y se fusionen. Casi desde el momento en que nacemos, nuestros pies no han tenido demasiadas oportunidades de trabajar su musculatura y, como resultado, la fuerza muscular de la pantorrilla, su densidad ósea y la salud de los nervios que la recorren se han visto mermadas.

Pero no todo es culpa de los zapatos. Como ya dije en el capítulo anterior, la presencia constante de una superficie plana y uniforme crea un efecto de inmovilización por defecto. Caminar repetidamente sobre terreno uniforme impide que se lleven a cabo el resto de los movimientos articulares que no sean aquellos necesarios para caminar en llano. Todas las demás configuraciones articulares que nuestros pies y tobillos son capaces de adoptar han quedado anquilosadas.

Los pies son unos órganos extremadamente hábiles, no únicamente para sostenernos en pie y ayudarnos a movernos por el terreno, sino que, además, la planta del pie es por sí misma un órgano sensorial en toda regla, tal y como puedan serlo la nariz o los ojos. La distorsión ósea que se produce al pisar algo crea una «imagen» neurológica en el sistema corporal que hace que tengamos consciencia de la posición en la que estamos. Esta distorsión articular —al igual que el oído, la vista y el olfato— nos proporciona información sobre el medio en función de la cual el cuerpo responde. El elevadísimo número de puntos de adherencia que actualmente presentan los pies de los individuos de las sociedades modernas interfiere en la comunicación entre el cerebro y el resto del cuerpo, y, cuando caminamos o cuando estamos de pie, el sistema de ajuste postural del organismo transmite información inexacta sobre el medioambiente en el que nos encontramos.

Por ejemplo, imaginemos que alguien está a punto de pisar este montón de piedras:

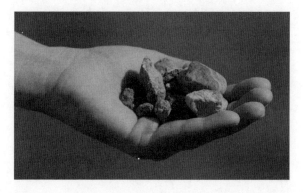

Un pie que se encuentre bien, ágil y flexible será fácilmente deformado por las piedras, creando así una configuración particular. Después, la información sobre esta forma es transmitida al cerebro a través del sistema nervioso sensorial y este genera una imagen de «lo que estoy pisando».

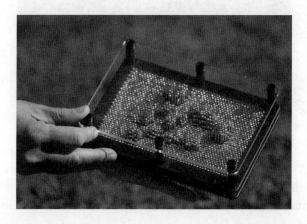

La transmisión de información clara y precisa al cerebro hace que este pueda integrar dicha información y responder con los más sutiles cambios en el tobillo, la rodilla, la cadera o la pelvis —unos cambios que permiten que el resto del cuerpo siga avanzando sin sufrir una distorsión o una aceleración significativas (ambas precursoras de la caída)—.

Ahora imaginemos que alguien sin demasiada movilidad en los pies pisa el mismo montón de piedras.

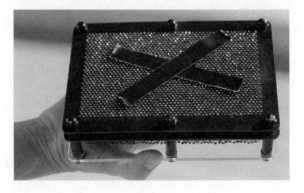

La imagen que se crea en el cerebro de esta persona no se corresponde bien con el terreno real sobre el que se encuentra ni lo refleja.

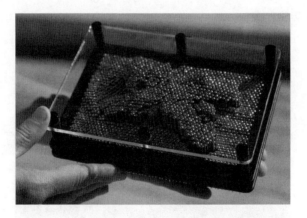

La imagen está distorsionada, y, por ello, también lo estará la reacción del cuerpo de esta persona a la superficie de las piedras. Cuando estos pies presentan tantas adherencias, pequeños obstáculos como una leve grieta en la acera o un pequeño boquete en el suelo pueden inducir una caída o un esguince en el tobillo, porque el pie ha perdido su sensibilidad y su movilidad y, por lo tanto, también su capacidad de decirle al cerebro cómo dirigir al resto del cuerpo en respuesta a la información recibida. Cuando además de haber zonas de adherencia en los pies, estas también están presentes en las caderas, las rodillas, la espalda y los hombros, el movimiento puede llegar a ser extremadamente doloroso; en estos casos caminar deja de ser una serie organizada de pasos y se convierte en un mero ir dando bandazos de un lado a otro.

INMOVILIZADOS POR LOS ZAPATOS

Años y años sentenciando a nuestros pies a la condena de los zapatos hacen que la gente padezca atrofias significativas en los músculos de los dedos de los pies y en los situados entre los huesos del pie (que son los que le confieren su característica forma de arco), así como un acortamiento (semi)permanente del tendón de Aquiles y de los grupos musculares de la pantorrilla.

La interacción que se produce entre el pie y el calzado es tan compleja que he escrito un libro entero dedicado en exclusiva a este tema. Aquí, no voy a extenderme en los detalles sobre qué es lo que falla en los pies y el calzado. En lugar de eso me centraré en el movimiento del pie, y más específicamente en los ejercicios correctivos que son necesarios para revertir los efectos que causa la inmovilización en los dedos de los pies, en los huesos individuales que los componen y, más importante aún, en la parte posterior de las pantorrillas.

Estiramiento de pantorrilla

Marcador de alineación del pie: utiliza estos puntos aproximados para alinear el pie hacia delante.

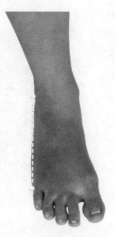

Coloca una toalla gruesa plegada y enrollada en el suelo y ponte frente a ella. Písala con el pie descalzo, colocando la almohadilla del pie en la parte superior de la toalla y teniendo cuidado de mantener el talón en el suelo. Ajusta el pie de manera que apunte hacia delante. Manteniendo el cuerpo erguido (con los hombros y las caderas situados sobre los talones), da un paso hacia delante con el pie contrario.

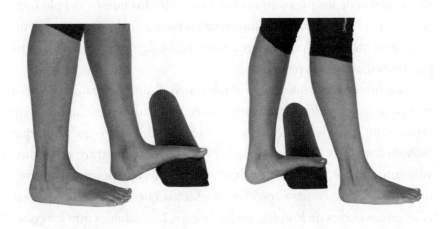

Cuanto más tensos estén los músculos y los tendones de la pantorrilla, más difícil te resultará pasar el otro pie por delante. Hay mucha gente que no es capaz de dar este paso y que tiene que mantener el pie por detrás de la toalla. Muchos otros sí pueden llevar el pie contrario hacia delante, pero únicamente apretando mucho las nalgas, los cuádriceps... y la mandíbula. Avanza únicamente hasta donde puedas seguir manteniendo el resto del cuerpo relajado. Repite el ejercicio con el otro pie.

Para aumentar la carga podemos utilizar una

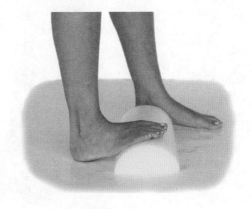

guía de teléfonos o medio rodillo de espuma (el de la foto tiene 7,5 centímetros de alto).

Cuanto más elevado sea el objeto sobre el que se pisa, mayor será la carga y más difícil resultará levantar del suelo la otra pierna. Ve progresando poco a poco y de forma prudente y sensata.

Estiramiento de pantorrilla en abanico

Comienza con el pie girado hacia fuera 45° y ponlo sobre la toalla enrollada (o el rodillo de espuma) como si fueras a realizar el estiramiento de pantorrilla que acabamos de ver. Ve haciendo pequeños incrementos de 5-10° y carga la pierna con este ángulo articular siguiendo los parámetros vistos en el ejercicio anterior (estiramiento de pantorrilla).

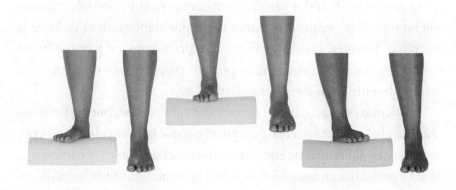

Al natural

La carga en dorsiflexión (con el tobillo doblado en un ángulo menor de 90°) que se crea en el estiramiento de pantorrilla la encontramos de forma natural cuando caminamos cuesta arriba y tenemos que apañárnoslas para atravesar terrenos llenos de detritos y cascotes. Cuando vayas cuesta arriba, presta una especial atención a la parte trasera del talón para mantenerlo en contacto con el suelo a medida que vayas avanzando (en lugar de echar todo el peso hacia delante, hacia los dedos de los pies).

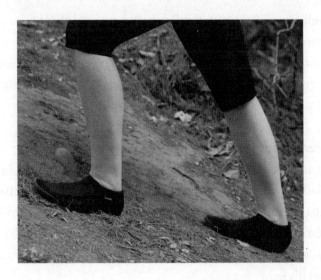

Hay un momento en el que el talón se levanta de forma natural, pero por culpa de todos los años que hemos pasado llevando calzado, dicho momento se produce antes de lo que debiera en el ciclo de la marcha. También puedes realizar el estiramiento de pantorrilla en troncos o rocas que encuentres por ahí cuando estés de excursión, especialmente si vas caminando con niños.

Además de practicar este estiramiento al aire libre, puedes llevarlo a cabo también en tu hogar con cualquier cosa que haya por el suelo. Yo, por ejemplo, he sido capaz de encontrar estimulaciones únicas y particulares a lo largo del día sin necesidad de salir a la naturaleza valiéndome del te-

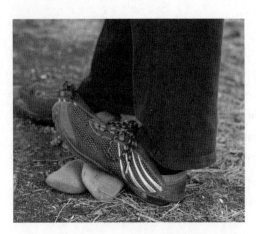

rreno enormemente variado y diverso que se genera al tener niños pequeños en casa. Eso sí, no recomiendo hacer el estiramiento de pantorrilla pisando matatenas o piezas de Lego... especialmente en mitad de la noche. A menos que no te importe dejar salir por tu boca un buen puñado de maldiciones.

Estiramiento de la parte superior del pie

Años soportando tensión en las pantorrillas significan años de tensión excesiva entre la espinilla y el pie. Este estiramiento aplica una carga de tensión sobre los tejidos que hay entre el pie y la espinilla, así como a los músculos que se encuentran entre los dedos del pie y el propio pie. Nota: si tienes hipermovilidad en los tobillos (esto es, si cuando estiras el pie el ángulo del tobillo llega a 180° o más), centra el estiramiento más entre los dedos de los pies y el pie y no entre el tobillo y la espinilla.

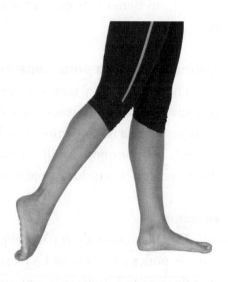

Ponte de pie, descalzo, y echa una pierna hacia atrás, metiendo los dedos hacia atrás como se muestra en la foto, asegurándote de mantener el torso en posición vertical (es muy común inclinar la pelvis o la parte superior del cuerpo hacia delante).

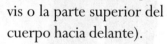

Si estos músculos —responsables de «agarrar» cosas con los pies— están tensos y contraídos, puede que se produzcan calambres en los pies al realizar este ejercicio; para evitarlo, intenta realizarlo más a menudo pero durante menos tiempo. Para reducir la carga también puedes probar a hacer este ejercicio sentado o a llevar la pierna menos hacia atrás. Por el contrario, para aumentar la carga, no tienes más que echar la pierna que estás estirando más hacia atrás.

Estiramiento de la parte superior del pie en abanico

Puedes ampliar el rango de este estiramiento de dos maneras. La primera consiste en ir presentando diferentes partes del tobillo rotando la pantorrilla en diferentes ángulos, tal y como se ve en la foto. La segunda es dejar que el tobillo caiga hacia la derecha o la izquierda en distintos ángulos, como se muestra en la imagen.

Al natural

El estiramiento de la parte superior del pie resulta muy útil a la hora de poder sentarse con las piernas dobladas hacia atrás, una postura de descanso muy común en muchas sociedades que no usan sillas. Consulta la página 163 para ver más ejemplos de este tipo de posiciones.

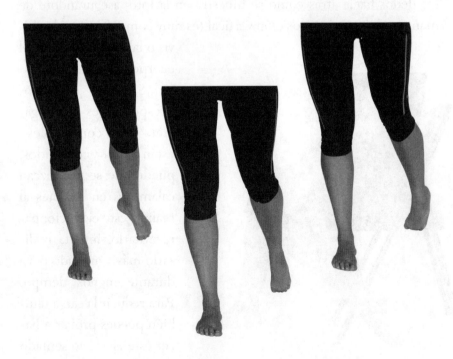

Estiramiento de las dos pantorrillas

Una adaptación que se produce comúnmente debido a la elevación del tobillo propia del uso de calzado es una ligera pero constante flexión de la rodilla. E incluso si no eres de los que suelen llevar calzado muy elevado, es muy posible que hayas oído que «mantener las rodillas ligeramente flexionadas» es una recomendación postural acertada, pues es algo que se cita con relativa frecuencia. Si bien esta postura puede resultar adecuada en ciertas situaciones (como, por

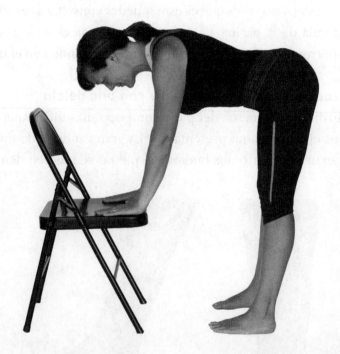

ejemplo, si uno tiene que estar de pie durante una hora sosteniendo la tuba en una banda de música), en general la flexión crónica de la rodilla no resulta una posición óptima para el organismo.

La flexión de rodilla no solo acorta los músculos de la pantorrilla sino también los de la parte trasera del muslo. Con el tiempo, este acortamiento puede tirar de la pelvis y hacer que esta adopte una inclinación posterior, la cual también tiende a flexionar las vértebras inferiores de la columna.

El estiramiento de las dos pantorrillas intensifica las cargas del estiramiento individual de pantorrilla visto anteriormente y también afecta a los músculos isquiotibiales, especialmente si se saca un poco la pelvis,* creando de este modo una ligera curvatura en la zona lumbar.

Al igual que en cualquier otro ejercicio, forzar la curvatura de la espalda baja no es lo más recomendable —aunque estirar la columna con fuerza para crear curvatura no es lo mismo que soltar los músculos que, para empezar, impiden que dicha curvatura se forme naturalmente—. En lugar de levantar el coxis, deja que la propia gravedad haga que las CIAS (si no sabes qué es esto, puedes consultar la explicación de anatomía de la página 171) desciendan hacia el suelo y simplemente permite que la curvatura se vaya desarrollando con el tiempo.

Movilización de los huesos del pie con una pelota

Movilizar los huesos del pie es un poco más difícil que el resto de los ejercicios aquí presentados. La gran cantidad de músculos que se extienden entre los huesos del pie no se mueven demasiado

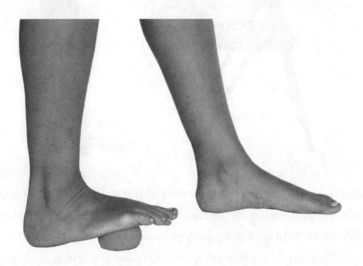

---

* N. del T.: *Meter la pelvis* (o, también, echar la cadera hacia atrás) es el movimiento mediante el cual la pelvis rota respecto a su eje lateral, de forma que el coxis desciende y se desplaza hacia delante y la parte anterior de la pelvis asciende y se desplaza hacia atrás, reduciendo de este modo la curvatura de la zona lumbar. *Sacar la pelvis* (o, también, echar la cadera hacia delante) sería el movimiento contrario, el cual potencia dicha curvatura.

(como, por ejemplo, los de los brazos o las piernas), por lo que la mejor forma de movilizarlos es pisar algún bulto o protuberancia. Pero hacer esto cuando tenemos los pies tensos y agarrotados puede resultar muy doloroso, así que, para evitar una carga excesiva, comienza poniendo el pie sobre una pelota de tenis. Ve moviendo el pie un poco hacia delante y un poco hacia atrás, un poco a la izquierda y un poco a la derecha. Usa la pelota del mismo modo que usarías una aspiradora, es decir, ve peinando la superficie y llegando sistemáticamente a cada centímetro de la planta del pie realizando movimientos que sigan un patrón organizado.

Si el ejercicio se hace sentado, las cargas son más pequeñas, mientras que la mayor carga la conseguimos estando de pie y apretando la pelota contra el suelo. Otras maneras de jugar con las cargas son ir variando la forma y la densidad de la pelota. Cuanto más pequeña y más dura sea esta, mayor será la carga. (Las pelotas que yo prefiero para estos ejercicios son las que han sido específicamente diseñadas para este propósito. En el apéndice puedes ver mis recomendaciones).

Movilización de los huesos del pie en abanico

Las alfombras de guijarros o de adoquines son una muy buena manera de caminar «por las piedras» en la comodidad de tu propio hogar y son un complemento excepcional en las mesas para trabajar de pie. También puedes hacerte tu propio camino de guijarros, dentro o fuera de casa, creando un pequeño marco de madera y llenándolo de arena y de piedras de diversos tamaños. Caminar sobre este tipo de estructuras unas cuantas veces al día proporciona la estimulación necesaria a la musculatura de los pies, los cuales se adaptan volviéndose cada vez más fuertes y más capaces de soportar este tipo de fuerzas durante periodos de tiempo más prolongados.

Al natural

Para generar estas cargas de forma natural podemos, cómo no, caminar al aire libre con los pies descalzos. Hoy en día están apareciendo cada vez más espacios urbanos propicios para andar descalzo

–lugares en los que los detritos que pudieran resultar peligrosos están minimizados, donde el terreno varía y en los que hay muchas posibilidades para la estimulación de los pies–. Además de los beneficios que produce «tener los pies en la tierra» e interactuar directamente con el medio a través de nuestros pies, los terrenos naturales también constituyen el mejor lugar para la adaptación de la piel.

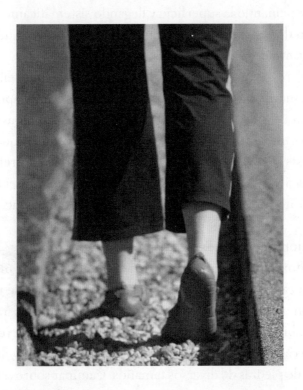

Como veremos en el capítulo 7, que habla de colgarse y balancearse, muchas veces es la propia debilidad de la piel lo que nos impide utilizar los músculos de una manera natural y sinérgica. Endurece los pies caminando por terrenos que les afecten de diferentes formas. El callo que te saldrá al andar descalzo al aire libre será la zona de tu cuerpo que mejor circulación tenga y la que mayor actividad celular presente. Los callos y las durezas son problemáticos únicamente cuando están justo al lado de piel que no se ha adaptado. Puede que al principio un callo aislado te parezca un problema, pero en realidad es la clave que te va a permitir ir haciendo movimientos cada vez más y más fuertes. Así que intenta desarrollar callos en los pies más uniformemente y empléalos como una herramienta para obtener información biológica sobre tu organismo. A mí, por ejemplo, cuando me cuelgo mucho de las manos, me salen menos callos en el índice de ambas manos en comparación con el dedo corazón. Esto me permite saber que no me agarro tanto con el índice, y, cuando me cuelgo, trabajo más ese dedo conscientemente para distribuir así más uniformemente el trabajo que realiza la zona superior de mi cuerpo.

Y una anécdota graciosa sobre este tema: cuando mi marido estuvo en Tailandia, le dieron un masaje y le hicieron la pedicura. Extasiado de gozo, se pasó la mitad del tiempo medio adormilado, y cuando se despertó al final de la sesión, quedó horrorizado al comprobar que la masajista le había quitado todos los callos —¡unos callos que le había llevado décadas conseguir!—. Estuvo durante un año sin poder caminar «normalmente», hasta que le volvieron a salir. Toda su cadena cinética —sus músculos y los patrones sobre la base de los cuales los usaba— dependían de la interacción que se producía entre sus pies (los pies que tenía *antes* de la sesión, en todo caso) y el suelo.

Predigo que, en el futuro, los investigadores del movimiento se darán cuenta del error que supone estudiar la cadena cinética sin tener en consideración la interacción que se da entre la piel y el suelo.

Los pies en la vida diaria

Para lograr que nuestros pies tengan más movilidad hay cosas que *podemos hacer*, como por ejemplo los ejercicios enumerados anteriormente, pero, aparte de eso, también hay otras que están a nuestro alcance y que no requieren demasiado esfuerzo. La primera de ellas sería escoger un buen calzado. Puedes pasarte veinte minutos al día estirando las pantorrillas, pero si sigues poniéndote un tipo de calzado que las acorte, la proporción de tiempo que pasas estirándolas en relación con la del tiempo que se acortan no juega a tu favor. Al escoger un tipo de calzado que no tenga el talón elevado, lo que estás haciendo es esencialmente cargar estos tejidos de una manera más óptima que si estuvieras usando algún tipo de tacones. Y lo mismo ocurre con el espacio disponible para los dedos del pie.

Si los zapatos que usas actualmente te limitan el rango de movimiento en los dedos de los pies, eso indica que estás pasando la mayor parte del tiempo constriñéndolos. Hazte con un tipo de calzado más ancho o que sea lo suficientemente flexible como para que puedas separar bien los dedos estando sentado, de pie o caminando. Los calcetines específicos para realinear el pie son otra forma de estirar los dedos que te permite estar haciendo otras cosas a la vez. Puedes llevarlos puestos mientras ves la tele, mientras preparas la cena o mientras duermes y, de esta manera, aumentar la cantidad de tiempo que estás «trabajando en tu cuerpo» sin necesidad de dedicarle ningún tiempo adicional.

TOMA DE TIERRA

¡Los zapatos que llevas no afectan tan solo a tus pies! Los datos más recientes indican que el calzado no solo altera la función de las rodillas, las caderas y la columna vertebral, sino que también puede influir en el proceso de conducción de electrones entre el suelo y el cuerpo. La expresión *toma de tierra* hace referencia a la interacción que se produce entre los electrones del cuerpo y de la tierra. Las investigaciones realizadas a este respecto demuestran que este factor puede influir favorablemente en aspectos fisiológicos como el sueño o la reducción del dolor. De hecho, el tiempo que pasamos descalzos muy bien pudiera ser esencial para nuestro óptimo funcionamiento.

LA POSTURA SEDENTE

Pasamos una gran parte del día sentados, lo cual está bien. Estar sentados es algo completamente natural —por ejemplo, para charlar con los amigos y descansar un poco—, pero en realidad no hay nada que nos obligue a pasar sobre una silla todo el tiempo que permanecemos en esta postura. Por ejemplo, puedes sentarte en el suelo en lugar de hacerlo en el sofá. ¿Qué ganas al sentarte en el suelo? Para empezar, hay una gran cantidad de posturas en las que puedes disponer las articulaciones, y cada una de ellas genera un patrón de cargas diferenciado y particular.

El antropólogo Gordon Hewes fue uno de los primeros (y, desafortunadamente, también uno de los pocos) científicos que se interesaron por el estudio de las posturas corporales de los seres humanos y su relación con la comunicación y la cultura. Este interés le llevó a dedicar unos cuantos años a recopilar las formas en las que la gente se sentaba a descansar en las distintas partes del mundo. Aquí tenemos una ilustración adaptada de sus investigaciones:

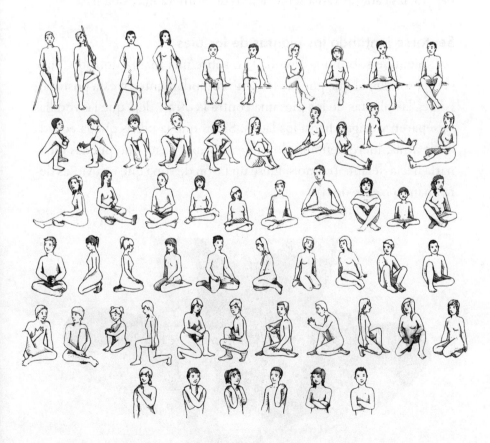

Pero ¡sentarse en el suelo no es tan fácil como algunos piensan! No se trata únicamente de que la postura sedente nos haya hecho perder movilidad, sino que, además, nuestra estructura ósea se ha adaptado a la postura propia de estar sentado en una silla; esto ha hecho que algunas otras posiciones nos sean totalmente inalcanzables sin una importante revisión previa de nuestros hábitos.

Incluso para algo tan simple como «sentarnos en el suelo» puede que nos haga falta ayuda. Para movilizar las caderas y las rodillas y poder así sentarte en algo que no sea una silla, prueba a realizar los siguientes estiramientos. No obstante, resulta adecuado partir del rango de movimientos que tu cuerpo tenga en este momento, ¡lo que significa que, para la mayoría, las almohadas por el suelo y las mantas enrolladas debajo de las caderas van a ser artículos de primera necesidad!

Sentarse juntando las plantas de los pies

Siéntate sobre una almohada o sobre una manta doblada (elige el espesor con el que puedas sentarte cómodamente en esta postura), coloca las plantas de los pies una contra la otra y deja que las rodillas se separen y caigan hacia los lados. Si ves que la pelvis queda echada hacia atrás, incrementa la altura de la manta hasta que puedas inclinarla hacia delante (como si fuese un tazón de sopa que estuvieses derramando frente de ti).

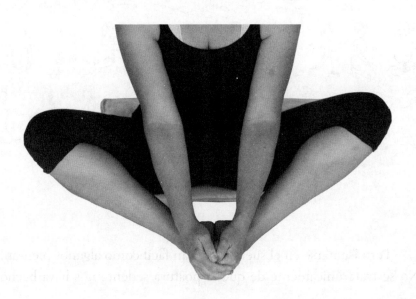

Sentarse juntando las plantas de los pies en abanico

Puedes echarte hacia delante para estirar un poco más la zona de las ingles, y también puedes girar el torso hacia la derecha y la izquierda para modificar de este modo el perfil de carga —algo ideal para hacer juegos con tus hijos—.

Sentarse con las piernas cruzadas

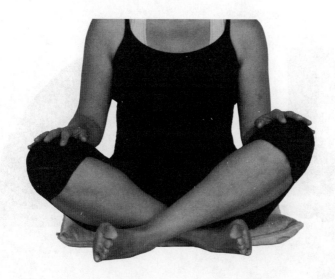

Partiendo de la posición anterior, cruza una espinilla por encima de la otra. Prueba diferentes combinaciones de giro e inclinación hacia delante. También puedes ir modificando la distancia entre los pies y las ingles. Muévete lentamente como si estuvieses pintando un círculo imaginario en el suelo a tu alrededor. Mientras vas haciendo estas torsiones de tronco e inclinándote hacia delante, haz lo que puedas por mantener las nalgas bien ancladas al suelo. Repite el ejercicio cruzando por encima la pierna contraria.

Sentarse con las plantas de los pies apoyadas en la pared

Coloca las plantas de ambos pies contra una pared, asegurándote de elevar las caderas con cojines o almohadas hasta que puedas estirar las rodillas cómodamente. Relaja el torso y déjalo caer sobre los muslos sin forzar y sin rebotar. Y, ahora, ¿quieres sentir algo realmente increíble? Tras haber relajado el torso hasta donde pueda llegar, relaja también la cabeza y déjala caer hacia los muslos. Al disminuir la tensión de la parte inferior de la nuca incrementamos la tensión por toda la columna. Este estiramiento va más allá de los músculos individuales y es una muy buena manera de cargar el tejido conectivo que envuelve los músculos de las piernas, de la columna y de la cabeza.

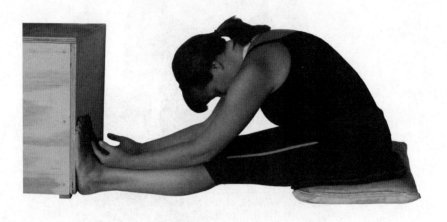

Sentarse en V

Este estiramiento está sacado directamente de las clases de educación física del colegio, ¡pero es muy efectivo! Sentado sobre una pequeña almohada, abre las piernas hasta que encuentres tu límite de tensión en las ingles y permanece en esa posición durante unos instantes. Inclínate hacia delante y ve moviéndote de una pierna a la otra como si estuvieses pintando la forma de un arco iris. Puedes pararte un tiempo en cada punto o ir moviéndote suavemente de un lado a otro. Cada una de estas dos opciones (mantener la postura estática o estirar mientras te mueves) crea cargas diferentes y únicas.

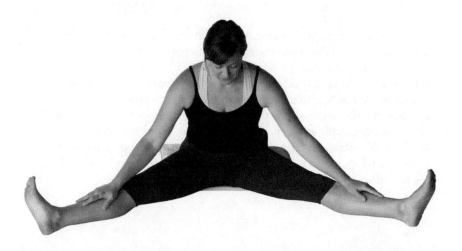

ALTERNATIVAS A LAS MESAS TRADICIONALES (EN LAS QUE HAY QUE TRABAJAR SENTADO)

Hoy en día hay toda una corriente de pensamiento en auge a favor de la utilización de mesas y escritorios en los que poder trabajar de pie, y yo sin duda estoy encantada al ver que la gente está empezando a ser consciente de los peligros que tiene estar sentado todo el día. Sin embargo, me gustaría resaltar que no podemos limitarnos simplemente a sustituir un tipo de mesa por otro y asumir que, por el mero hecho de hacerlo, ya hemos resuelto el problema.

Si decides permanecer de pie durante la mayor parte de tu jornada de trabajo, has de tener en cuenta algunas cosas. Una de ellas es que no es necesario que te gastes una gran cantidad de dinero en comprar un escritorio elevado de alta calidad, pues aunque se pueden encontrar mesas para trabajar de pie de muy diversos precios y materiales, el concepto en sí es bastante simple. Ahora mismo podrías, simplemente, poner el ordenador en un mostrador elevado, colocar una caja a la que le habrás dado la vuelta en tu mesa de trabajo habitual o irte a trabajar a la barra de un bar, todo ello sin tener que ahorrar ni esperar a que te llegue el envío de tu nueva mesa elevada. También puedes poner una toalla enrollada o medio rodillo de espuma en el suelo, de manera que puedas aprovechar el tiempo que pases de pie para realizar el ejercicio del estiramiento de pantorrilla (ver las páginas 151 y ss.) y el de elevación de pelvis (ver el capítulo 9). Cambia el peso del cuerpo de una pierna a otra con frecuencia. Considera también la posibilidad de tener una alfombra de guijarros sobre la que estar de pie para mantener los músculos intrínsecos de los pies trabajando mientras permaneces en esta postura. Y, por supuesto, haz descansos a menudo y muévete un poco.

En todo caso, recuerda que *cualquier* mesa de trabajo en la que no haya que utilizar la habitual silla de oficina es beneficiosa y que cuanto más cambies de posición, mejor. Si tienes un ordenador portátil, hay muchas posiciones diferentes en las que puedes trabajar: sentado en el suelo con el ordenador sobre una caja, de rodillas con la cadera echada hacia delante o incluso tumbado. Cambia de postura con frecuencia y, por encima de todo, como siempre, muévete –todo lo que puedas–.

Sentarse en la vida cotidiana

Estamos tan imbuidos de la mentalidad del *ejercicio* que hay toda una serie de posiciones corporales concretas que tendemos a asociar con un lugar o un entorno especializado –por ejemplo, pensamos que para movernos y sentarnos de forma distinta necesitamos una clase, un instructor, una esterilla y un tiempo especialmente dedicado a la realización de ciertos ejercicios–. Si ya les dedicas una hora al día a estas actividades, genial, pero, después, no eches a perder todos tus esfuerzos sentándote en una silla o en un sofá –la práctica que más realizamos a lo largo del día–. En lugar de eso, siéntate en el suelo durante las comidas, para leer, para charlar o simplemente para ver la tele. No se necesita ningún esfuerzo adicional. Bueno, tal vez un poco: subir y bajar del suelo requiere un rango de movimientos más amplio en las piernas, lo que, a su vez, las mantiene lo suficientemente fuertes como para poder hacerlo. No te das cuenta de que has perdido la capacidad de bajar y subir desde el suelo hasta que un día lo intentas y, ¡sorpresa!, no te resulta tan fácil como lo fue una vez. Una nota interesante: cuanto más necesites ayudarte con las manos y las rodillas para levantarte del suelo, mayor será el riesgo que tengas de morir por todo tipo de causas fisiológicas. ¿Quieres mantenerte funcionalmente fuerte? En ese caso, baja y sube del suelo todos los días, y así habrás introducido algo más de ejercicio en tu vida diaria.

LA BIPEDESTACIÓN

Probablemente pases mucho tiempo haciendo cosas de pie. En el supermercado, en el banco, mientras charlas con la gente en el trabajo, etc. Y si tienes niños, puede que estés mucho tiempo de pie mientras ellos juegan o practican sus actividades. En bipedestación, el peso del cuerpo crea una carga mucho mayor que cuando estamos sentados. Sin embargo, es la forma en la que permanecemos de pie –el *cómo*– lo que determina dónde está ese peso, lo que, a su vez, define qué tejidos son los que están soportando la mayor parte de la carga.

Hay ciertos patrones de carga, o ciertas posturas, que afectan a cómo pueden participar los músculos en la distribución de la carga. Aquí podemos ver algunas variaciones de una postura común, provocada por estar sentado excesivamente, por el calzado con elevación en el talón y por los refuerzos culturales:

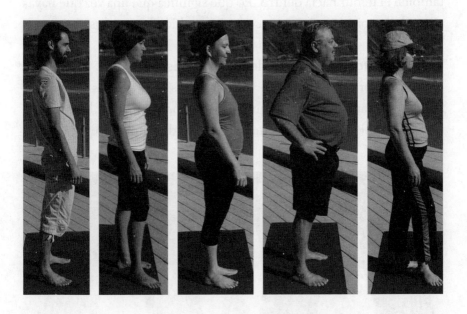

Date cuenta en esta serie de imágenes de las diferentes maneras en que la pelvis puede girar y sobresalir hacia delante, en cómo el pecho y las costillas están echados hacia arriba y los pies girados hacia fuera. Una vez más, al igual que ocurre con la posición sedente, no hay nada de malo en esta posición en particular; lo que ocurre es que hemos utilizado esta única postura durante la mayor parte de nuestra vida y, ahora, los tejidos sufren por ello. Así que empieza por realizar los siguientes pequeños ajustes.

Pon los pies derechos

Alinea los pies de modo que se parezcan más a los neumáticos de tu coche cuando estás conduciendo en línea recta. Seré más específica cuando lleguemos al capítulo en el que se tratan los detalles de la marcha (de caminar), pero por ahora simplemente trata de corregir parte del giro de los pies. Años y años caminando sobre un terreno muy concreto (sobre suelos lisos y llanos y con calzado con el talón elevado) han dado lugar a cambios en los tejidos blandos de la pantorrilla, por lo que, en un primer momento, para realizar este ajuste hay que girar también el fémur hacia dentro. Lo que significa que una vez que hayas ajustado los pies, tendrás que corregir también los muslos. Así que...

Haz una rotación externa de los fémures

Es mejor que la primera vez que hagas esto utilices un espejo. Súbete los pantalones hasta que queden por encima de las rodillas. Coloca el espejo detrás de ti, inclínate hacia delante y observa la parte

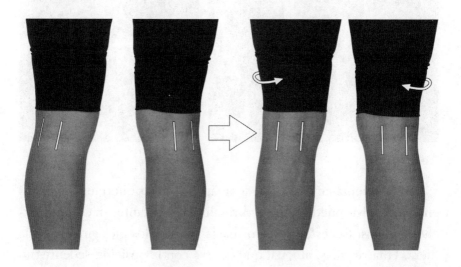

posterior de tus rodillas. A mí me gusta llamar a esta zona el *hueco de las rodillas*. Con los pies apuntando hacia delante, es muy probable que estos huecos estén situados en los lados de las piernas, por lo que has de devolverlos a su lugar, que es justo detrás de ti. Para hacer esto, tienes que rotar los muslos hacia fuera —un movimiento que provoca que las rótulas se alejen de la línea media y que los huecos de las rodillas se acerquen a ella—.

Lo ideal es que utilices los rotadores profundos de cadera para crear este movimiento, aunque lo más probable es que al principio tenses los cuádriceps para hacerlo. Así que...

Encuentra la posición neutra de la pelvis

Cuando estás de pie, el impulso que sufre tu pelvis hacia delante hace que los músculos de la parte frontal del muslo (los cuádriceps, el

---

UN POCO DE ANATOMÍA

La pelvis está formada por tres huesos: dos huesos ilíacos (uno a la derecha y otro a la izquierda) y el sacro, que está en la espalda. Las crestas ilíacas anterosuperiores (CIAS) son las proyecciones óseas más prominentes que se encuentran en la zona anterior (delante) y superior (arriba) a ambos lados de la pelvis. Comúnmente solemos referirnos a estos puntos como los huesos de la cadera (como, por ejemplo, cuando decimos: «Pon las manos sobre las caderas»).

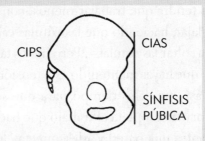

La sínfisis púbica es la articulación en la que se unen los dos huesos de la cadera. Es la prominencia ósea más baja que hay justo antes de «las posaderas» (es decir, de la zona que entra en contacto con la silla al sentarnos).

---

músculo ilíaco y el psoas) tengan que trabajar más que los de la parte posterior. Para distribuir más uniformemente el trabajo necesario para estar de pie, puedes echar hacia atrás la pelvis, de manera que las caderas queden alineadas verticalmente con respecto a las rodillas y los tobillos (ver la imagen de la página siguiente).

Una vez que hayas echado la pelvis hacia atrás, puedes localizar el punto en el que esta se encuentra en posición neutra. Algunas personas definen esta disposición como la alineación horizontal a cada lado del cuerpo de la cresta ilíaca posterosuperior (CIPS) y la cresta ilíaca anterosuperior (CIAS), mientras que otras se refieren a ella como la alineación vertical de las CIAS y la sínfisis púbica. Aunque entre estas dos disposiciones no hay más que una ligera diferencia, yo prefiero esta última, pues los puntos de referencia de la parte delantera de la pelvis son más fáciles de ver y de sentir —mucho más fáciles de manejar—, mientras que en muchas ocasiones los posteriores están situados bajo una gruesa capa de tejido blando, por no mencionar que, al estar detrás, son mucho menos prácticos. Usar la referencia de las CIAS y la sínfisis púbica hace que sea más sencillo corregir la postura a lo largo del día. Y ahora ya te encuentras en la posición perfecta para lo que viene a continuación.

Relaja las rótulas

Una vez que ya hayas echado la cadera hacia atrás, la parte delantera de los muslos tendrá que trabajar menos, con lo que los cuádriceps se pueden relajar, haciendo que las rótulas caigan hacia el suelo —esto se denomina soltar las rótulas—. Pero ¡no es tan fácil como parece! Es muy posible que hayas mantenido esta tensión en los cuádriceps durante décadas, así que dales tiempo para que se vayan relajando. Para eliminar de forma completa el trabajo que hacen los cuádriceps, apoya la cadera contra una pared y «desconecta» los muslos durante unos momentos. A veces también ayuda inclinarse un poco hacia delante mientras se está apoyado en la pared.

Una vez que los cuádriceps ya estén sueltos, prueba a ver si eres capaz de ponerte derecho sin que vuelvan a entrar en acción. Es necesario un cierto tiempo para desarrollar la fuerza necesaria en la parte posterior del muslo, por lo que cuando no estás inclinado hacia delante puede que te dé la sensación de que te vas a caer. El uso de pequeñas cargas (léase: echar la cadera hacia atrás un poco más cada vez durante un mes) debería ser suficiente para que estos músculos se pongan al día.

De pie en la vida diaria

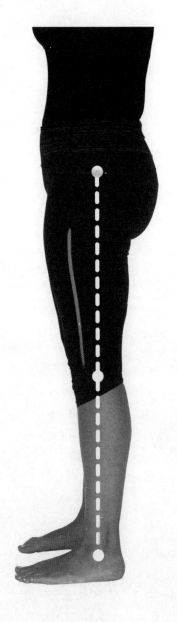

Cada uno de los ajustes que hemos visto deshacen las zonas de adherencia que se forman comúnmente cuando se pasa demasiado tiempo delante de la pantalla del ordenador y, a medida que vayas siguiendo el resto de los ejercicios y orientaciones del libro, estos ejercicios correctivos te irán resultando cada vez más sencillos, hasta que lleguen a ser algo natural en ti. De este modo dejarás de crear las tensiones que hacen que no estés bien alineado y desarrollarás un tono muscular mucho más adecuado para soportar el peso de tu cuerpo. Realizando estos sencillos ajustes una y otra vez —simplemente, en cualquier situación en la que estés de pie— puedes mejorar *en un instante* las cargas de la zona lumbar, la cadera, las rodillas y la pelvis. Tampoco es que estés haciendo gran cosa en esos momentos, ¿no? Simplemente estabas ahí plantado, sin nada que hacer, ¿verdad?

De tener *manos* de ratón a tener **BRAZOS** de mono

La belleza del cuerpo humano reside, en mi opinión, en cómo su utilización puede dar lugar a adaptaciones en los tejidos que lo componen que, a su vez, lo hacen aún más utilizable. Por ejemplo, cuando los músculos se contraen y se relajan para trepar a un árbol con el fin de conseguir alimento, no solo están actuando para lograr un aporte de calorías, sino que la tracción producida por los músculos en funcionamiento se transfiere a los tendones y a las zonas en las que estos se insertan en el hueso, lo que a su vez provoca un aumento en la masa y la fuerza de esos mismos huesos y tendones. Este aumento de masa hace que sea necesario ingerir más calorías, pero mediante este proceso el individuo pasa a estar más capacitado físicamente para buscar y recolectar alimentos. En un contexto natural la relación que existe entre la naturaleza y nuestra propia fisiología se está regulando continuamente a sí misma.

El uso de los brazos resulta especialmente importante tanto para conseguir que nuestro cuerpo sea más utilizable como para el propio mantenimiento de su estructura. Tener bien tonificada la parte superior del organismo no solo hace que las articulaciones de los hombros, los codos y las muñecas se mantengan estables y funcionen de forma óptima, sino que, además, la tensión adecuada en esta zona es la responsable de mantener la columna torácica en posición vertical.

¿Alguna vez has visto a una anciana avanzar despacito con la columna arqueada formando una chepa? Esta curvatura hacia delante de la parte superior de la columna se denomina *hipercifosis*, y son muchos los que asocian esta postura con la edad o con un deterioro de los huesos de la columna vertebral. Sin embargo, tal y como demostraré

USAS TUS BRAZOS MUY POCO... ¡Y EN EXCESO!

Además de estar infrautilizados de forma crónica, el hecho de ser diestros o zurdos hace que nuestros brazos tiendan a presentar asimetrías profundas y muy arraigadas que llegan a afectar hasta el nivel de los huesos. En un entorno más natural, no solo utilizaríamos mucho más las manos, los brazos y los hombros, sino que además usaríamos mucho menos *un único* brazo.

Al igual que ocurría en el ejemplo que he puesto anteriormente de la enfermedad de kwashiorkor (una dolencia que se presenta cuando existe una descompensación en el equilibrio de nutrientes), la proporción de utilización de los brazos se encuentra también absolutamente desequilibrada. Sí, es cierto que la cantidad total de uso que les damos a los brazos es, ya de por sí, baja, pero también lo es que el hábito de usar un solo brazo está muy arraigado. Considera por un momento todo lo que haces con los brazos cada día: cepillarte los dientes, usar los cubiertos, anotar un par de cosas, abrir y cerrar las puertas, usar el ratón del ordenador, etc. En todos estos casos lo más probable es que utilices tu mano dominante. Y con el fin de mantener libre esa mano dominante lo más seguro es que lleves casi todo el tiempo todas tus cosas —el bolso de mano, la mochila, etc.— en la parte superior del hombro del lado opuesto. Tener una mano dominante y llevar los bultos en el hombro contrario no son factores que supongan ningún problema si se trata de algo que se hace de vez en cuando; lo que acaba produciendo alteraciones en los tejidos es la gran cantidad de tiempo que pasamos haciéndolo y la falta de actividades que lo complementen. En el caso de la parte superior del cuerpo, hemos desarrollado fuerzas asimétricas en los tejidos debido a los patrones de movimiento repetitivos y de baja intensidad que realizamos con un solo brazo —y, en todo caso, tenemos una debilidad significativa en ambos—.

aquí, *la gran mayoría* de la gente camina hoy en día con un cierto grado de hipercifosis –y lo llevan haciendo durante décadas–.

Antes de continuar, recordemos nuevamente el ejemplo de la orca que puse al principio. La integridad estructural y la función de la aleta de la orca se mantienen *indirectamente* gracias al hecho de moverse de una manera determinada en un medio determinado. El colapso producido no se debe a la debilidad del músculo de la aleta, pues, en realidad, *no existe* ningún músculo en este órgano, y cuando la orca se encuentra en su medio natural no le hace falta ningún músculo especializado en el mantenimiento de la estructura de la aleta. De hecho, un músculo especializado en esta tarea sería un gasto innecesario, puesto que la estructura de la aleta ya se mantiene con las fuerzas creadas por otros músculos al moverse el animal de una forma concreta en un medio concreto.

Del mismo modo que los movimientos naturales hacen que la aleta de la orca se mantenga erguida, las fuerzas que se crean en los movimientos naturales hacen que la columna vertebral se mantenga recta en los seres humanos. En la naturaleza tendríamos que usar los brazos durante todo el día para llevar a cabo todo tipo de actividades: recolectar alimentos (cavar, cosechar los frutos, forrajear, etc.); cazar (fabricar armas, lanzarlas, llevar el carcaj, etc.); procesar los alimentos (muchas veces golpeándolos hasta convertirlos, literalmente, en una papilla); construir refugios y estructuras; transportar madera; acarrear agua; cargar con los niños o con las posesiones; limpiar y curtir las pieles de los animales; trepar (por seguridad, al viajar o por pura diversión), etc.

Este tipo de patrón de uso de la musculatura, caracterizado por la gran variabilidad que le confiere un escenario siempre cambiante y distinto, es mucho mejor a la hora de usar todo el rango de movimientos que es capaz de realizar la parte superior de nuestro organismo, el cual debería cubrir prácticamente todo el espacio de una esfera.

Para comprobar hasta dónde eres capaz de mover tu parte superior, imagina que está rodeada por un globo o una esfera. Levanta los brazos hacia arriba. Esa sería es la parte superior de la esfera. Ahora bájalos del todo. Esa sería la parte inferior. Estira los brazos como si quisieras «tocar» las paredes de la esfera. Y ahora usa las yemas de los dedos para «pintar» tanto como puedas la cara interior de dicho globo. Cuanto más lo practiques, más fácil te resultará y más partes de la esfera podrás alcanzar. (Sí, es cierto que a tu espalda hay una gran parte de la esfera que no puedes «pintar», pero te aseguro que practicando este ejercicio —así como el resto de los ejercicios mostrados en este capítulo— irá aumentando la superficie que te *es posible* alcanzar).

Ahora que ya has comprobado el campo de movimientos de tus hombros, pasemos a considerar cuáles son los movimientos que hacen o las posiciones que adoptan con más frecuencia. Para la mayoría de la gente, este campo dista mucho de ser esférico debido a que la mayor parte del tiempo tenemos las manos frente a nosotros en una posición básicamente estacionaria —tal y como podemos ver en las aulas escolares y en los teclados de ordenador en cualquier parte del mundo—.

Además de considerar qué porción de esa esfera usas al día, ten en cuenta también qué parte del potencial total del área superior de tu cuerpo has usado realmente durante toda tu vida. Ciertamente, el hecho de que algunos de los tejidos blandos de las articulaciones del cuello, de los brazos y de los hombros se hayan adaptado a esa postura en la que miramos hacia delante y ligeramente hacia abajo, quedando de esta forma contraídos y bloqueados, no constituye ningún misterio fisiológico. Literalmente, es ahí —en esa posición— donde vivimos la vida, por lo que nos hemos adaptado a este limitado y frecuente patrón postural.

Con el tiempo, este peso añadido en el cuerpo que tira de él hacia delante hace que vaya aumentando la tensión en la columna, haciendo que se arquee hacia delante. Y por este motivo los padres y profesores de todo el mundo les dicen a los niños que se pongan de pie y derechos de forma regular —una instrucción verbal que típicamente se traduce en una retracción de los omóplatos y una elevación del pecho y la barbilla—.

Si bien estos ajustes (pecho fuera, hombros hacia atrás) reducen las cargas que hacen que la columna vertebral se desplace hacia delante, en realidad no eliminan la curvatura sino que tan solo se limitan a ocultarla. Y, lo que es aún peor, este tipo de ajustes, cuyo objetivo es facilitar una mejora visual temporal, lo que hacen realmente es introducir nuevas curvaturas en la dirección contraria, comprometiendo así la capacidad de movilización mecánica de los músculos que sujetan la columna vertebral —todo lo cual acaba produciendo con el tiempo una curvatura *aún mayor*—.

LA CIFOSIS ES NUESTRA ALETA FLÁCIDA

Una columna vertebral vencida hacia delante se parece mucho a la aleta de una orca cautiva, en el sentido de que en ambos casos se trata de una inclinación propiciada por la ausencia de un cierto tipo de movimientos. La espina dorsal —al igual que ocurre con la aleta— no se sostiene directamente a sí misma, sino que depende para ello de las tensiones y de la tonicidad de los músculos que la rodean —es decir, de un patrón concreto y particular de fuerzas que se produce al movernos de una manera natural—.

Los brazos están unidos a los hombros, los cuales a su vez están unidos a las escápulas (los omóplatos), que están unidas a la columna —igualmente podríamos expresarlo en sentido inverso diciendo que la columna está unida, por este orden, a los hombros, los brazos y las manos—. La musculatura de los brazos ha de ser lo suficientemente fuerte como para poder desplazar objetos hacia el cuerpo (por ejemplo, cuando usamos el bíceps para levantar un peso y acercarlo hacia nosotros), pero también ha de ser lo suficientemente vigorosa como para poder desplazar el cuerpo y acercarlo a las manos, como, por ejemplo, cuando hacemos dominadas en una barra.

Un mayor uso de la parte superior del cuerpo —y por «mayor» me refiero a empujar, levantar objetos y tirar de ellos en todos los distintos rangos de movimientos posibles— da lugar a tensiones constantes de baja intensidad entre los omóplatos, que estabilizan la columna vertebral a la vez que la movilizan y la sustentan (es decir, evitan que caiga hacia delante) cuando está en reposo.

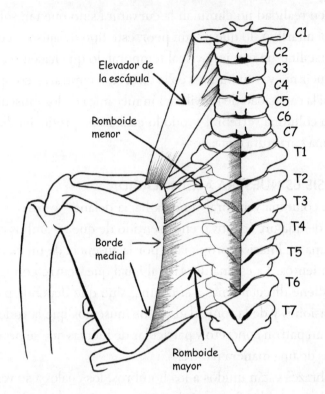

El resultado indirecto de esta forma de movimiento es una resistencia constante a la caída hacia delante de la columna. Pero para conseguir que los músculos que hay entre los omóplatos y que sostienen la columna vertebral (los romboides) generen una fuerza constante, *tenemos que dejar de estar todo el tiempo contrayéndolos a la vez.*

Utilizando un modelo a vista de pájaro —no a escala— de la franja escapular, una posición anatómicamente neutra tendría este aspecto:

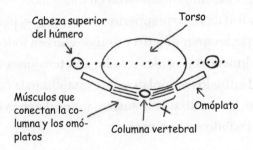

Los bordes mediales (más cercanos a la columna vertebral) de los omóplatos no suelen estar muy alejados de la columna. El problema que se presenta en el caso de los «hombros caídos» es que los bordes laterales (los extremos de las alas escapulares) están demasiado adelantados, por lo que la cabeza superior del húmero se gira hacia dentro y se aleja de los omóplatos.

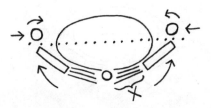

Muchas veces un lado está más inclinado hacia delante y presenta una rotación interna mayor que el otro.

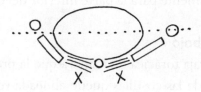

lo que significa que al tirar hacia atrás de los hombros para hacer que se equilibren se producen tensiones musculares distintas en el lado derecho que en el izquierdo.

Al corregir la postura, lo que estamos haciendo en realidad es asumir una posición crónica que puede modificar más la masa muscular y la capacidad de movilización de un lado en comparación con el otro, dando lugar a cargas que, con el tiempo, pueden producir una torsión «permanente» en la columna.

Si moviésemos los brazos tal y como se requiere en la naturaleza –todo el día, toda la vida–, no tendríamos ninguna necesidad de «corregir» la postura, pues los segmentos de nuestro organismo ya estarían bien mantenidos al darles este uso. Esto significa que, en realidad, lo que hacemos actualmente para corregir esta caída hacia delante *no es una corrección en absoluto*, y aunque podemos ganar un poco de tiempo echando los hombros hacia atrás, ni la columna ni los tejidos de los hombros y los brazos van a poder seguir funcionando bien durante mucho tiempo si no solucionamos el verdadero problema.

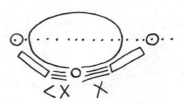

Lo primero que podemos hacer para incrementar la fuerza de la parte superior del cuerpo *y* la estabilidad de la columna vertebral es dejar de ocultar la cifosis que ya tenemos. Cuando estés de pie, añade los siguientes puntos de comprobación de la alineación a los que ya hemos visto previamente para la parte inferior del cuerpo.

Costillas hacia abajo

Deja caer la caja torácica de manera que la protrusión más baja y más adelantada de las costillas quede alineada verticalmente justo encima de la protrusión ósea más elevada que hay en la parte frontal de la pelvis.

Esta relajación de las costillas también reajusta la longitud de todos los músculos que hay entre la pelvis y la caja torácica, optimizando al mismo tiempo sus capacidades de movilización. Este simple ajuste puede mejorar el estado general de los grupos musculares

UN POCO DE ANATOMÍA

A las protuberancias óseas más elevadas de la parte frontal de la pelvis se las denomina clínicamente crestas ilíacas anterosuperiores (CIAS).

abdominales y de la zona lumbar y constituye una posición de base mucho más sólida y robusta para la parte superior del cuerpo.

Omóplatos bien abiertos

Si estiras los brazos hacia delante como si estuvieses abrazando un árbol, probablemente puedas localizar el borde medial de tus omóplatos. Este borde no tiene que estar excesivamente lejos o cerca de la columna vertebral, sino en un punto intermedio.

Comienza contrayendo los músculos de forma que los omóplatos se junten tanto como te sea posible. Pasa una mano por encima del hombro contrario para sentir la espalda y localiza el omóplato. Deja que los omóplatos se vayan relajando lentamente y sepáralos justo hasta que el borde medial deje de sobresalir. En este punto no debería haber ninguna protrusión ósea –ahora el borde medial está en el mismo plano que tu columna–. En la mayoría de los casos tan solo hace falta relajar los músculos de los omóplatos para conseguir este efecto, pero en algunos otros –especialmente cuando hay una tensión extrema en el pecho– para que este borde quede suavizado puede ser necesario tirar de los hombros hacia delante de forma activa.

Ahora que ya tienes las costillas hacia abajo y el borde medial de los omóplatos al ras, mírate en un espejo y echa un vistazo a tu columna vertebral. Esta es la curva natural de la columna a nivel torácico. Ahora esta curvatura no está alterada por intentar juntar los omóplatos o levantar el pecho. Esta curva *siempre ha de tener la forma que presenta ahora*. Y probablemente también sea necesario reducirla un poco, y a eso es a lo que vamos a dedicar el resto de este capítulo.

UN MOMENTO, ¿SE SUPONE QUE TENGO QUE ANDAR ASÍ?

Una vez que hayas alineado la caja torácica y las escápulas con el resto del cuerpo, es muy probable que te sientas –y que parezcas– un poco flácido o como caído hacia delante, lo cual siempre hace que la gente se pregunte: «Pero ¿se supone que tengo que mantener esta postura todo el tiempo?». La respuesta, por supuesto, es que no. Sin embargo, si quieres modificar tu forma, en algún momento has de comenzar a revertir los efectos causados por las posturas que adoptas habitualmente. No vas a conseguir que tus músculos empiecen a trabajar de forma distinta y que sustenten el tórax si siempre están ocupados en ocultar o enmascarar tu mala forma física. Así que el proceso que queremos llevar a cabo es más bien de este estilo: elimina parte de ese enmascaramiento (suelta las costillas y relaja los hombros siempre que te acuerdes). Haz unos cuantos ejercicios correctivos para modificar la mecánica de los hombros. Relaja un poco más el enmascaramiento. Trabaja algo más los ejercicios. Ir alternando estos dos aspectos irá haciendo que poco a poco tu cuerpo se vaya remodelando.

DE TENER MANOS DE RATÓN A TENER BRAZOS DE MONO

Pregunta: ¿es importante tener fuerza en la parte superior del cuerpo?

Respuesta: no, no es importante; es *extremadamente* importante.

Esta sección te ayudará a llevar a cabo la transición necesaria para que tus brazos dejen de estar adaptados a la cultura del ordenador y conseguir que puedan mover el peso de tu propio cuerpo (y otras cosas) sin que se resientan o se lastimen al hacerlo. En todo caso, el nivel de funcionalidad que estamos buscando va mucho más allá que ser capaz de levantar objetos pesados. De hecho, a lo que más acabaremos afectando es al papel que juega la franja escapular a la hora de mover y desplazar cosas *diminutas* —en concreto, moléculas de oxígeno—. Comencemos con la parte más débil del tren superior: la piel de las manos.

Existen un gran número de indicios visuales que pueden darnos pistas sobre cómo usamos nuestro cuerpo. Los callos (o la falta de ellos) nos aportan información sobre la manera en la que hemos interactuado con nuestro medio. Echa un vistazo a tus manos y podrás leer en ellas la historia de tu cuerpo. ¿Ves en ellas evidencias de hábitos que has tenido toda la vida?

Un callo, comparado con el resto de la mano o del pie, es una zona de la piel que recibe un flujo sanguíneo mucho mayor. Los callos se vuelven problemáticos únicamente cuando esta zona bien

UN POCO DE ANATOMÍA

El truco de la franja escapular

En un intento de reducir el aspecto de este desplome hacia delante de los hombros, lo que solemos hacer es desplazar los omóplatos hasta alinear los hombros con las orejas. Pero haciendo esto no modificamos la mecánica de la articulación del hombro, sino que simplemente nos limitamos a desplazar estas precarias y débiles articulaciones con respecto al suelo. La interacción que se da entre las partes que componen la articulación del hombro sigue siendo la misma que antes.

Lo que crea la curva general de la columna es la posición relativa que las vértebras tienen unas respecto de las otras. En el caso de la hipercifosis, las vértebras pueden verse giradas o ligeramente inclinadas hacia delante, lo que significa que estos son los movimientos que hay que contrarrestar para deshacerla (imagen inferior izquierda).

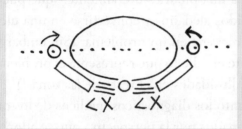

Si levantamos el pecho, lo único que hacemos es desplazar toda la curva con relación al suelo. La curva ya no se ve, pero sigue estando ahí –y, además, ahora toda la caja torácica (y todas sus funciones) ha sido rotada, creando fuerzas innecesarias y disminuyendo otras fuerzas necesarias y esenciales para la cavidad torácica (que alberga el corazón, los pulmones, el diafragma y la columna vertebral)–.

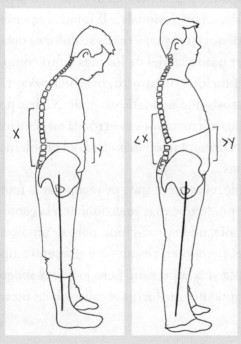

vascularizada se encuentra justo al lado de otra que está infrautilizada. Los patrones repetitivos (como por ejemplo agarrar siempre una pesa de la misma forma) pueden hacer que un punto de la mano sea mucho más fuerte que el resto –que se vuelve comparativamente mucho más débil que aquel–. En ese caso, si seguimos cargando las manos exactamente de la misma manera, acabará saliéndonos un callo (¡ay!). Tener un pequeño callo en el pie es equivalente a tener una china en el zapato y estar pisándola una y otra vez. Esta presión repetitiva que se aplica siempre en la misma ubicación hace que el callo crezca justo en ese lugar, hasta el punto de producir dentro del pie un objeto muy similar a una piedra –literalmente– que puede acabar destruyendo los tejidos aledaños y convertirse en una úlcera. En ese caso, el callo *se convierte* en un problema. (Sin embargo, una vez más, no es realmente el callo lo que representa el problema, ¡sino más bien la falta de callosidades en el resto de las zonas!). ¿Te das cuenta de hasta qué punto los diagnósticos médicos de los que disponemos están condicionados por la perspectiva que se adopte? ¿Qué es lo que diría hoy en día un profesional de la salud al examinar ese callo tan profundo que tienes en el pie: «Vaya, ese dolor se debe a que estás muy lejos de haber usado la piel de los pies tanto como es necesario para su correcto funcionamiento», o, más bien: «Vaya, es un caso claro de hiperqueratosis que se puede extirpar. No hay problema»? Ninguna de estas dos afirmaciones es errónea en sí misma, pero la primera ofrece una representación más clara del problema... Me estoy yendo por las ramas...

Aunque parezca increíble, cuando se trata de recuperar la fuerza de la parte superior del cuerpo, lo que más suele limitar a la gente es la debilidad de su piel. En la piel no hay músculos, pero es un órgano que se va engrosando con el tiempo en respuesta a diferentes tipos de carga. La piel puede adaptarse a la presión, pero lo que realmente hace que aparezca el engrosamiento que forma el callo son las fuerzas en cizalla.

Endurecer la piel

Lo mejor si has tomado la firme decisión de trabajar para recuperar la fuerza de la parte superior del cuerpo es preparar la piel comenzando con pequeñas cargas; puedes hacer como si te colgases (es decir, mantener los pies en contacto con el suelo pero flexionar las rodillas lo suficiente como para sentir que el peso de tu propio cuerpo presiona la piel de las manos contra la superficie de la que estés colgado). Cada superficie crea una carga diferente, de modo que tanto las barras de distintas texturas como las ramas e incluso las jambas de las puertas de casa pueden todas ellas contribuir a que vayas ganando fortaleza en la piel. Incluso antes de empezar a colgarte puedes ir trabajando en la piel en diversas situaciones aquí y allá. Con el tiempo, la piel de tus manos se convertirá en un miembro de pleno derecho de tu propia cadena cinética, lo cual resultará muy conveniente más adelante.

CHOCA ESOS CINCO

Cuando trabajaba en el laboratorio de ejercicios de la universidad, una de mis tareas era hacer evaluaciones de aptitud física. Parte de esas evaluaciones estaban basadas en el empleo de un dinamómetro de mano —un aparato que se usa para medir la fuerza de agarre de las manos—. La mayoría de las personas a las que evalué presentaban valores que estaban dentro del rango normal, pero en cierta ocasión hubo una señora que casi destroza el aparato. Asombrada por ese resultado, empecé a recolectar datos sobre los ejercicios que practicaba y me sorprendió mucho que no hubiese nada fuera de lo normal. Estábamos a punto de terminar la sesión cuando, por casualidad, vi su tarjeta de visita: decoradora de pasteles. ¡Ajá! Eso tenía sentido. Esa mujer no *ejercitaba* sus manos más que el resto; lo único que hacía era *usarlas* más en su vida diaria.

Para la gran mayoría, escribir con el teclado del ordenador y del teléfono móvil son las actividades que forman el grueso del uso que le damos a las manos. No cavamos con palos durante horas diariamente. En realidad casi no usamos herramientas, y cuando lo hacemos, preferimos aquellas que funcionan con batería o las que tienen un diseño más ergonómico. Y muy rara vez —si es que lo hacemos en absoluto— nos colgamos de las manos.

Haz como si tuvieses las manos colocadas encima del teclado del ordenador. ¿Ves cómo adoptan la forma de dos pequeños cuencos puestos hacia abajo? Esta forma de copa es creada por la suma total de las flexiones de las articulaciones de los dedos (flexión hacia delante), y a menudo también está presente una extensión semipermanente (una curvatura hacia atrás) a la altura de la muñeca.

Puedes recuperar el rango completo de movimiento de los dedos y las muñecas con los siguientes ejercicios.

Manos en oración invertidas

Junta los dorsos de las manos de manera que cada dedo de una mano esté en contacto con su equivalente de la mano opuesta. Si tienes tensión en los músculos de los antebrazos, lo que más difícil te resultará será unir los pulgares. A continuación, sin separar los dedos, ve bajando las muñecas hasta que estén a la misma altura que los codos. Si notas que los dedos comienzan a separarse, desplaza las muñecas en sentido opuesto (es decir, hacia arriba) hasta que vuelvan a estar en contacto y permanece durante un tiempo en esa postura.

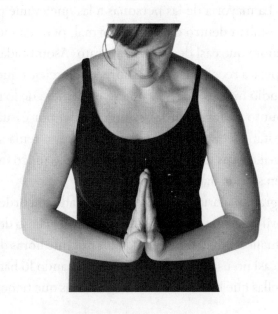

188

Extensión de dedos

Con las palmas de las manos hacia arriba, coloca las yemas de los dedos en el suelo (si estás de rodillas) o sobre una mesa (si estás de pie), o bien sostenlos con la mano contraria y ejerce una presión suave moviendo la palma hacia delante, alejándola del cuerpo.

Intenta estirar todas las articulaciones de los dedos (en otras palabras, procura hacer justo lo contrario que cuando formas un puño) y asegúrate de detener el ejercicio si alguna de dichas articulaciones vuelve a estar flexionada (ver la imagen de la izquierda).

Una vez que hayas estirado bien las articulaciones de los dedos, ve doblando lentamente los codos hasta que apunten directamente hacia atrás y no hacia los lados. En esta posición los dedos también deberían están apuntando directamente hacia atrás; una torsión en la muñeca —la cual queda de manifiesto si los dedos están girados hacia la derecha o hacia la izquierda— es una señal de que hay tensión en esa zona (ver la imagen de la derecha).

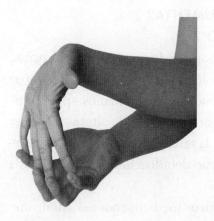 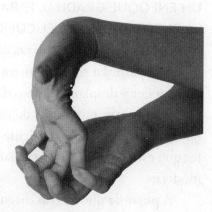

UNA MANERA COMPLETAMENTE NUEVA DE UTILIZAR LOS MISMOS MÚSCULOS

Imagina que estás sosteniendo algo en la mano. En este caso, los músculos que están justo por encima de un área concreta son responsables de mantener el peso que queda justo debajo —jerárquicamente—

de ellos. Tus dedos se cargan con el peso del objeto; la muñeca se carga con el peso de los dedos y el objeto; el antebrazo soporta el peso de la mano, los dedos y el objeto, y así sucesivamente hasta llegar al hombro. Pero si invertimos este patrón de forma que las manos estén agarradas a una barra y tu cuerpo cuelgue por debajo de ellas, ahora los mismos músculos soportan el peso de todo lo que les queda por debajo. Los músculos de la muñeca —los mismos que antes estaban cargados con el peso combinado del objeto y la mano— soportan ahora la carga de todo el peso del cuerpo (excepto, lógicamente, el de la mano).

Al colgarte, es muy probable que los tejidos de tu organismo reflejen el hecho de que a lo largo de tu vida no has soportado el peso de tu cuerpo en los brazos de forma regular, lo cual no significa que no puedas colgarte de una barra ahora mismo, sino que, si lo hicieses, el microtrauma y la forma en que ejecutases el ejercicio a nivel celular serían muy diferentes que si hubieses estado colgándote regularmente durante toda la vida.

UN ENFOQUE GRADUAL PARA AUMENTAR LA FUERZA DE TODO EL CUERPO

Para ir adquiriendo fuerza corporal de forma progresiva hay que ir paso a paso. La mejor manera de lograr la meta final de ser capaz de sostener y desplazar el peso del cuerpo con las manos —por ejemplo, para trepar a un muro de un par de metros de altura— es hacer que todo tu organismo participe en la tarea, no tan solo aquellas partes que están más capacitadas para ello debido a los hábitos de la vida moderna.

A pesar de que ciertos diagnósticos médicos como el «síndrome de hipermovilidad» dan por hecho que es la persona la que presenta dicho trastorno, lo cierto es que la gente *nunca* es hipermóvil de pies a cabeza salvo en los casos más extremos de enfermedades del tejido conectivo. Muchas personas con diagnósticos como este acuden a mi consulta y siempre les demuestro que únicamente presentan una movilidad excesiva (o, mejor dicho, una *laxitud articular*) en determinadas áreas, mientras que en el resto del cuerpo apenas pueden moverse.

¿QUÉ DICEN NUESTROS HUESOS SOBRE CÓMO USAMOS LA PARTE SUPERIOR DEL CUERPO?

Los antropólogos recurren a datos referentes a la robustez ósea para hacerse una idea de cómo nuestros ancestros usaban sus cuerpos. Dado que el cuerpo se adapta al comportamiento, los matices y las pequeñas diferencias que presentan, los huesos son muy buenos indicadores de lo que la gente ha hecho con más frecuencia durante su vida.

Las diferencias encontradas en los hombres de la cultura natufiense tienden a reflejar una fuerte predilección por el uso de la mano derecha y adaptaciones en las zonas de fijación muscular relacionadas con el lanzamiento de objetos. Otras poblaciones muestran adaptaciones óseas en un lado del cuerpo de las cuales se piensa que fueron creadas por la acción de lanzar algún tipo de arma o tirar de ella (por ejemplo, una lanza en el primer caso y la cuerda de un arco en el segundo), o, en el caso de las mujeres, por los extenuantes trabajos relacionados con el raspado de las pieles o la preparación de los alimentos.

Si crees que tú y tu vida moderna estáis fuera de este fenómeno aparentemente ancestral («Claro, antes la gente se adaptaba, pero ¿no hemos dejado ya atrás todas esas cosas?»), puedes estar seguro de que actualmente se siguen recogiendo evidencias sobre el aspecto que adoptan los huesos en poblaciones que se desplazan con más frecuencia o que cargan pesos mayores.

Las tomografías computarizadas realizadas a lanzadores de béisbol profesional muestran que los huesos del brazo con el que lanzan se adaptan a las fuerzas creadas por la propia acción del lanzamiento de la pelota. En el lanzamiento se produce un efecto de látigo muy exagerado en el brazo, que genera una carga de torsión muy particular en el hueso y que, con el tiempo, va remodelándolo, del mismo modo que al presionar un pedazo de arcilla se modifica su forma.

Este fenómeno mediante el cual algunas partes del organismo presentan una movilidad exagerada mientras que otras no se mueven en absoluto es común en todos aquellos que apenas usan los brazos.

Extensión torácica y elevación de la cabeza

Para experimentar por ti mismo esto de lo que estoy hablando, puedes probar lo siguiente: dispón el esternón de manera que esté más o menos en posición vertical y baja la barbilla hacia el pecho.

Ahora vuelve a levantar la cabeza —esta primera vez, únicamente la cabeza—. En este caso, para poder volver a poner la vista en el horizonte, las vértebras superiores de la columna cervical que se encuentran en el cuello han rotado posteriormente (hacia atrás).

A continuación vuelve a colocar el esternón de la misma manera y baja nuevamente la barbilla hasta el pecho. En esta ocasión eleva la cabeza pero «levantando» solamente el pecho. La cabeza no se mueve con respecto al torso, pero rotando y forzando un poco la caja torácica llega un momento en el que consigues volver a poner la vista en el horizonte manteniendo la barbilla baja.

Como probablemente ya te habrás imaginado, ninguna de estas dos formas de levantar la cabeza es ideal; lo que hacemos la mayoría es controlar la posición de la cabeza mediante el uso de una combinación de estos dos movimientos, lo que da como resultado una hiperextensión del cuello (los que lleváis lentes bifocales sabéis muy bien hasta qué punto estar constantemente levantando el mentón puede acabar produciendo dolores de cabeza y de cuello), una constante cizalladura vertebral en la columna, fuerzas y cargas inadecuadas en ella y —lo más relevante para este capítulo— una muy acusada falta de trabajo por parte de los músculos de la columna que se encuentran entre el cuello y la costilla más inferior.

Cuando se trata de deshacer la cifosis, los músculos de la parte superior de la espalda son nuestros mejores aliados, y sin embargo la mayoría de la gente no tiene ni idea de que están pasando por alto regularmente estos músculos. Así que, ¿estás listo para conocer los músculos de la columna torácica? Vamos allá.

Sentado o de pie, colócate contra una pared y vuelve a poner el esternón vertical una vez más. Baja la barbilla hasta el pecho. Sin levantar la barbilla *ni* mover la caja torácica, intenta poner la vista en el horizonte. Para ello, piensa en deslizar la cabeza hacia la pared que tienes tras de ti, pero no levantes la barbilla. Puede que este movimiento sea pequeño al principio, pero es posible que, quizá por primera vez, sientas cómo trabajan los músculos responsables de movilizar la parte cifótica de la columna vertebral.

Flexión de romboide

Este es mi ejercicio favorito para volver a introducir movimiento en las zonas de adherencia de la columna media. Comienza por ponerte a cuatro patas, con cuidado de que las rodillas estén justo debajo de las caderas y las muñecas de los hombros. Relaja la cabeza, la pelvis y el vientre de forma que vayan hacia el suelo.

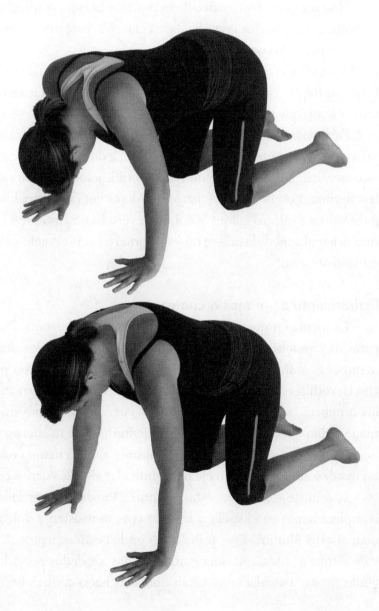

Ahora deja que el torso vaya moviéndose también lentamente hacia el suelo, lo que hará que los omóplatos se unan.

Nota: no consiste en apretar las escápulas *activamente* una contra otra, sino simplemente en dejar caer el torso. Aquí lo que estamos intentando es dejar que trabaje la gravedad y *permitir* que el movimiento se produzca por sí mismo, sin forzarlo.

Una vez que hayas alcanzado el punto más bajo, comienza a mover toda la columna hacia arriba, hacia el techo. Este movimiento hará que se separen los omóplatos.

Ten cuidado de no curvar la zona superior de la espalda ni meter la pelvis. Repite el ejercicio doce veces, centrándote en maximizar el movimiento que tiene lugar entre los omóplatos.

La flexión de romboide se suele confundir con la postura del gato o de la vaca que se hace en yoga, pero, a diferencia de aquella, en este ejercicio no se produce ninguna modificación en la curvatura de la columna. Lo que estamos haciendo no es curvar la espalda y después volver a estirarla; aquí la columna vertebral mantiene su curvatura original a medida que se mueve primero hacia el suelo y luego en sentido opuesto.

Estiramiento de manos a cuatro patas

La forma en que ponemos las manos cuando estamos a cuatro patas dice mucho sobre las tensiones que tenemos en los dedos, las manos, las muñecas, los antebrazos y los hombros. En esta postura, con las rodillas cayendo directamente bajo las caderas y las manos bajo los hombros, intenta alinear los dedos corazón de ambas manos de manera que queden paralelos al eje longitudinal de tu cuerpo y estira los pulgares de forma que cada uno apunte al de la mano contraria y así queden alineados en un eje perpendicular al de los dedos corazón.

¿Cómo te sientes en esta postura? ¿Puedes apoyar las palmas completamente en el suelo o las muñecas se resisten a doblarse? Si ocurre esto último, sigue trabajando en los estiramientos de dedos y de muñeca vistos anteriormente. ¿Tienes los dedos relajados o algunas de sus articulaciones están dobladas hacia arriba? En caso de que las articulaciones estén dobladas, sigue trabajando la extensión de dedos.

Puede que te hayas dado cuenta de que para poder estirar los pulgares y separarlos de los demás dedos tienes que girar todo el brazo. Manteniendo las manos «alineadas», dobla los codos para ver hasta dónde llegan. ¿Están señalando hacia atrás o hacia los lados? Idealmente, todas las partes de nuestro cuerpo deberían moverse de forma individualizada con facilidad, pero como seguramente has visto, el movimiento de los codos puede estar completamente asociado a la rotación del hombro. Para deshacer en parte esta adherencia, gira los huesos del brazo hasta que los codos apunten directamente hacia las piernas —o lleva los codos hacia dentro tanto como puedas *sin mover los dedos*—.

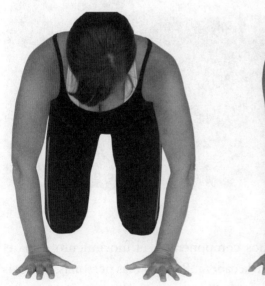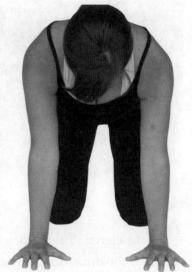

Ángel en el suelo

Otro punto de adherencia que limita la posición de los huesos del brazo con respecto a la articulación del hombro es la pared torácica anterior (frontal). Para movilizar el pecho puedes comenzar haciendo el ejercicio del ángel en el suelo.

Tumbado en el suelo, apoya la cabeza en un cojín o en varias almohadas apiladas y estira los brazos hacia los laterales con los pulgares apuntando hacia el suelo. Manteniendo los codos ligeramente flexionados, intenta llevar el dorso de las manos hacia el suelo. Una vez que notes que el pecho puede tolerar este estiramiento, ve moviendo los brazos lentamente hacia la cabeza, tratando de mantener los pulgares en el suelo mientras a la vez intentas levantar los codos del suelo (ver la imagen inferior).

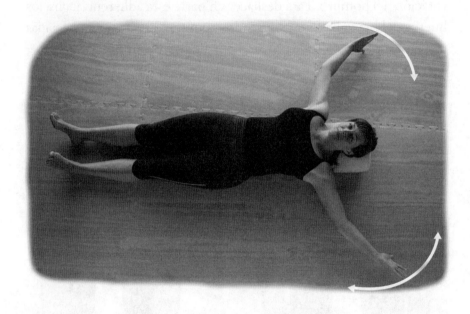

Este ejercicio tiene dos componentes: el movimiento hacia el suelo y el movimiento sobre la cabeza. Para algunas personas, el movimiento hacia el suelo resulta sencillo, no necesariamente porque dispongan de músculos torácicos más largos, sino porque sus omóplatos se unen más de lo que deberían. Esta es una «trampa» muy común que da lugar a lo que *aparenta* ser un movimiento del hombro pero que en realidad no es más que un movimiento producido entre el omóplato y la columna vertebral. Si notas que los brazos caen hacia el suelo con facilidad, céntrate en mantener separados los omóplatos. También ayuda separar los codos del cuerpo lo más posible, como si los huesos de los brazos estuvieran en tracción.

Estiramiento en molinillo

Este estiramiento es similar al ejercicio del ángel en el suelo, pero en este caso el brazo comienza más alejado del suelo, por lo que la distancia que recorre puede ser mayor.

Para empezar, sube la rodilla izquierda y acércala al pecho. Después gira el cuerpo hacia la derecha, hasta que la rodilla izquierda quede apoyada en el suelo. Levanta la mano izquierda hacia el techo, con cuidado de alejar el omóplato de la columna vertebral, y ve bajándolo lentamente hacia la izquierda (no te preocupes

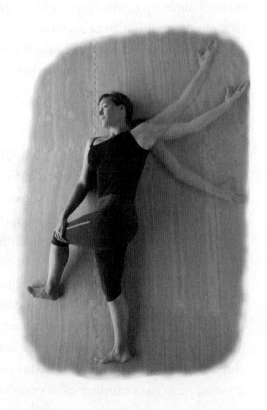

si no llega hasta el suelo) hasta que alcances tu límite de tensión. Una vez que estés en esta postura, imagínate que tu brazo está situado en el carillón de un reloj. Ve desplazándolo lentamente entre las 12 y las 3 en punto, cuidando de mantener en todo momento el codo alejado del torso.

Digo que mantengas el codo alejado y no la mano porque al estirar la mano se tiende a crear un movimiento que lo que hace es poner el codo recto en lugar de realizar un movimiento de tracción. Repite el ejercicio con el lado contrario.

Cuando la gente con propensión a sacar las costillas se tumba de espaldas, es muy común que sus costillas protruyan hacia fuera, haciendo que tanto los brazos como la caja torácica estén fuera de los planos de movimiento necesarios para este ejercicio. Siempre que realices algún ejercicio en posición supina (tumbado sobre la espalda), puedes mejorar tu progresión si utilizas algún cojín que refuerce la cifosis de la columna vertebral. Al emplear un cojín, la cabeza deja de estar en contacto con el suelo, pero de esta manera las cargas que se generan en la columna son menos perjudiciales y los ejercicios que realices serán más efectivos.

COLGARSE, COLUMPIARSE... Y MUCHO MÁS

Una vez que hayas mejorado la fuerza y la movilidad de la parte superior de tu cuerpo con algunos de estos ejercicios —algo para lo que tal vez necesites desde unas pocas semanas hasta unos cuantos años—, puedes comenzar a considerar la posibilidad de... ¡colgarte de los brazos y columpiarte!

Para colgarse de una barra se requieren un conjunto de músculos y de programas motores que son completamente diferentes de los que hacen falta para cruzar de una barra a otra de la pasarela. Es algo así como la diferencia que hay entre estar de pie y caminar. Cuando simplemente estamos de pie, las dos piernas se reparten el peso del cuerpo, pero para caminar es necesario que los músculos de la pierna —y más específicamente los de la cadera lateral— sean lo suficientemente fuertes como para soportar por sí mismos todo el peso del cuerpo. De forma análoga, colgarse de una barra implica utilizar los dos brazos para soportar el peso corporal, pero para ir pasando de una barra a otra o para hacer actividades como escalar un árbol entran en juego movimientos en los que un solo brazo —y más en concreto los músculos laterales del torso— soportan todo el peso del cuerpo. Y, de hecho, una vez que empezamos a desplazarnos de una barra a otra, o de un brazo a otro, la aceleración producida hace que las cargas generadas en los músculos del brazo sean incluso mayores que las que se generan cuando el peso del cuerpo está en reposo (es decir, cuando simplemente estamos ahí colgados). La moraleja de toda esta historia es clara: al principio, *limítate a colgarte* sin intentar ir pasando de una barra a otra.

Colgarse

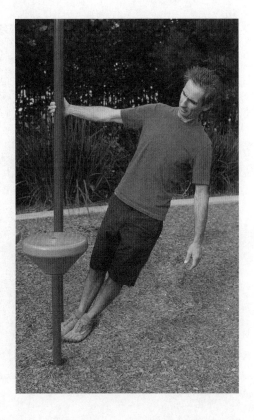

Comienza tu práctica aplicando una carga de tensión de muy baja intensidad agarrándote a un poste vertical. Ve ajustando la distancia de los pies y la elevación de las manos para generar cargas variadas.

Procura encontrar barras horizontales de diferentes alturas en las que poder simular que te cuelgas, tanto con la palma hacia delante como con la palma hacia atrás.

Cuando vayas a introducir la primera «gran» carga de tensión asegúrate de hacerlo en alguna barra o alguna rama que te permita mantener los pies en el suelo. De esta manera puedes regular con las piernas la cantidad de peso que colocas sobre todos los tejidos conectivos que hay entre los dedos y la columna.

Para empezar utiliza los dos brazos y, poco a poco, ve probando con un solo brazo cada vez, pero ¡no pases a colgarte de un brazo hasta que hayas conseguido sostenerte con los dos! Observa si los codos se abren excesivamente —las articulaciones de los codos no deberían pasar de 180°—. Utiliza los bíceps para estabilizar dichas articulaciones. ¿Tienes los hombros pegados a las orejas? En ese caso prueba a intentar bajarlos un poco hacia la cintura, confiriéndoles de esta manera un poco más de apoyo.

Una vez que seas capaz de aguantar todo el peso de tu cuerpo con los brazos, encuentra una barra que te permita colgarte sin que los pies toquen el suelo.

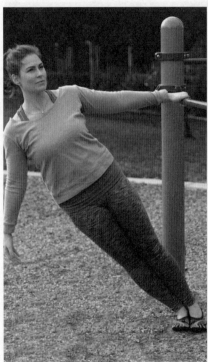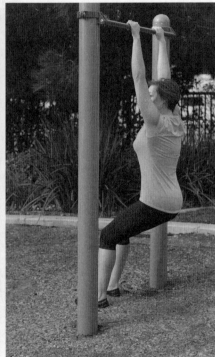

Columpiarse

Cuando tu cuerpo ya se haya adaptado y seas capaz de permanecer colgado de los brazos durante periodos de tiempo cada vez mayores, puedes empezar a columpiarte con los dos brazos a la vez.

Al balancearnos colgados de una barra, lo que hacemos es incrementar las cargas que se crean en el cuerpo. Las adaptaciones que produce este tipo de ejercicios te resultarán muy útiles cuando empieces a colgarte de un solo brazo cada vez.

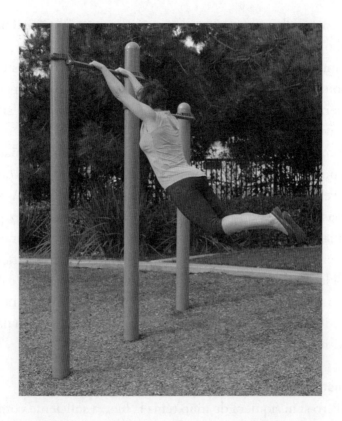

Antes de abordar las barras en el sentido tradicional —es decir, antes de pasarlas poniendo una mano en cada barra—, lo que puedes hacer es ir de barra en barra —un paso intermedio que consiste en poner primero una mano en la siguiente barra y luego rápidamente la otra, antes de pasar a la siguiente—. Este movimiento es similar a la forma a la que tienden a andar las personas mayores (o cualquiera que haya perdido la fuerza en una pierna), que tratan de mantener los dos pies en contacto con el suelo en todo momento al no ser capaces de poner todo el peso del cuerpo sobre la pierna débil. Puedes utilizar esta forma de usar la parte superior del cuerpo como un paso intermedio hacia la braquiación (la forma en la que algunos primates se desplazan de árbol en árbol balanceándose entre las ramas usando únicamente los brazos). Además, el movimiento de balanceo lateral que produce también aumenta ligeramente las cargas que se generan en esta parte del cuerpo, lo que lo convierte en un fantástico paso intermedio con el que jugar y experimentar.

También puedes realizar este ejercicio de una forma distinta colocando cada mano en una de las dos barras laterales (las paralelas) de manera que las palmas queden una enfrente de la otra. ¡Esta es mi forma favorita de hacer la pasarela!

Como ya he comentado, en ambos casos puedes ir añadiendo poco a poco un movimiento de balanceo lateral en el torso que hará que te resulte más sencillo ir avanzando por las barras. A medida que vayas adquiriendo más fortaleza, notarás que cada vez puedes manipular tu centro de masas con más facilidad (al balancearte), de manera que la inercia que crea el propio balanceo hará que se reduzca la cantidad de trabajo que tienes que hacer para realizar el ejercicio. Si observas cómo se balancean los monos, podrás apreciar que ¡es precisamente así como consiguen generar gran parte de su movimiento!

Conquistar el pasamanos

«¡Pero si ni siquiera de niño tenía la fuerza suficiente como para cruzar la pasarela!». He oído esta frase muchísimas veces, y también he sido testigo de cómo las mismas personas que decían esto conseguían cruzarlo entero por primera vez en su vida con treinta, cuarenta y setenta años.

Como hemos visto, la manera más fácil de cruzar la pasarela es avanzar una mano a la siguiente barra y después llevar la otra mano a esa misma barra. Esto reduce la distancia (y el tiempo) que estamos soportando el peso del cuerpo con un solo brazo. A medida que vayas aumentando tu fuerza, puedes saltarte una barra —es decir, sin poner nunca las dos manos en la misma barra—. Y una vez que hayas conseguido hacer esto, por favor, bájate de la pasarela y date un abrazo muy fuerte a ti mismo y una palmadita en la espalda. ¡Hoy eres una estrella del *rock*! (eso sí, una estrella del *rock* con brazos de mono).

Pasarela en abanico

Una de mis historias favoritas sobre las pasarelas es la de un padre y sus dos hijas, las cuales eran unas auténticas aficionadas a escalar todos los aparatos del parque del barrio. En cierta ocasión fueron a un nuevo parque en el que las niñas se toparon por primera vez con unas barras que, en cierto punto, estaban inclinadas hacia arriba. La primera de ellas comenzó a recorrerlo con el familiar movimiento de brazos que había usado durante años, pero, al llegar a la primera barra que estaba más elevada, falló al agarrarse y cayó al suelo. A su hermana le ocurrió lo mismo. Corrieron nuevamente al inicio de la pasarela para intentarlo otra vez, pero las dos volvieron a caerse justo en ese mismo punto —ahí donde las barras no estaban tal y como las niñas esperaban—. Sin embargo, en el tercer intento desconectaron el piloto automático y modificaron la geometría de sus cuerpos para adaptarla a los cambios que presentaba ese nuevo medio —las barras inclinadas—, con lo que consiguieron pasarlas sin problemas.

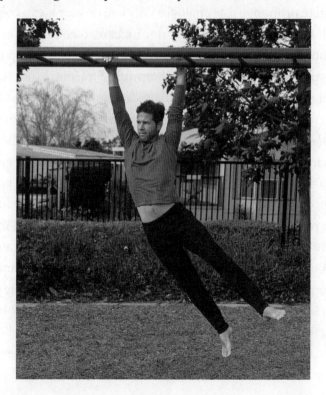

Aquí me he referido a las barras fijas y rectas (las pasarelas tradicionales) como al aparato fundamental para colgarse porque es el que nos permite establecer una línea de base con la que poder ir midiendo nuestro progreso, pero hay muchas otras opciones que nos ofrecen diferentes cargas y que requieren la utilización del cuerpo de formas únicas y particulares. Por ejemplo, las barras que están diseñadas con inclinación producen diferentes deformaciones celulares. Otro tipo de objetos más inestables, como las anillas que giran libremente, hacen que tengamos que poner más musculatura en juego. Y si quieres realizar un ejercicio realmente duro, intenta escalar por una cuerda o una barra vertical. Sí, lo que hacía Tarzán no era ninguna broma: para ir pasando de liana en liana hace falta una fuerza sobrehumana que no vas a adquirir cruzando la pasarela. En todo caso, siempre hay nuevos retos que intentar cuando uno está listo para ello.

Al natural

Aquí te propongo esta analogía: colgarse de barras es a colgarse de los árboles lo mismo que caminar por un centro comercial es a caminar por un terreno natural. Para ahorrarme un poco de tiempo y no tener que volver a escribirlo, vuelve al capítulo 5 y léete de nuevo todo lo que en él digo respecto a los beneficios adicionales que tiene caminar sobre un terreno natural. Después sustituye las palabras *caminar* y *terreno* por *colgarse* y *superficie* y entenderás perfectamente a qué me refiero.

Las interminables variaciones que podemos encontrar en cuanto al ángulo de las ramas, el grosor, la superficie de la corteza y la geometría del propio árbol no solo nos aportan cargas físicas diferentes, sino también retos mentales totalmente distintos. Nunca podré insistir lo suficiente en esto: un entorno repetitivo hace que nos volvamos más necios. Los humanos gastamos constantemente una gran cantidad de energía en aprender y acumular datos teóricos, pero en lo que se refiere a la práctica y la habilidad ponemos el piloto automático —como si a este factor no hiciese falta dedicarle energía o pensar en ello—. Pero si de verdad queremos estar realmente sanos tenemos que empezar a mezclar y a compaginar los dos aspectos.

CAPÍTULO 8

Es difícil **DESCANSAR**
en un zoológico

Si bien las respuestas que se producen ante situaciones de estrés intenso pueden considerarse adaptativas y permiten a los animales escapar de algún peligro, aquellas que se generan por estrés crónico conllevan a largo plazo un enorme peligro para la salud de los animales cautivos.

KATHLEEN MORGAN Y CHRIS TROMBORG

P uede que te preguntes por qué he elegido para la portada de este libro una fotografía de una mujer sentada frente a una hoguera.*
Es decir, ¿acaso este libro no trata del movimiento? ¿Por qué está ahí fuera, simplemente sentada? ¿No debería estar dando un paseo o algo así?

Elegí esta imagen específicamente para resaltar este punto clave en la mente del lector: que no es tan solo el movimiento —en el sentido convencional de la palabra— lo que deforma físicamente nuestras células y pone en marcha la producción de señales químicas. Tú ya sabes, como es lógico, que puedes mover y desplazar los objetos en tu entorno, pero lo que probablemente no sabías es que el entorno también puede «moverte» a ti.

---

* El autor se refiere a la edición en inglés de este libro, *Move Your DNA*.

Este libro —como seguro que ya tienes claro a estas alturas— trata sobre las cargas. Estas pueden ser creadas por el movimiento, pero nuestras células también pueden verse alteradas por fuerzas externas cuando nos hallamos quietos y en reposo. La contracción de los músculos oculares en respuesta a algo que entra en el campo de visión, la deformación de los folículos pilosos de los oídos en respuesta al sonido, la presión (o su falta) que se genera al dormir en una superficie excesivamente acolchada o los pequeños pellizcos y tirones que te produce la tela cuando llevas puesto tu traje favorito, todos estos son ejemplos de cómo el propio medioambiente (las condiciones) que elegimos es capaz también de generar fuerzas y de influirnos. Para estos mecanosensores —que se ven estimulados por el simple hecho de estar en un hábitat determinado— la única manera de poner fin a las cargas antinaturales es que abandones el medio que las está creando y le des así a tu organismo ese descanso que tanto anhela.

> **FACTORES DE ESTRÉS**
>
> Los factores de estrés son amenazas reales o imaginarias que precipitan la aparición del estrés. La respuesta a un factor de estrés requiere que se produzca una modificación en las funciones biológicas normales para poder hacerle frente tanto a nivel físico como a nivel químico. Los factores de estrés leves o moderados nos alejan tan solo ligeramente de nuestro funcionamiento normal, pero los que suponen una carga mayor pueden implicar un cambio más drástico. Y luego tenemos los factores de estrés que a pesar de ser poco intensos son continuos —es decir, que no paran prácticamente en ningún momento— y que nos mantienen en un desequilibrio constante.

Si bien no hay duda de que el movimiento genera un medio y unas condiciones internas, lo contrario también es cierto: el medio puede conformar el movimiento de nuestras células a un nivel y en un grado que nos es —literal y culturalmente— prácticamente invisible. Ahí, en el exterior, en campo abierto, lejos del zumbido de la nevera, de la luz del iPad, de los coches que nos catapultan de un lugar a otro

UN POCO DE ANATOMÍA

Ahora mismo, ¿te estresa la idea de tener que vestirte? Tranquilo, no te voy a pedir que andes por ahí desnudo todo el día. Lo que sí quiero poner de manifiesto es que es posible que algunas de las prendas que forman parte de tu armario y que llevas puestas todo el día estén causando alteraciones en las cargas. Como ya he mencionado, lo que más claramente tiene este efecto es la ropa interior. Además, los pantalones vaqueros ajustados, los cinturones, las prendas diseñadas para «dar forma al cuerpo» y los corsés pueden presionar en las cavidades pélvicas y abdominales, afectando a la digestión, a la respiración y quién sabe a qué más.

y de las interminables listas de tareas por hacer, me imagino que la mujer de la portada está experimentando, quizá por primera vez desde hace mucho tiempo, un perfil de cargas radicalmente diferente y mucho más nutritivo y provechoso.

NO SOLO HACEMOS MENOS, TAMBIÉN HACEMOS MÁS

Esta es la paradoja del mundo moderno: no solo hacemos menos a nivel físico que nunca antes, sino que ahora, además, casi nunca estamos sin hacer nada. Nuestros cuerpos, privados como están de poder realizar grandes movimientos, se ven inundados con estímulos sutiles pero constantes en forma de ruidos, luces, datos, etc. Este flujo continuo de estímulos es un factor de estrés por partida doble, ya que por un lado la frecuencia de ciertas cargas inducidas por el entorno es extremadamente alta y, por otro, el tipo de estímulos que recibimos es totalmente artificial.

Además del impacto directo que estos estímulos suponen en nuestra estructura física, también hay una respuesta indirecta que se manifiesta en forma de tensión

> **HIPERTONICIDAD**
>
> Un acortamiento crónico que se produce en el músculo como respuesta a factores de estrés mecánicos, químicos o psicológicos.

muscular —una tensión estática no asociada a ningún movimiento—. Con el tiempo, esta contracción del cuerpo en respuesta a los factores de estrés ambiental puede hacer que estemos muy tensos y que necesitemos relajarnos urgentemente.

Yo sería la primera en apuntarme a unas vacaciones en las Bahamas o a pasar un día entero en el *spa*, pero cuando digo que tenemos que relajarnos me refiero a la relajación física de las estructuras de nuestro organismo que están en tensión —lo cual es una muy buena noticia, porque los cruceros por el Caribe cuestan miles de euros, pero lo que te voy a contar es gratis y puedes ponerlo en práctica en cualquier momento—.

Aunque puede resultar sorprendente, el remedio para la tensión muscular no siempre es hacer estiramientos. En algunos casos, sencillamente no hay forma posible de aplicar un estiramiento. Por ejemplo, ¿cómo estiramos los músculos responsables de modificar el cristalino del ojo? En otros casos los músculos se encuentran tensos porque estamos contrayéndolos activamente —tal vez llevamos haciéndolo durante tanto tiempo que ya ni siquiera nos damos cuenta de ello—, y, como es lógico, estirar los músculos a la vez que los contraemos activamente no es algo que vaya a producir ningún cambio neto por sí mismo. Como ya he descrito anteriormente, hay veces en las que los músculos se han acortado físicamente mediante la absorción de masa en respuesta al hecho de haber sometido a las articulaciones a ciertas posturas crónicas. Por lo tanto, estirar, aunque sirve para algo, no siempre es la vía correcta para restablecer la salud en el organismo.

Otra solución aparentemente lógica para los desequilibrios musculares (cuando la contracción de un músculo en un lado de la articulación impide usarla en su rango completo) consiste en añadir tensión en el lado más debilitado. Pero, tal y como también he explicado anteriormente, contrarrestar un problema de tensión inadecuada añadiendo más tensión no es algo que contribuya a aumentar la movilidad o la fuerza, ni tampoco a reducir el dolor.

EL TRABAJO ABDOMINAL NO ES LA RESPUESTA

En la década de los ochenta el protocolo estándar de la clase de educación física incluía hacer doscientos abdominales «manteniendo la espalda presionada contra el suelo». Sin embargo, resultó que este movimiento de pliegue posterior junto con la flexión de la columna creaba todo tipo de cargas excesivas para los discos de la columna vertebral. En los noventa, el protocolo estándar de ejercicio abdominal pasó a ser mantener una pequeña curvatura por debajo de la espalda (es decir, sin meter la pelvis) a la vez que se flexionaba la columna. Esta manera de estabilizar la pelvis se consideró por aquel entonces la *mejor* manera de usar el abdomen (léase: de poner a salvo la columna vertebral) mientras se hacían entre cien y mil repeticiones de algún tipo de movimiento abdominal a lo largo de una clase de fortalecimiento de la franja abdominal de una hora de duración. A partir del año 2000 un nuevo grupo muscular estabilizador de la columna vertebral —los músculos abdominales transversales (MAT)— se convirtieron por todo el mundo en la estrella de las clases deportivas, de los estudios de investigación y de los artículos de la revista *Can This Core Be Saved* [¿Es posible poner a salvo la zona abdominal?]. Y eso es algo positivo, porque antes nadie mencionaba nunca este músculo al hablar de los abdominales —un error bastante garrafal—. No es de extrañar que en tan solo unos pocos años la información sobre los MAT se extendiese a todas las áreas de la salud musculoesquelética, incluyendo las pautas para «mantener el ombligo metido y desplazado hacia dentro, hacia la columna» (no, no hay que mover la pelvis para conseguir esto) *en todo momento* para proteger así la zona lumbar de la espalda.

Tendemos a asumir que si algo como la fuerza o la activación de un grupo muscular en particular es algo positivo, cuanta más cantidad de esa fuerza activación haya, mejor. Actuamos como si el concepto de homeostasis —entendido como el equilibrio natural necesario para el correcto funcionamiento de nuestros (y de todos los demás) sistemas biológicos— no existiese, y como si el sobresfuerzo fuese algo que no formase parte del cuerpo.

Permíteme que te aclare algo respecto a la musculatura: los músculos —incluyendo los MAT— de nuestro organismo han de ser capaces de generar la fuerza suficiente para realizar su trabajo, ni más ni menos. Tan solo necesitan tener, dependiendo de la situación, la cantidad de fuerza justa y necesaria. Los MAT son unos músculos dinámicos que responden a las cargas que se colocan sobre ellos. Algunos ejemplos de movimientos para los que es necesario que respondan adecuadamente serían cambiar de posición, flexionar, estirar y girar la columna vertebral, toser, hablar, hablar en voz alta, reírse, cantar, hacer de vientre, dar a luz, vomitar (lo que más detesto en el mundo) y caminar. En todos y cada uno de los ejemplos citados los MAT están activos, pero de una manera única y particular en cada caso. Es decir, el trabajo que realizan estos músculos es menor al cantar que al correr, pero mayor al correr y cantar a la vez; trabajan más durante la fase expulsiva del parto que cuando hacemos ejercicios en plancha; menos cuando estamos acostados que cuando estamos de pie, pero más que en cualquiera de los dos casos al realizar la transición que va de uno a otro.

A los entusiastas del movimiento de todo el mundo se les ha dicho que tienen que meter el ombligo hacia dentro (hacia la columna) para poder así estabilizar sus cuerpos –y ciertamente estoy de acuerdo en que hay un claro beneficio en el hecho de activar los MAT cuando se colocan cargas sobre el cuerpo de un modo que puede comprometer o poner en riesgo la columna vertebral–, pero los MAT deberían activarse *por sí mismos*. Si tienes que pensar: «Ahora sería mejor que estabilizase la zona abdominal», eso significa o bien que tus músculos no están sintiendo la carga o bien que sí la están sintiendo pero no tienen la capacidad de movilización necesaria para generar fuerza (en el capítulo 4 puedes ver cómo afecta la adición/reducción de sarcómeros a la producción de fuerza), o bien que las cargas que estás poniendo en tu cuerpo son poco comunes y más intensas que las que este soporta la mayor parte del tiempo.

Si te pasas casi todo el tiempo sin moverte, por supuesto que la tarea poco habitual de cambiar los muebles de sitio, arrastrar vasijas grandes y pesadas al ocuparte del jardín o lo que sea que hayas hecho para lastimarte la espalda creará cargas que tu sistema muscular no es capaz de contrarrestar porque no es lo suficientemente fuerte. Parece lógico mantener la barriga metida hacia dentro todo el tiempo para compensar esta debilidad y poder así estabilizar la columna. Pero aquí está el problema: al tener el vientre contraído todo el tiempo (con una cantidad fija de fuerza que puede ser mayor o menor de la que realmente necesitas para completar la tarea), lo que estás haciendo es, esencialmente, fraguar o solidificar (limitar) estos músculos en una determinada longitud, reduciendo así su capacidad para responder adecuadamente a diferentes situaciones.

Me gusta pensar en los MAT –bueno, en todos los músculos en realidad– como si fuesen jugadores de tenis. Al jugar al tenis se pueden utilizar los siguientes golpes: el saque, el golpe directo, el revés, la volea, el efecto cortado o *slice*, el remate y el globo. En todos estos golpes el objetivo es conseguir que la pelota pase por encima de la red, pero para poder hacerlo, el tenista tiene que situarse de tal forma que todos y cada uno de estos golpes sea una opción igualmente viable. ¿Qué pasaría si en un momento concreto el remate, por ejemplo, fuese el único golpe capaz de hacer que la bola pasase por encima de la red, pero el jugador estuviese colocado de una manera que solo le permitiese hacer un revés? El tenista, al haber adoptado previamente una posición concreta (por ejemplo, con la raqueta cruzada a través del cuerpo), no dispondría de tiempo suficiente para reorganizar su cuerpo en otra postura (en este caso, para poner la raqueta por encima de la cabeza) y fallaría en su empeño.

Para poder estar preparado para realizar cualquier tipo de golpe que sea necesario, el tenista ha de permanecer en una posición de alerta –una postura que le permite realizar todos los golpes con la misma facilidad–. Restablecer esta posición neutra después de cada golpe es lo que le asegura poder responder de la manera más apropiada durante toda la duración del partido, y ganar. De la misma manera, la geometría de los sarcómeros de los MAT tiene que estar lista y preparada para cualquier actividad que vayamos a realizar, ya se trate de una acción voluntaria –como inclinarnos hacia el suelo para levantar a un niño– o de una acción involuntaria –como, por ejemplo, toser–. (Posdata: todo lo dicho también es de aplicación para el suelo pélvico, sobre el que puedes leer más en el capítulo 10).

Al estar entrenando el abdomen todo el tiempo (teniéndolo en tensión), o al adoptar hábitos que alteran su estructura y su capacidad para producir fuerza, lo que hacemos en realidad es desactivar la función que le es propia. Con el fin de restaurar las funciones naturales de los sistemas biológicos ubicados en el tronco, tenemos que dejar que el cuerpo ejecute los sofisticados programas que ya existen de forma natural en el cerebro, y no anular dichos programas manteniendo una única posición (metiendo el ombligo) que damos por buena basándonos en una perspectiva limitada. Factores como mantener el vientre relajado, dejar que los músculos tengan su longitud óptima tal y como esta viene definida por los rangos de movimiento que más utilizamos y moverse mucho no solo son factores que contribuyen a reforzar la columna cuando es necesario, sino que además no interfieren en el resto de los «golpes» necesarios para jugar el partido de tenis que es la vida. Tu estómago se aplanará por sí mismo *tanto como así lo requiera*. Puede que un estómago continuamente plano resulte valioso a nivel social y cultural, pero desde luego no es en absoluto necesario a nivel fisiológico.

Así que, en lugar de estirar o de añadir ejercicios para hacer frente a los problemas de estrés crónico, nos vamos a centrar en *relajar* aquellas zonas del cuerpo que sean más propensas a la hipertonicidad.

RELAJA EL ABDOMEN

Según los Institutos Nacionales de Salud, al menos entre sesenta y setenta millones de personas (tan solo en Estados Unidos) sufren algún tipo de problema digestivo, y de ellos, casi la totalidad padece de estreñimiento crónico —¡nada menos que sesenta millones!—. En el mejor de los casos, la gente busca alguna terapia nutricional alternativa, y hay cinco millones de personas que toman algún tipo de receta para facilitar el proceso humano esencial que es la digestión de los alimentos ingeridos. Apuesto a que en la mayoría de estos casos, nunca se tiene en consideración el ambiente mecánico en el que están inmersos los intestinos.

Si tienes un espejo a mano, me gustaría que te pusieras de pie frente a él y que te quitases la ropa. Ahora, imagina que alguien va a sacarte una foto. ¿Qué es lo que haces? Bueno, si eres como la mayoría de la gente (o, al menos, como yo), lo más probable es que realices alguna versión de lo que comúnmente llamamos *meter tripa*: «¡Mira, mami! ¡Tengo el vientre plano!».

Muchas personas mantienen oculta de este modo su «curva de la felicidad», y algunas propician este movimiento hacia dentro de la barriga porque creen que es lo que hay que hacer para mantener el

UN POCO DE ANATOMÍA

Meter el estómago hacia dentro no es lo mismo que activar los músculos abdominales transversales, que contribuyen a estabilizar la columna vertebral. Una forma de saber si estás confundiendo meter la pelvis con activar los MAT es ponerte a cuatro patas delante de un espejo. Una vez que hayas relajado el abdomen, mete el ombligo de forma que vaya hacia la columna sin mover la pelvis. Si la pelvis cambia de posición, eso significa que estás usando músculos que no son los MAT. Puedes practicar este movimiento de forma aislada, pero en la vida real lo mejor para activar los MAT es tener el cuerpo en movimiento durante todo el día. Mantener la pelvis y la caja torácica en una posición neutra la una respecto a la otra favorece la función de estos músculos al optimizar la capacidad de movilización de sus fibras.

abdomen tonificado y que, de este modo, pueda sostener adecuadamente la espalda. Pero lo cierto es que meter tripa no solo *no* estabiliza la columna ni reduce la grasa abdominal a largo plazo, sino que, de hecho, puede contribuir al empeoramiento de estos dos factores.

Decimos «meter tripa», pero en realidad sería más adecuado decir «succionar la tripa». ¿Aún estás de pie frente al espejo? Deja el vientre relajado, de forma que la barriga caiga hacia delante de forma natural todo lo que sea necesario. Repito: todo lo que sea necesario. Echa un vistazo a la masa que está adherida a la pared abdominal. ¿Alguna vez te has preguntado a dónde va cuando contraes la barriga? Y, dado que el abdomen está lleno a rebosar —con los intestinos y el resto de los órganos de esta parte del cuerpo—, ¿te has preguntado alguna vez dónde quedan encajonados todos esos elementos si tienes el vientre contraído durante todo el día?

La respuesta es bastante simple. Cuando metes tripa, la masa que forma tu vientre desplaza a los órganos de la cavidad abdominal una distancia exactamente igual al espacio ocupado por tu barriga. La grasa subcutánea (la que está debajo de la piel) puede desplazar los órganos hacia arriba, hacia abajo, hacia los lados o en cualquier otra dirección intermedia, pero en todos los casos el vientre se encuentra ahora en el territorio que les corresponde a otras partes y funciones del organismo. El movimiento constante hacia arriba hace que se desplace el diafragma y, finalmente, puede llegar un momento en el que los órganos acaben ocupando la cavidad torácica —lo que se conoce como *hernia hiatal*—. Por el contrario, si los órganos quedan desplazados hacia abajo, la presión extra en esta dirección puede llevar a la aparición de una *hernia inguinal* (de la ingle) o dar lugar a algún tipo de trastorno del suelo pélvico.

Si eres de los que siempre andan intentando ocultar ese montón de grasa abdominal —o si no tienes grasa en el estómago pero sí un grave problema de vanidad—, tu costumbre de mantener constantemente la barriga metida hacia dentro puede estar causando todo tipo de estragos en otras partes y funciones de tu organismo que nadie hubiese creído que estuviesen relacionadas con esta costumbre.

Cómo relajar el abdomen

Esta relajación te ayudará a comprobar si eres un adicto a meter tripa o no. Ponte a cuatro patas, preferiblemente delante de un espejo. Comienza por relajar completamente la columna, dejando que descienda de forma natural. Comprueba si tienes la pelvis metida hacia dentro y, si lo está, céntrate en relajar esta zona, dejando que se «vuelque» hacia delante completamente. Al rotar la pelvis hacia el suelo, el coxis debería quedar levantado, apuntando hacia el techo. Ahora, ve dejando que la pared abdominal vaya cayendo hacia el suelo, observando atentamente cualquier tendencia que pudieses tener a volver a contraerla y llevarla hacia la columna. Sigue relajando el vientre hasta que la barriga llegue a tocar el suelo... Tranquilo, estoy bromeando. Lo más seguro es que no llegue a tocar el suelo, ¡pero sí deberías tener la sensación de que está a miles de kilómetros de ti!

Nota: tampoco *fuerces* el abdomen para alejarlo del cuerpo. Simplemente limítate a relajar los músculos que están impidiendo que la gravedad haga su efecto totalmente (¡algo que no es tan sencillo como pudiéramos pensar en un primer momento!).

Una vez que hayas conseguido relajar el abdomen completamente, permanece un rato en esta posición y respira lenta y calmadamente. Observa si en este momento hay algún diálogo interior en tu mente del tipo: «¡Odio mi estómago!» o «¡Tengo una columna vertebral tan débil y delicada!». Esto puede darte una idea sobre cómo es la relación que tienes con el hábito de tensar el estómago.

Ahora que ya has experimentado la sensación de tener el abdomen completamente suelto y relajado, también puedes llevar a cabo esta práctica estando de pie o sentado. Estate atento durante todo el día para comprobar si estás tensando el abdomen, ¡y relájalo siempre que te caces a ti mismo en tensión!

Fue un fisioterapeuta el que me contó la que hoy por hoy es mi historia favorita referente al tema de la relajación abdominal. En su primera visita, este profesional de la salud le recomendó el ejercicio que acabamos de ver a una mujer a la que estaba tratando de estreñimiento crónico —¡y que llevaba más de un mes sin ir al baño!—.

LOS ZOOLÓGICOS (Y EL ESTRÉS)

«Tan solo en los últimos tiempos están comenzando a salir a la luz las evidencias del daño causado por estos factores generadores de ruido. Con la aparición del nuevo campo de la bioacústica se están empezando a descubrir patrones, gracias al uso de nuevas técnicas de investigación en campo abierto, que vienen a confirmar la pérdida que ya llevamos percibiendo desde hace mucho los que somos especialmente sensibles al mundo natural. Los siguientes ejemplos servirán para ilustrar esta cuestión.

Existen muchos tipos de ranas y de insectos que vocalizan juntos en un determinado hábitat, de manera que ningún individuo particular destaca por encima de los demás. Este canto coral crea un sonido expansivo de protección que impide a los depredadores localizar un único lugar concreto como fuente del sonido. Las voces sincronizadas de las ranas se originan en tantos sitios a la vez que el efecto conjunto que producen es que parece que provienen de todas partes. Sin embargo, cuando estos patrones coherentes se ven trastornados por el sonido de un avión a reacción cuando este pasa cerca del estanque, la especial biofonía de las ranas se quiebra. En su intento de restablecer el ritmo y el coro unificado, algunas ranas destacan de forma momentánea, ofreciendo así a depredadores como los coyotes o las lechuzas la oportunidad perfecta para conseguir su alimento.

Un acontecimiento similar tuvo lugar una primavera mientras nos encontrábamos grabando a los poco abundantes sapos de espuela (*Spea intermontanus*) colina arriba de la costa norte del lago Mono en las Sierras Orientales, a pocos kilómetros del parque nacional de Yosemite. Una vez que hubo desaparecido el sonido de un avión de propulsión del ejército, pasaron cuarenta y cinco minutos antes de que los sapos fuesen capaces de restablecer su coro de protección. La tarde ya estaba cayendo, y con la tenue luz que había pudimos observar a dos coyotes y a un gran búho real cazando y alimentándose en las riberas de un pequeño estanque. Gracias a la forma particular en la que grabamos y medimos el sonido, hemos descubierto que el sonido relativamente intenso que produce un avión de reacción volando a poca altura puede causar alteraciones en la biofonía que induce a ciertas criaturas a perder la vital protección que les proporcionan sus coros vocales».

—**Bernie Krause**,
extraído de su discurso «Loss of Natural Soundscape: Global Implications of its Effect on Humans and Other Creatures» [La pérdida de los sonidos naturales: implicaciones globales de sus efectos sobre los seres humanos y otras criaturas]

No cabe duda de que los centros que se dedican a acoger y cuidar de animales son muy diferentes de los hábitats naturales, lo que los convierte en lugares muy adecuados para estudiar y evaluar el impacto que las estimulaciones anormales tienen sobre el comportamiento. No es de extrañar que la mayor parte de los datos claros e inequívocos de los que disponemos sobre el estrés biológico provengan de investigaciones llevadas a cabo con animales en cautividad.

En comparación con los hábitats originales de los animales, los zoológicos son ambientes más ruidosos (y, en ocasiones, más tranquilos). Los ciclos y la intensidad de la luz propia de estos lugares son bastante problemáticos para los animales, especialmente cuando es artificial (por ejemplo, fluorescentes). Los investigadores de este campo reconocen que es altamente probable que existan componentes críticos aún desconocidos en entornos que, como los zoológicos, propician el desarrollo de nuevas habilidades cognitivas y sensoriales en los animales. La naturaleza proporciona una gran cantidad de variables que son necesarias para el reino animal.

Los animales que se ven expuestos a estos factores de estrés –ruido artificial, iluminación, actividades programadas, etc.– muestran un comportamiento anómalo, una supresión de las respuestas inmunes, se autolesionan y ven alterados sus patrones de reproducción.

Después de tan solo tres días realizando el ejercicio de la relajación abdominal, la mujer consiguió hacer de vientre. ¿Por qué? Porque el desplazamiento de los alimentos a través de los intestinos puede verse afectado en gran medida por fuerzas mayores creadas por los músculos del tronco, el diafragma y el suelo pélvico.

RELAJA LA MANDÍBULA

Existe un mito muy extendido sobre los músculos: que tensión equivale a fuerza, y que cuanto más fuerza tenga un músculo, mejor. La mandíbula es un claro ejemplo de cómo en realidad la tensión muscular puede resultar bastante perjudicial para las estructuras que se ven afectadas por dicha tensión.

Cuando el dentista le dijo a mi marido que tenía una fuerte tendencia a hacer rechinar los dientes pero yo no, me sentí secretamente satisfecha (siempre he sido muy competitiva). Pero ya no me hizo tanta gracia cuando me dijo que en mi caso la tendencia era a apretar la mandíbula. ¡Vaya!

El hábito común de no limitarnos a cerrar la boca de forma natural, sino también apretar y hacer crujir los dientes con una tensión mandibular que actúa de forma similar a un cable de tensión, confiere una carga anormalmente grande a los dientes, lo que acaba dando lugar a signos visibles (¡luces rojas de advertencia!) que indican la presencia de una tensión excesiva. Estas zonas de esfuerzo se convierten en puntos débiles en los dientes, que acaban teniendo una mayor propensión a las fisuras. Pero los dientes no son más que el extremo, el área más visible de una unidad mayor que está creando tensión. Al apretar los dientes la articulación temporomandibular también sufre cargas inadecuadas. En muchos casos, este hábito acaba produciendo dolores en esta zona.

> ## UN POCO DE ANATOMÍA
>
> Para localizar la articulación temporomandibular, pon una mano a cada lado de la cara, justo por debajo de las orejas y abre y cierra la boca para notar dónde se articula la mandíbula.

Cómo relajar la mandíbula

A lo largo del día, intenta relajar la mandíbula sin abrir la boca. Hay un punto a partir del cual los músculos de la mandíbula ejercen más fuerza de la necesaria. Siempre que te sorprendas a ti mismo apretando la mandíbula, separa un poco los dientes de abajo de los de arriba. Así. Eso está mejor. ¡Tus dientes y tu articulación temporomandibular te lo agradecerán!

RELAJA LOS OJOS

Ahora uso lentes de contacto, pero cuando era niña llevaba unas gruesas gafas de culo de botella. Y, además de ser gruesas, también eran enormes debido a la moda de los años ochenta. Es decir, yo era la que llevaba esas gafas gigantescas que parecían el fondo de una botella de Coca-Cola, pero mi madre, que fue quien las eligió, era más bien de los setenta... Bueno, en realidad era de los años cincuenta, pero podríamos decir que fue una «hija» de los sesenta, lo que significa que para cuando se convirtió en madre (en los setenta) ya prefería un tipo de gafas lo suficientemente grandes como para cubrir con ellas la superficie de un pequeño estanque. ¿Ves?

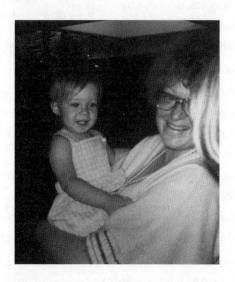

De tal palo, tal astilla.

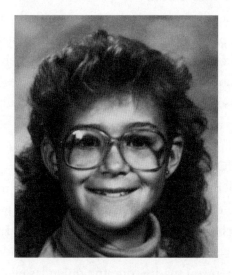

El año pasado comencé a acudir a la consulta de un nuevo oculista, y al comprobar mi graduación, después del: «¡Vaya! ¡Es una miopía bastante considerable!» de rigor, me dijo: «Debes de ser ingeniera, científica o algo así». ¿Cómo? No tardé ni un segundo en reprocharle esa técnica suya para deducir las carreras profesionales de la gente a partir de una simple graduación ocular, y me explicó que, en general, las personas que pasan mucho tiempo con la nariz metida en los libros son las que tienden a presentar los casos más graves de miopía. Me pregunto si es por esto por lo que el típico estereotipo de niña empollona en el colegio (me declaro culpable) siempre lleva gafas.

En Asia la miopía ha aumentado hasta alcanzar proporciones epidémicas, un incremento que se atribuye a la lectura o a otro tipo de actividades similares, como usar ordenadores o *tablets*. Si bien es indudable que los genes juegan un papel en esta afección, la miopía es extremadamente rara en las poblaciones de cazadores-recolectores, lo que ha llevado a los investigadores a buscar factores ambientales más específicos que reduzcan nuestra capacidad de ver a lo lejos.

Los estudios realizados a este respecto muestran que en las culturas que históricamente se han desarrollado sin libros se produce un aumento en los casos de miopía una vez que se introduce la lectura u otras actividades características de los entornos «civilizados» (como la luz nocturna). Sin embargo, algunas investigaciones más recientes sobre la lectura indican que es posible que el factor que se debe tener en cuenta sea más bien el tiempo que se pasa al aire libre.

Los músculos ciliares de los ojos se contraen cuando miramos las cosas de cerca, pero, tanto si leemos como si no, la inmensa mayoría de los objetos que vemos durante todo el día están en espacios cerrados y a una distancia de nosotros que sigue siendo relativamente corta. Para aquellos que hacen la vida en casa esto significa que incluso si no están leyendo o mirando la pantalla del ordenador, el objeto más lejano que pueden ver esta a ¿cuánto?, ¿6 metros de distancia? Las cargas naturales de los ojos incluyen también mirar a muchas distancias diferentes. Tenemos completamente cubiertas las distancias muy pequeñas y las que son más o menos pequeñas, pero para aportar a los ojos cargas que sean realmente distintas y variadas es necesario mirar también objetos que estén muy lejos –un proceso que facilita la relajación de los músculos en tensión del ojo–.

Así que, sí, probablemente mi madre tenía razón cuando me decía que dejase de leer tanto, pero también me tendría que haber dicho que saliese más de casa. Lo cual, ahora que lo pienso, sí que me decía... Solo que yo salía de casa y me ponía a leer otra vez. Todo esto significa que los ojos necesitan dejar de estar tanto tiempo clavados en libros, ordenadores o teléfonos móviles y salir un poco fuera –para poder moverse en todo su rango necesitan mirar hacia objetos que estén a una gran distancia–.

Cómo relajar los ojos

Las cargas mecánicas que nos faltan en los ojos son las que se producen cuando dirigimos la mirada a algo que está realmente lejos y dejamos que la vista lo enfoque adecuadamente. Por lo tanto, podemos introducir este ejercicio (mirar a lo lejos) mientras caminamos (¡es como hacer *cross-training*!). Manteniendo la cabeza quieta, mira a derecha e izquierda, arriba y abajo y por el rabillo del ojo, pero siempre mirando lo más lejos que puedas.

Si eres de los que se pasan el día anclados a la mesa de trabajo, dispón la oficina de forma que puedas mirar por una ventana unas cuantas veces cada hora, concediéndote un par de minutos cada vez para mirar a lo que sea que esté más alejado. Al igual que hicimos cuando relajamos el abdomen, deberías intentar localizar aquellas áreas del ojo en las que acumulas la tensión. Siempre que puedas, quítate las gafas o las lentes de contacto, pues el uso de lentes correctivas hace que sea más difícil localizar la tensión de los ojos.

RELAJA LOS OÍDOS

Uno de los recursos más importantes del mundo natural es su voz –el paisaje sonoro natural–.

BERNIE KRAUSE

Cuando estaba en la escuela de posgrado un amigo me habló de una página web en la que mostraban un vídeo y un audio en tiempo real de una charca africana. Una noche, mientras estaba estudiando, abrí esta página (dejar los estudios para más tarde siempre ha sido un problema para mí...) y me sorprendí al ver que alrededor del pequeño lago había unos cuantos jabalíes hozando la tierra en busca de raíces a la luz de la luna. Me quedé totalmente prendada y enganchada a lo que estaba viendo. Desde entonces empecé a mantener esta ventana abierta todo el tiempo, me convertí en una «amiga de la charca» y no hacía más que enviar correos electrónicos y mensajes de texto a mis amigos a las cinco de la mañana para avisarles: «¡HAY ELEFANTES!». Pero una vez que la emoción inicial de ver animales salvajes se fue desvaneciendo, seguí poniendo el vídeo de la charca por el efecto que me producía ese ruido relajante y de baja intensidad que producían los insectos.

> **BIOFONÍA**
>
> Todos los sonidos no humanos que producen los organismos vivos en un medioambiente determinado.

El ruido es un fenómeno continuo. Con la rara excepción de estar metido en una cámara de privación sensorial, nuestra mente está constantemente ocupada con la incesante labor de procesar e interpretar los sonidos. De hecho, estamos tan acostumbrados a estar oyendo sonidos todo el tiempo que probablemente ni siquiera prestamos atención a la gran cantidad de energía que gastamos en reaccionar al ruido ambiental. El estrés de los animales de los zoológicos ha sido claramente asociado tanto a los sonidos antinaturales propios de las máquinas de construcción —ruidos frecuentes e intensos— como a la ausencia de sonidos naturales propios de sus ambientes de origen —la biofonía de sus ecosistemas—, los cuales juegan un importante papel en lo que respecta al éxito evolutivo de una especie. Y no solo en los zoológicos: actualmente los ruidos indirectos producidos por el hombre afectan al planeta entero (por ejemplo, hoy en día el sonido de los aviones está por todas partes). A medida que la antropofonía se va imponiendo en un medio, la biofonía de la que depende la comunicación animal vinculada a la reproducción y la supervivencia se ve alterada.

Los expertos en sonido que se dedican a medir los niveles de ruido ambiental en entornos naturales han descubierto que la selva tropical es el medio más ruidoso, las zonas ribereñas están en una posición intermedia y la sabana es el hábitat más silencioso de todos. Los ruidos que encontramos en la naturaleza son los producidos principalmente por el murmullo de la vegetación, por el viento, el agua y los insectos, y se ha visto que el máximo de decibelios (dB) de ruido ambiental está en torno a los 36 dB que se alcanzan a mediodía, comenzando a partir de los aproximadamente 20 dB que hay a primera hora de la mañana.

> **ANTROPOFONÍA**
>
> El ruido producido por el hombre. Por ejemplo, los sonidos provocados por los seres humanos tanto de forma directa (el lenguaje, la música, etc.) como indirecta (como las señales aleatorias generadas por medios electromecánicos).

No existen evidencias de que el ruido constante pueda provocar la muerte (¡aunque sí las hay de que los ruidos extremadamente altos pueden acabar dando al traste con nuestras células auditivas!), pero lo que sí está comprobado es que el ruido puede reducir la capacidad para dormir, aumentar la tensión muscular y, en casos extremos, modificar la geometría del organismo.

> En los experimentos realizados, todos los seres humanos analizados responden de la misma manera ante la presencia de ruidos fuertes y repentinos: parpadeo, mueca facial, flexión de rodillas y contracción (curvatura) de la columna vertebral.
>
> **JAMES DAVID MILLER,**
> *Effects of Noise on People*
> *[Los efectos que los ruidos causan en las personas]*

Cómo relajar los oídos

Por decirlo brevemente, se trata de que hagas que tu vida sea menos ruidosa. Date paseos —de vez en cuando, al menos— sin llevar el

LA CONTAMINACIÓN ACÚSTICA: ¡UNA «PLAGA MODERNA» EN LOS HOGARES!

Imagínate cómo era el mundo hace unos diez mil años, cuando, aparte del sonido de dos rocas golpeando la una contra la otra producido por alguien que estuviese intentando hacer una punta de lanza, todos los sonidos eran producidos por el entorno natural. En este mundo, les prestábamos una gran atención a todos los sonidos, ya que nos proporcionaban una información muy importante para la supervivencia diaria. Si oíamos el golpeteo de las piedras de granizo cayendo del cielo, probablemente significaba que no era un buen día para salir a buscar comida. Si esa cosa grande y peluda que nunca antes habíamos visto emitía un sonido rugiente y amenazador a medida que nos aproximábamos a ella, posiblemente lo más recomendable sería pensar en algo mejor que simplemente acercarse a ella y darle un lametazo para ver si era comestible... Y si tu cuasiprehistórica esposa te gritaba al volver a casa después de un largo día de caza, seguramente deberías haberte limpiado los excrementos de mamut de los pies antes de entrar en la cueva.

A medida que nos fuimos extendiendo por el planeta y fuimos aumentando nuestra apuesta por la tecnología, los sonidos antropogénicos —es decir, generados por el ser humano— comenzaron a convertirse en la fuente dominante de ruido y de señales sonoras de nuestro entorno. Al principio no fueron más que unas inocentes bramaderas y otros instrumentos musicales similares, después el ruido de vehículos —primero empujados por caballos y más tarde propulsados por combustión interna—, luego los aparatos de radio y de televisión —permanentemente encendidos—, hasta que toda la infraestructura de las ciudades ha terminado por convertirse en algo así como un enorme altavoz de baja fidelidad que genera bandas de ruido tan intensas que las aves urbanas y otras especies silvestres han tenido que adaptar sus cantos y llamadas de apareamiento o desplazarse a áreas más silenciosas. Y, durante todo este tiempo, nuestro cerebro también ha tenido que adaptarse; ahora se nos dice que 75 dB —que antaño habría significado una avalancha o un terremoto— es un nivel completamente razonable para una calle urbana, incluso aunque eso signifique que tengamos que ponernos auriculares para tapar esos ruidos, de forma que podamos escuchar por encima de ese ruido nuestro paisaje musical personal o las llamadas del teléfono.

Los seres humanos, al igual que la mayoría del resto de los animales sociales, somos seres ruidosos. La diferencia es que la tecnología que nosotros producimos también lo es, ya sea de forma intencional —como ese coche gigantesco que cruza la calle cargado con lo último en sonido *subwoofer* del que sale música rap a toda pastilla— o no —como el ventilador del horno que ronronea a 80 dB para mantener el humo alejado de la alarma de incendios... Y que si se activa echará por tierra tus habilidades culinarias con su grito sonoro a 100 dB–. En lo que respecta a la contaminación acústica, no se consigue mucho poniendo limitadores de volumen en los auriculares de los niños (hasta un máximo de 85 dB), silenciadores en los automóviles (que reducen el sonido bruto de 120 dB hasta un máximo de 95) o regulaciones específicas en las zonas que circundan los aeropuertos (limitando, supuestamente, el ruido de las áreas residenciales a los 65 dB). No obstante, a menudo es nuestro propio cerebro el que nos engaña, pues los sistemas de atención que le son propios nos permiten sumergirnos en películas excesivamente ruidosas (hasta 100 dB), música (a menudo 100 dB o más), llamadas telefónicas (con tonos a 85 dB y volumen de llamada por encima de los 90 dB) y otros formatos similares, haciéndonos creer que si el ruido llegase a ser realmente demasiado fuerte, lo sabríamos y, simplemente, bajaríamos el volumen. El problema está en que nuestra percepción de lo que es «demasiado fuerte» puede tardar tanto en activarse que no solo nos estamos sometiendo a un constante estrés, sino que además, a esas alturas, ya le hemos causado daños al sistema auditivo. Y, al final, algunos años más tarde, cuando este daño «silencioso» ya se ha colado en nosotros, de pronto nos damos cuenta de que todo el mundo habla como murmurando, que los coches surgen de la nada y parecen ir directos a por nosotros y que nuestra incapacidad para oír los sonidos relativamente tranquilos y «normales» de la vida hace que nos volvamos paranoicos y con propensión a sufrir accidentes.

El sentido del oído tiene cientos de millones de años de antigüedad. Funciona igual de bien en la oscuridad o con objetos que están fuera del campo de visión, y sigue funcionando incluso cuando estamos dormidos. Se trata de un fabuloso sistema de alarma, de todo un regalo con el que poder comunicarnos que se nos ha otorgado a todos los vertebrados del planeta. Sin embargo, este sentido tiene problemas a la hora de adaptarse a la tecnología que hemos producido, la cual nos lanza información en forma de sonidos cada vez más altos y abundantes. La mejor manera de poner a salvo el oído es prestar atención a los sonidos y darnos cuenta de que cuando pensamos que es demasiado fuerte, eso significa que ya es *extremadamente* fuerte.

De un artículo del doctor Seth S. Horowitz, especialista en neurociencia auditiva, director general de www.neuropop.com y autor de *The Universal Sense: How Hearing Shapes the Mind* [El sentido universal: cómo la audición configura la mente] teléfono móvil. Conduce con la radio apagada. Desenchufa (o quítale las baterías) a cualquier aparato que no sea esencial. Usa tapones para los oídos cuando vayas a pasar mucho tiempo en la carretera o cuando viajes.

¡Y no te olvides de asegurarte de que tus oídos reciben sonidos naturales! Abre las puertas y las ventanas. Date un paseo simplemente para que tus oídos trabajen de una forma distinta. Dado que existen tantas y tantas cosas sobre la naturaleza que desconocemos, lo mejor es potenciar la relación entre nuestro sistema auditivo y el medio natural.

RELAJA EL PSOAS

El psoas es un músculo al que se le ha dado un nombre bastante desafortunado que influye directamente en más articulaciones del cuerpo que ningún otro músculo. Los músculos psoas (hay uno a cada lado de la columna vertebral) presentan una gran ramificación (como si se tratase de una estrella de mar que hubiese desarrollado brazos descontroladamente); están unidos a todas las vértebras que van desde la parte inferior de la caja torácica hasta el sacro, así como a todos los discos intervertebrales de la columna lumbar, y terminan en la parte superior del fémur. Un psoas que presente puntos de adherencia tiene la capacidad de alterar la orientación de la columna vertebral, la cadera, la pelvis o la rodilla —y, potencialmente, de las cuatro a la vez—.

Inserto entre las capas del psoas se encuentra el plexo lumbar, una densa agrupación de nervios que inervan los músculos abdominales, el suelo pélvico, los rotadores profundos de cadera y la gran mayoría de los músculos de los muslos.

Dado que el psoas se encuentra anclado en múltiples lugares, pasa por muchas articulaciones y contiene en su seno una de las redes neurológicas principales, no es de extrañar que haya tantas lesiones que puedan atribuirse al mal funcionamiento de este músculo.

Cómo relajar el psoas

¿Tu psoas es demasiado corto para la altura de tu cuerpo? Aquí tenemos una forma de comprobarlo y de relajar ese músculo.

Coloca en el suelo un cojín, un saco de dormir o unas cuantas almohadillas para la cabeza. Comienza por sentarte en el suelo con las piernas estiradas. Relaja los músculos de los muslos hasta que los isquiotibiales (los músculos de la parte posterior del muslo) toquen el suelo. Es posible que para conseguir esto tengas que sacar la pelvis —arquear las lumbares—. Nota: en este caso, el mero hecho de que tengas que arquear las lumbares ya nos está indicando que el psoas es demasiado corto.

Una vez que los muslos ya hayan bajado hasta el suelo, baja también la espalda, pero detente justo antes de que los músculos isquiotibiales dejen de estar en contacto con el suelo. En este ángulo, apoya la cabeza y los omóplatos, dejando espacio para que las costillas puedan también descender hasta tocar el suelo. La altura a la que queden las costillas con respecto al suelo es una indicación de la tensión habitual que tiene el psoas.

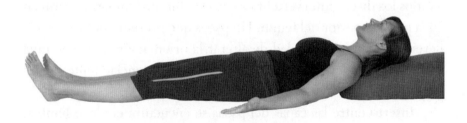

Una vez que hayas apoyado el cuerpo de esta manera y hayas identificado la tensión del psoas, puedes comenzar a relajar las costillas, dejándolas caer hacia el suelo. Al igual que ocurre en el resto de los ejercicios de «relajación», no se trata de flexionar los músculos para conseguir que la caja torácica toque el suelo, sino de que descienda relajando los músculos que la mantienen en tensión. A medida que vayas soltando el psoas, verás que las costillas cada vez llegan más cerca

PSOAS: ¿QUÉ OCULTA ESTE NOMBRE?

Una de las cosas más interesantes sobre el psoas es la propia historia de su nombre. Mucho antes de que Hipócrates comenzase a usar el término latino moderno *psoa* –músculo del lomo–, los antiguos anatomistas griegos ya denominaban a estos músculos el «vientre de los riñones», debido a su proximidad a esos órganos. En el siglo XVII el anatomista francés Riolanus cometió un error gramatical que ha sobrevivido hasta nuestros días al identificar los dos músculos del psoa como el psoas (puesto que hay dos, ¡simplemente añadamos una s para formar el plural!) en lugar de usar el término latino correcto, que es *psoai* –una metedura de pata que, en última instancia, puede que haya influido en la tendencia que tenemos actualmente a pensar en este músculo como en un grupo de músculos que cooperan entre sí, en lugar de concebirlo como un músculo individual capaz de adaptarse a nuestros hábitos asimétricos–.

Añadiendo leña al fuego, en la pasada década de los cincuenta John Basmajian, doctor en medicina y padre de la ciencia de la electromiografía (EMG), argumentó que no cabía esperar que los músculos iliacos y el psoas tuviesen funciones independientes porque compartían sus puntos de unión inferiores. Su opinión desencadenó el uso generalizado del término *iliopsoas*, despojando así a cada uno de estos músculos de su identidad individual y estableciendo el precedente necesario para la asignación errónea de las medidas de EMG del iliaco al músculo psoas –más interno y más difícil de medir–. Todo este contexto histórico hace que sea mucho más sencillo entender por qué el psoas se omite en la mayoría de los libros de anatomía y se reemplaza, incorrectamente, por el iliopsoas.

del suelo, por lo que será necesario que vayas ajustando continuamente la altura o la posición del cojín a medida que vayas mejorando.

Relajar el psoas es algo para lo que puedes necesitar diez minutos o diez años, dependiendo de cuanto se haya acortado y durante cuánto tiempo, de cuánto tiempo pasas sentado cuando no estás haciendo ejercicios de relajación y de con qué frecuencia mantienes las costillas bajo control. Levantar las costillas (sacar pecho) estando de pie es un factor que contribuye al acortamiento del psoas, por lo que ser consciente de la postura que adoptas en esta parte del cuerpo puede contribuir, con el tiempo, a un mejor resultado.

RELAJA LA COLUMNA

La torsión de columna es un ejercicio muy común que solemos encontrar en clases de yoga o de rehabilitación. Sin embargo, he visto cómo hace este «giro» de columna la mayor parte de la gente y me veo obligada a llamar la atención al respecto.

Una «torsión» (o «giro») es, por definición, la *rotación* de una parte en relación con otra. Por lo tanto, una torsión de columna ha de ser aquella en la que cada vértebra gira ligeramente para crear un movimiento neto que sitúe la caja torácica en un plano diferente con respecto a la pelvis.

No obstante, más que torsión de columna, a lo que yo he observado sería mejor llamarlo *rotación* de columna, pues en este caso —en la rotación de columna— toda la columna vertebral y el torso giran como uno solo, en bloque, hasta que la pelvis y las costillas están en un plano distinto a aquel en el que comenzaron, mientras que el brazo trata de llegar al punto de inicio, en un intento de establecer así una torsión en la columna. Este movimiento de rotación tiene un cierto valor, pero no es lo mismo que estirar la columna —es decir, una torsión real—, pues la rotación no genera fuerzas de torsión entre las vértebras —un paso necesario a la hora de restaurar la acción de torsión de la columna vertebral—. Y, lo que es más importante, esta incapacidad para realizar la torsión nos dice mucho, una vez más, sobre la tensión que ya tenemos en la zona abdominal.

En el mundo moderno prácticamente no existe ninguna tarea que requiera la torsión de la columna, salvo mirar por encima del hombro cuando estamos dando marcha atrás en el coche. Por lo tanto, girar la columna mientras cargamos los músculos de giro —pensemos en tareas como arrancar raíces del jardín o tirar de un extremo de una cuerda— son movimientos que casi han desaparecido de nuestra vida diaria (a no ser que formen parte específicamente de nuestro entrenamiento). Así que no es de extrañar que el tronco se haya adaptado agarrotando y tensando los músculos rotadores.

Torsión de columna

Esta torsión (es decir, este estiramiento) es justamente como te estás imaginando. Empieza por tumbarte de espaldas. Levanta una rodilla y gira la pelvis de forma que dicha rodilla vaya bajando hacia el lado contrario del cuerpo. Sin embargo, hay unas cuantas indicaciones que hacen que este ejercicio sea diferente de cualquier giro de columna que hayas podido encontrar anteriormente.

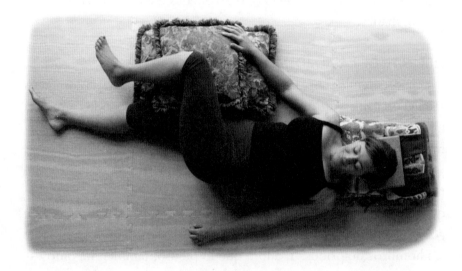

Diferencia 1: antes de comenzar la torsión has de asegurarte de que la caja torácica no se vea afectada por ella. Esto significa que la cabeza, el cuello y los hombros tienen que estar ligeramente elevados con uno o dos (o diecisiete, si es necesario) mantas para mantener así la caja torácica alineada con la pelvis en posición neutra. Esto elimina las fuerzas de cizalla y coloca las vértebras y la musculatura en una orientación más adecuada para la carga de la torsión.

Diferencia 2: el objetivo no es forzar la rodilla para que llegue al suelo sino sentir en qué punto deja de moverse la pelvis debido a la tensión existente en los músculos del tronco. Gira únicamente hasta donde puedas sin mover las costillas, sin forzar. De esta forma te aseguras de permanecer dentro de los límites que establece la tensión muscular abdominal que tienes actualmente.

Si resulta que al realizar este ejercicio casi no puedes mover la pelvis —es decir, que tienes el tronco muy contraído— y la rodilla te queda a mucha distancia del suelo, puedes apilar unas cuantas almohadas en el lateral, de manera que la rodilla que cruza por arriba pueda descansar en ellas. Esto reducirá la carga en la columna y evitará que sus músculos se tensen innecesariamente. Al igual que ocurría con el estiramiento del psoas, con el tiempo puedes ir ajustando la altura de las almohadas.

LIBÉRATE DE LA ALMOHADA

Este capítulo sobre la relajación y el descanso no estaría completo si en él no hablase de dormir; es una de esas cosas que todo el mundo hace —tanto los que están en forma como los que no— que verdaderamente pueden equilibrar la balanza en lo que respecta a la salud.

Si alguna vez has ido de acampada con un grupo de adultos que no estuviesen acostumbrados a dormir en el suelo, es muy probable que a la mañana siguiente oyeses una gran cantidad de quejidos y de gemidos por el agarrotamiento de la espalda o por tener el cuello y los hombros doloridos. Y, ahora que lo pienso, también he oído estas mismas quejas a personas de todo el mundo después de pasar una noche en un hotel o en una habitación para invitados: «¡La cama era demasiado blanda!», «¡La almohada era demasiado alta!».

Los fabricantes de colchones y de almohadas nos presentan la idea de que existe una forma ergonómicamente «mejor» de dormir, y que mediante el uso de estos artículos podemos conseguir un mejor sueño y, así, mejorar nuestra salud.

Pero lo cierto es que ya desde su concepción los colchones y las almohadas son dispositivos subversivos que lo único que hacen es propiciar la inmovilización.

No me malinterpretes; a mí también me encanta disfrutar de un buen colchón o de un sofá supercómodo. No voy a discutir que uno se siente muy bien cuando se tumba en este tipo de muebles, pero «¡qué cómodo estoy!» no es el mejor criterio para seleccionar aquello que puede contribuir a mejorar nuestra salud. Apuesto a que si te paras a pensar en ello, no tardarías en ser capaz de elaborar una larga lista de cosas que te hacen sentir bien pero que, de una forma muy directa, contribuyen al deterioro de tu fisiología.

Yo siempre he sufrido dolores de cabeza. Hace unos diez años, mientras estiraba el cuello para hacer frente a la tensión que siempre tenía en esa zona, comencé a preguntarme en qué momentos y en qué circunstancias se producían estiramientos en el cuello de forma natural. Me di cuenta de que mi almohada —siempre presente— en realidad me estaba impidiendo el movimiento mismo que hacía con el cuello cuando practicaba mis ejercicios de estiramiento. ¡Claro! En esas de seis a diez horas que me pasaba en la cama cada noche harían falta toda una serie diferente de deformaciones de las articulaciones y se crearían presiones distintas si no fuese por la almohada y el colchón que estaban impidiendo que se produjesen. Así que decidí deshacerme de la almohada.

Deshacerse de la almohada es algo muy parecido a deshacerse de los zapatos: sí, en un solo instante puedes tirar a la basura estos objetos y librarte de ellos, pero al hacerlo así es posible que cargues tejidos que han estado infrautilizados hasta el punto de causar lesiones en ellos (como queda demostrado por cómo nos queda el cuello o la espalda cuando vamos de acampada). En lugar de eso, considera un enfoque más progresivo y sistemático. Para poder dormir sin almohada hace falta tener los músculos del cuello y de los hombros relajados y una menor hipercifosis (la excesiva curvatura de la parte superior de la espalda). Lógicamente, puedes ir trabajando la movilidad del cuello y de la columna superior mientras estás despierto.

A mí me llevó más o menos un año deshacerme completamente de la almohada, pero lo que hice fue ir reduciendo su altura con el tiempo. Primero pasé de apoyar la cabeza en una almohada grande y esponjosa a utilizar algo igualmente esponjoso pero de una altura media. Luego pasé a otra almohada mucho más dura, a una toalla, a una camiseta enrollada y, finalmente, a nada. Ahora ya no necesito dormir con la cabeza en una posición determinada para evitar tener dolores y pinchazos a la mañana siguiente. Al ir retirando la almohada de forma progresiva, lo que hacemos es ir cargando gradualmente los tejidos de la parte superior del cuerpo, de manera que les damos tiempo para que se adapten a la nueva postura para dormir.

LIBÉRATE DEL COLCHÓN

¿He dicho ya que me encanta mi colchón? Pues sí, me encanta. O, mejor dicho, me encantaba, pues hace aproximadamente un año decidí que también tenía que empezar a deshacerme de este objeto. Mi nuevo rol a tiempo completo como madre de dos niños había reducido bastante mi tiempo libre, lo que significaba que tenía menos tiempo para realizar movimientos estructurados (léase: para hacer mis sesiones de ejercicios). Ya no sentía que mi cuerpo estuviese a punto y en buenas condiciones, por lo que tuve que empezar a movilizar las articulaciones cuando tenía un momento y podía hacerlo, que resultó ser únicamente *mientras estaba dormida*.

Mi progresión para ir dependiendo cada vez menos de mi colchón favorito comenzó de una forma totalmente orgánica cuando, como familia incipiente, tuvimos que empezar a dormir en distintos colchones (algo que no le dicen a la gente antes de tener hijos es que probablemente se van a encontrar durmiendo en diferentes camas, en diferentes habitaciones, en diferentes posiciones y a horas muy distintas a las que estaban acostumbrados). Las diferentes superficies de los distintos colchones modificaron las cargas sobre mi cuerpo, creando el mismo efecto que cuando entrenamos haciendo *cross-training* —sí, resulta que para practicar *cross-training* ni siquiera hace falta que estés despierto—. Después de unos meses ya no me dolía el cuerpo si no dormía en mi colchón y, con el tiempo, llegó un momento en el que después de pasar una noche durmiendo con colchón y almohada ¡estaba tan agarrotada y tan rígida como cuando iba de acampada!

Las investigaciones que se han llevado a cabo en todo el mundo sobre las posiciones que adoptamos a la hora de dormir han puesto de manifiesto que los que dormimos en camas supercómodas somos una minoría tanto en el reino animal como en las poblaciones humanas. Dormir en la naturaleza —algo que los seres humanos han estado haciendo desde el primer día de existencia— crea cargas diversas en las células. En este momento, las almohadas y los colchones que utilizamos cumplen el mismo propósito que el calzado ortopédico o «de refuerzo». Al igual que una prótesis ortopédica refuerza la debilidad creada por el uso del calzado, las almohadas no hacen sino reforzar la postura creada por el hecho mismo de usar almohadas. Del mismo modo que utilizar constantemente calzado y caminar por terrenos invariablemente lisos y planos han hecho que tengamos muy poca fuerza y movilidad en los pies, dormir siempre sobre algo liso y blando ha alterado la movilidad y la sensibilidad de muchas otras partes de nuestro organismo. Las alteraciones de las articulaciones necesarias para dormir en el suelo son naturales y actualmente están siendo infrautilizadas.

Pero no se trata en realidad de que la almohada o el colchón sean nocivos en sí mismos, o que generen una «mala» postura al dormir. No; una vez más, es la naturaleza repetitiva con la que hacemos todo lo que verdaderamente atrofia los tejidos necesarios para hacer algo diferente.

UN POCO DE ANATOMÍA

Si un árbol cae en el bosque y no hay nadie alrededor para oírlo, ¿produce algún sonido? Si sientes que tu cuerpo está sano y en forma hasta que alguien te toca, ¿es cierto que estás bien? Si alguna vez has acudido a un masajista y este te ha «descubierto» nudos y contracciones en el cuerpo, piensa que esos puntos llevan estando agarrotados durante muchísimo tiempo. La pregunta es: ¿por qué no eras consciente de ellos?

Dormir sobre un colchón hace que las presiones sobre el cuerpo se vean amortiguadas. El efecto acumulativo de dormir todas las noches en una gran superficie blanda es que te mantiene ciego al hecho de que hay partes de tu organismo que se han vuelto tan inmóviles y están tan inflamadas que duelen con solo tocarlas. Si con el tiempo has notado cierto alivio después de los masajes, ¡imagínate el efecto global que podrían tener los «masajes» del suelo si durmieses sobre él todas las noches!

LIBÉRATE DE LOS ESPACIOS CERRADOS

Siempre me ha encantado abrazar a los árboles, pues me parece que son seres muy valiosos. Y no solo porque yo lo crea: los árboles producen el mismísimo oxígeno que tú y yo necesitamos para poder vivir. Los árboles y los seres humanos estamos en una continua relación de intercambio gaseoso. Ellos nos necesitan a nosotros y nosotros a ellos. Pero el valor que tienen los árboles en lo que respecta a nuestra salud no está únicamente en el hecho de que sean productores de oxígeno.

El *shinrin-yoku*, que traducido vendría a ser algo así como «darse un baño de bosque», es el proceso de estar en contacto con la atmósfera del bosque y empaparse de ella. Este «baño de bosque» es algo que está muy estudiado en Japón, donde han descubierto que esta actividad propicia concentraciones de cortisol más bajas, menor frecuencia y presión cardíaca y una reducción del «tecnoestrés» (registrado como una reducción en la actividad cerebral). Está claro que cualquiera que haya pasado unas cuantas horas vagando por la naturaleza puede confirmar que sí, que efectivamente es algo que resulta muy relajante, aunque es a través de la ciencia como podemos comprender mejor los mecanismos que están detrás de estas respuestas fisiológicas. Lo que hacemos no es responder a los árboles *per se*, sino que establecemos una interacción invisible con las fitoncidas, unas sustancias químicas activas que desprenden las plantas. Indirectamente, los árboles, que secretan estas sustancias para alejar a los insectos dañinos y la putrefacción, nos proporcionan un compuesto que a nosotros nos resulta beneficioso.

Ya lo he dicho antes y lo digo de nuevo: la naturaleza es compleja. De la misma manera que es imposible enumerar todos los beneficios que produce llevar una dieta a base de alimentos orgánicos e integrales, también es imposible conocer todos los intercambios que se producen entre nuestro organismo y el «medio externo» cuando estamos al aire libre. En nuestro deseo de simplificar la naturaleza en «piezas» que podamos duplicar y reproducir viviendo separados de ella, perdemos de vista algo obvio: que una parte de algo no equivale ni puede reemplazar a ese algo.

Por ejemplo, la vitamina D es una de esas «piezas». Por lo que parece, para producir ciertos tipos de vitamina D es necesario que se produzca una interacción entre nuestro cuerpo y el sol. De este modo, aquellas zonas del planeta en las que hay poca luz (o en las que hay luz adecuada, pero la población no sale demasiado a espacios abiertos) son las que presentan mayores índices de enfermedades relacionadas con la falta de luz. Pero, tras llevar a cabo investigaciones adicionales, parece ser que la vitamina D no es el único beneficio que nos ofrece la luz del sol: también nos aporta la radiación ultravioleta (UV). Independiente de la síntesis de vitamina D, la radiación UV disminuye los factores de riesgo de las enfermedades inflamatorias desmielinizantes, como por ejemplo la esclerosis múltiple. Resumiendo, si nos limitamos a tomar vitamina D —o si simplemente nos damos un baño de rayos UV—, no podremos disfrutar de todos los beneficios que nos aporta el sol. Ni tan siquiera hemos empezado a comprender todos los procesos fisiológicos que dependen de la interacción de nuestro organismo con el sol —o, por el mismo motivo, con el viento, con el calor, con el frío, con la tierra o con la biofonía—.

La ciencia es fantástica a la hora de reducir el número de variables hasta que este es lo suficientemente pequeño como para poder entenderlo, pero, una vez que ya ha disgregado en mil piezas la imagen completa, no es ni de lejos tan eficaz cuando se trata de unificar dichas piezas para volver a obtener el todo inicial. El bioquímico que investiga los compuestos que secretan las plantas no está en contacto con el fisiólogo que investiga la transferencia de electrones que tiene lugar entre la tierra y los pies desnudos (la «toma de tierra»). El inmunólogo que investiga los microorganismos que incrementan la inmunidad (y que estarían presentes en los alimentos que ingerimos si no estuviésemos tan obsesionados con lavarlo y desinfectarlo todo) no está en contacto con el anatomista que estudia la actividad de los millones de músculos diminutos —llamados *erector pili*— que se contraen para erizarnos el pelo cuando se nos pone la piel de gallina por el frío.

A salvo y calentitos con nuestras ropas, en nuestras casas, en la oficina y en el coche, nos estamos perdiendo una cantidad de interacciones biológicas imposible de cuantificar, y, de entre todas ellas, las que influyen en nuestra fisiología son las que más afectadas se ven. Aunque somos muy afortunados por estar viviendo en un tiempo en el que se están produciendo constantemente materiales sintéticos en fábricas de todo el mundo para compensar los efectos del estilo de vida que hemos elegido, estos materiales en ningún caso pueden sustituir a la naturaleza. Son simplemente tratamientos puntuales que conllevan un enorme precio para la humanidad y para la ecología. En realidad, pasar tiempo al aire libre, al igual que ocurre con el movimiento, no es algo opcional; tanto nuestro organismo como nuestras comunidades dependen verdaderamente de ello.

EN GENERAL, DESCANSA MÁS

Al igual que el ejercicio está aceptado casi universalmente como un factor de reducción de las enfermedades, el «estrés» debería considerarse siempre como un factor de riesgo. La dificultad que se presenta a la hora de estudiar el estrés radica en determinar exactamente cuándo su presencia (perfectamente natural) se traduce en resultados negativos a nivel físico.

Cada persona hace frente al estrés de manera diferente: nuestra capacidad para hacerlo va cambiando con la edad, con la experiencia, e incluso depende del estado de salud en el que nos encontremos. Hay áreas de la vida en las que el estrés sencillamente es inevitable, pero tal y como he señalado, hay muchas facetas de la vida cotidiana en las que podemos reducirlo de forma significativa simplemente modificando el medio en el que nos movemos.

Para revertir la mayoría de las deformaciones físicas crónicas que he mencionado en este capítulo no es necesario dedicar ningún tiempo extra. Por ejemplo, no hace falta tiempo para apagar la radio. Dormir sobre unas cuantas mantas en lugar de hacerlo sobre el colchón no es algo que tengamos que planificar ni anotar en la agenda. Cuando empezamos a examinar el movimiento a nivel microscópico es cuando comenzamos a darnos cuenta de hasta qué punto gozar de buena salud es mucho *más sencillo* de lo que pensamos. No es que la idea de que debemos esforzarnos intensamente (es decir, hacer mucho ejercicio) para mantener una buena salud dentro del entorno –similar a un zoo– en el que vivimos tenga que ser necesariamente inválida, pero esa noción lleva implícito que no hay nada que podamos hacer con respecto a nuestro cautiverio o que hemos accedido a permanecer prisioneros en nuestra jaula de comodidades. Las recomendaciones en cuanto a nuestra conducta que emanan de este punto de vista no reconocen que somos nosotros mismos los que tenemos la llave para abrir la puerta y llevar nuestro ADN a un nuevo entorno *siempre que así lo decidamos*. Así que ¿a qué estamos esperando?

CAPÍTULO 9

CAMINAR:
aspectos específicos

E n los años ochenta, el experto en biomecánica holandés Gerrit Jan van Ingen Schenau publicó su tesis doctoral, cuyo tema era el patinaje de velocidad –y más específicamente, explorar si el rendimiento de un patinador de velocidad podría verse mejorado con el uso del *klapschaats*, un patín de hielo que tenía una hoja basculante fijada tan solo en la parte frontal de la bota (en contraposición a la hoja unida en toda su longitud a la bota que encontramos en los patines tradicionales)–. Este investigador predijo que una hoja que se desprendiera en su parte posterior produciría una modificación en la capacidad de movilización de los músculos de la pantorrilla, mejorando de este modo el rendimiento de los patinadores que compiten profesionalmente.

Estaba en lo cierto. En 1994 hizo que un grupo de jóvenes patinadores profesionales se pusieran los patines modificados y analizó su rendimiento en distintos momentos de la temporada. Al final, los patinadores que usaban este tipo de patines (denominados *clap skates*) mejoraron su rendimiento en un 6,2% de media –frente al 2,5% de los que se limitaron a usar los patines tradicionales–. En cuanto este grupo de prueba comenzó a participar en eventos nacionales, se corrió la voz y patinadores holandeses de más alto nivel también empezaron a utilizarlos. En los Juegos Olímpicos de Invierno de 1998 los patinadores que usaban *clap skates* pulverizaron todos los récords mundiales de esta disciplina y cambiaron este deporte para siempre. La pregunta es: ¿qué es lo que hizo que estos patines funcionasen mejor?

En un principio, Van Ingen Schenau pensó que con esta modificación el patín permitiría un mayor uso del músculo de la pantorrilla, mejorando con ello el rendimiento, pero investigaciones posteriores mostraron que la bisagra del patín modificaba el sistema de palancas no solo en el tobillo (que sí, efectivamente permitía un mayor uso de la pantorrilla) sino *del cuerpo entero*. Al desplazar el punto de rotación del dedo del pie a la bisagra del patín, lo que se consigue es que la palanca de empuje del patinador no sea únicamente la longitud de su pierna, sino esta longitud más la distancia extra que hay hasta la bisagra. Tener una «pierna» más larga significaba que la fase de empuje —la distancia lateral que hay entre el punto en el que se pone el pie en el suelo y aquel en el que se vuelve a despegar— era también igualmente mayor.

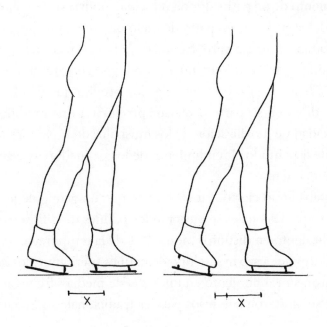

Esto era importante para los patinadores, ya que estos únicamente pueden *impulsar* su cuerpo hacia delante cuando el pie está ejerciendo presión sobre el hielo. Una vez que el patín abandona el suelo, se desplazan en función del trabajo que hayan realizado sus músculos de empuje justo hasta ese momento. Para el patinador de velocidad, cuanta más distancia cubra la fase de empuje, más opciones tendrá de acelerar y batir de este modo sus propias marcas.

Pues bien, caminar también funciona de este modo. En este caso no porque estemos tratando de ir lo más rápido que podamos, sino porque la cantidad de movimiento controlado y hacia delante que se da en cada paso depende de la distancia que cubra la fase activa de empuje.

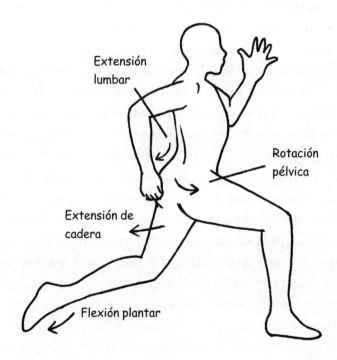

Al igual que ocurre con el *clap skate*, el cuerpo dispone de muchas maneras de incrementar la longitud de la «pierna» y, de este modo, aumentar también la fase de empuje. Podríamos decir que el máximo empuje es la suma de la extensión de la cadera (mover la pierna hacia atrás en la articulación de la cadera), la extensión lumbar (mover la articulación de la cadera hacia atrás curvando la espina dorsal), la rotación pélvica (girar la cintura para desplazar la articulación de la cadera hacia atrás) y la flexión plantar del tobillo (poner los pies en punta).

En el caso de tener que escapar rápidamente —o cuando nos apresuramos a levantarnos para ir a por algo para cenar—, idealmente tendríamos que poner en funcionamiento todas estas deformaciones articulares, ya que en conjunto aumentan la capacidad de movilización y la capacidad de realizar con rapidez la tarea que tengamos entre manos.

UNA PISTA QUE NOS DA EL REINO ANIMAL

Para ver esta puesta en marcha de todo el cuerpo, echa un vistazo al aspecto que tiene un guepardo visto lateralmente cuando está corriendo para atrapar a su presa. Podrás apreciar cómo las «bisagras» del tobillo, la rodilla, la cadera y las articulaciones de la espina dorsal se flexionan y se extienden a su máxima capacidad para, de este modo, maximizar también el rendimiento corporal durante un corto periodo de tiempo. Presenciar esto es algo realmente asombroso. (Y si en tu barrio no hay guepardos que puedas ver, echa un vistazo a YouTube).

Después de que hayas visto cómo esprinta un guepardo, busca algún otro vídeo en el que se lo vea *caminando*. Observarás que el guepardo no siempre abre y cierra sus articulaciones (sus «bisagras») hasta su máxima capacidad, sino que en su mayor parte lo que hace es usar la cadera como sistema de palanca para impulsarse hacia delante. Sí, ciertamente *podría* curvar la espina dorsal, utilizar sus patas de guepardo para saltar hacia delante o cambiar el orden en el que emplea las patas delanteras en cada paso, pero no lo hace. ¿Por qué? Porque moverse de este modo requiere una enorme cantidad de energía, tanto en lo que respecta a la fuerza muscular como al deterioro producido en los tejidos. El coste de moverse de esa manera es muy alto.

La arquitectura de los huesos y las articulaciones —que viene determinada genéticamente— está basada en el uso histórico que se ha hecho de ciertos patrones. Me atrevo a teorizar que si los guepardos

CAMINAR EN UNA CINTA ERGOMÉTRICA: UNAS CONDICIONES (INTERNAS) TOTALMENTE DISTINTAS

Tanto en contextos profesionales como en contextos profanos, siempre he visto que se refieren a la cinta de correr como a una tecnología que simplemente modifica *el lugar* en el que caminamos o corremos –posibilitando hacerlo en lugares cerrados–, pero sin mencionar en ningún momento cómo modifica el acto de caminar en sí.

Cuando caminamos sobre un terreno, la planta del pie (o la suela del zapato) interactúa con el suelo fijo y, a través de esta conexión física, genera un patrón específico de músculos que presionan hacia abajo y hacia atrás usando el suelo como punto de apoyo, creando así una fuerza de reacción específica en este que, a su vez, es la que desplaza el cuerpo hacia delante a través de la pierna que está trabajando –empujando– hacia atrás. Al caminar sobre una cinta, la cinta ya se mueve hacia atrás por sí misma, lo que limita la capacidad de la pierna para empujar hacia atrás activamente (veremos más sobre por qué esto es importante en el capítulo 10). En este caso las piernas trabajan hacia delante para «alcanzar» el movimiento hacia atrás de la cinta –para evitar ser arrastradas hacia atrás por la máquina–.

A primera vista no parece haber tanta diferencia entre las dos formas de caminar: las extremidades se mueven básicamente de la misma manera –las piernas y los brazos realizan un movimiento de oscilación hacia delante y hacia atrás en relación con el cuerpo y cubren aproximadamente las mismas distancias– y a nivel metabólico, en ambos casos se quema más o menos la misma cantidad de calorías (y a veces se quema un poco más en la cinta). En las investigaciones llevadas a cabo para comparar las dos formas de caminar (o de correr) se han encontrado algunas diferencias biomecánicas en la cadencia, en la longitud de la zancada, en la cantidad de tiempo que se está sobre un solo pie al caminar y en la distancia recorrida por la articulación de la cadera. Parece ser que en la cinta de correr es necesaria una flexión de cadera mayor, lo cual tiene sentido si consideramos que en este caso el rango de extensión de cadera está limitado.

En lo que respecta a los resultados obtenidos en la condición física –quema de calorías, mejora del rendimiento cardiovascular, reducción del estrés, etc.–, probablemente es discutible que exista alguna diferencia entre las dos modalidades, pero en lo concerniente a cómo se adapta nuestra estructura a las cargas –y, más específicamente, las formas musculares y esqueléticas que resultan a partir de un determinado uso de los músculos implicados– la diferencia que existe es claramente tangible.

He llegado a ver escritas cosas como que: «En última instancia, el cuerpo no diferencia si está corriendo en una cinta o en una pista», pero me veo obligada a discrepar. Yo diría que la similitud que pueda haber entre caminar sobre un terreno sólido y estable y hacerlo sobre una cinta estática depende de la perspectiva que adoptemos. Si nos limitamos a comparar unas cuantas variables aisladas, es posible que, sobre el papel, parezcan muy similares, pero el cuerpo (y los billones de mecanosensores que lo componen) no se adapta en función de variables aisladas. Lo que hace más bien es esculpir una imagen (es decir, una forma corporal) completamente distinta cuando se camina sobre un terreno firme que cuando se hace sobre una cinta.

caminasen siempre flexionando y extendiendo la columna, sus articulaciones vertebrales habrían evolucionado hasta volverse igual de robustas o más que las articulaciones de las caderas y las rodillas. En cambio, su forma ósea, al igual que la nuestra, refleja la forma en la que el guepardo ha utilizado su cuerpo durante miles de años. Los guepardos caminan suavemente con muchísima más frecuencia que esprintan, por lo que el tamaño y la forma de sus articulaciones coinciden con este patrón de uso.

La cadera humana es una articulación extremadamente fuerte y robusta. Unas largas estructuras de palanca y una gran masa muscular hacen que la capacidad para impulsarse hacia delante de esta articulación sea muy elevada, y sin embargo la mayor parte de los seres humanos de hoy en día apenas usan la articulación de la cadera al caminar. Se trata de un concepto algo difícil de entender, porque si echamos un vistazo, es evidente que las piernas de la gente parecen estar avanzando y retrocediendo cuando

RECTO FEMORAL

Es uno de los cuatro músculos que componen el grupo del cuádriceps (situado en la zona anterior del muslo) y el único de los cuatro que conecta la pelvis con la parte inferior de la pierna. Los otros tres músculos del cuádriceps se extienden entre el fémur y la parte inferior de la pierna.

caminan. Si las piernas se mueven en relación con el suelo, ¿no significa esto que la cadera ha de estar funcionando? Bueno, no.

Dado que pasamos tanto tiempo sentados, y que una gran parte del tiempo que dedicamos al ejercicio también lo pasamos con la cadera flexionada, la masa que determina la longitud de los músculos que conectan el muslo con la pelvis (el ilíaco) y el muslo con el tronco (el psoas) se ha visto disminuida. La mayoría de la gente ya no dispone de la longitud muscular (en el recto femoral, el psoas y el ilíaco) o de la fuerza (en los glúteos y en los músculos isquiotibiales) necesarias para mover los muslos hacia atrás con facilidad.

Este problema fundamental de la cadera combinado con unos pies débiles, unas rodillas flexionadas de forma crónica y la falta de fuerza abdominal es lo que ha hecho que nuestra forma de caminar haya acabado convirtiéndose en poco más que una serie de complejas caídas hacia delante que enmascaran una multitud de pequeños movimientos —unos movimientos que no contribuyen al avance hacia delante y que desgastan activamente partes de nuestro organismo a un ritmo acelerado—.

LO MISMO, PERO DIFERENTE

Aunque compartimos una experiencia cultural similar, nuestras experiencias específicas dentro del seno de nuestra cultura son diferentes. Por ejemplo, aunque la gran mayoría pasamos una cantidad de tiempo muy similar sentados, no todos practicamos los mismos deportes (si es que practicamos alguno), no hacemos el mismo tipo de ejercicio ni tenemos las mismas dimensiones antropométricas, lo que significa que, cuando caminamos, todos hacemos frente a las deficiencias que tenemos en los flexores de la cadera de diferentes maneras —lo que resulta para cada persona en una combinación única y particular de factores como echar las puntas de los pies hacia delante (lo que se suele llamar comúnmente «andar sobre las puntas de los pies» o «andar de puntillas»), la flexión y el estiramiento de la rodilla, la torsión de la cadera, el giro del pie en el tobillo, la rotación de la totalidad del cuerpo respecto del eje axial y la curvatura de la columna por encima del nivel de la cadera—.

Si alguna vez te han dicho que parece que tienes muelles en los pies, es muy posible que seas propenso a andar de puntillas. La gente que anda de puntillas tiene una gran elasticidad en la parte inferior de la pierna... y desperdicia una gran cantidad de empuje en el movimiento hacia arriba y hacia abajo que le es característico (el cual no contribuye demasiado al avance). Para tener una idea de hasta qué punto doblas las rodillas, ponte de pie y dobla y estira las dos rodillas unas cuantas veces. Ahora, haz lo mismo pero mientras caminas. Como puedes imaginar, cuando caminas por una superficie plana, no es necesario que las rodillas te eleven y te bajen del suelo.

Si eres aficionado a los bailes latinos, estarás familiarizado con el giro de cadera que este tipo de baile requiere. Está muy bien hacer este movimiento cuando te estás moviendo al son de tu cumbia favorita, pero si también lo haces con cada paso que das al caminar, es un indicador de que las articulaciones de la cadera no están funcionando demasiado bien.

La torsión que se produce en el pie a la altura del tobillo es similar a la forma que tienen de desplazarse las tortugas marinas. Al igual que la aleta de una tortuga gira mientras empuja hacia atrás, el pie también puede actuar como si estuviera anclado al suelo: la parte frontal permanece fija al suelo mientras que el talón gira hacia la línea media. Echa un vistazo a tus calcetines. ¿Tienes agujeros en la zona de la almohadilla del pie? Eso indica que es muy posible que gires mucho sobre tus pies al caminar.

Lo primero que aprecian los que están aprendiendo a analizar y evaluar la forma de andar cuando observan a alguien que rota respecto a su eje polar es un balanceo hacia los laterales. Cuando una persona está de pie en reposo o caminando, el eje polar debería estar perpendicular al suelo, pero cuando el cuerpo se encuentra tan rígido que las principales articulaciones ya no pueden moverse en toda su extensión, lo que podemos hacer es movernos hacia delante inclinándonos hacia un lado y dejándonos caer hacia el otro al desplazarnos hacia delante. De esta manera, el eje polar del cuerpo va oscilando de un lado a otro mientras que la mitad del cuerpo que no está soportando ningún peso se mueve a su alrededor para compensar. Para tener una mejor imagen visual de este tipo de movimiento, busca «pingüinos caminando» en Internet. Coloquialmente nos referimos a esta forma de andar diciendo que el que la emplea «anda como un pato», pero a mí no me gusta demasiado ese término porque suele relacionarse inmediatamente con el exceso de peso, cuando lo cierto es que es igualmente probable ver a una persona delgada caminando de este modo.

El movimiento de bisagra que se produce en la parte baja de la espalda puede ser el más difícil de detectar porque es muy similar a la extensión de cadera. Lo único que ocurre en este caso es que en lugar de que la pierna se mueva hacia atrás a la altura de la cadera, la pierna y la pelvis se mueven juntas como si formasen un único bloque. El eje de la columna lumbar se encuentra tan solo a entre 12 y 15 centímetros del eje de la cadera, pero ¿qué músculos preferirías usar para caminar: los diminutos músculos de la columna o esos grandes pedazos de carne (léase: glúteos) que están justo debajo de ellos?

Aquí, con el propósito de ayudarte a aprender a diferenciar los distintos hábitos en el modo de andar, he aislado cada variable para mayor claridad, pero lo más probable es que tu propio patrón a la hora de caminar sea la suma total de todas ellas, quizá con una o dos más prominentes que las demás.

Como seguramente ya habrás podido imaginarte a estas alturas, todos estos componentes de los patrones que usamos a la hora de caminar presentan también su propio conjunto de lesiones por sobrecarga. No es que estos movimientos sean inherentemente perjudiciales para el cuerpo, sino más bien que la frecuencia con la que los usamos no encaja bien con la propia arquitectura del organismo. La cuestión es que, aparte de las lesiones que pudieran producirse por sobrecarga debido a nuestras propias tendencias particulares al andar, todos tendemos a compartir los problemas que surgen por el hecho de no usar la articulación de la cadera —algo que prácticamente todos tenemos en común—.

Por eso, la lista de ejercicios correctivos de la forma de andar que aquí presento es de aplicación para la mayoría de la gente. Si bien todos somos únicos y distintos anatómicamente, tenemos experiencias individuales y, por lo tanto, también sufrimos adaptaciones diferentes, tan solo existe un número limitado de formas de compensar la falta de extensión de las caderas. Los ejercicios presentados a continuación están diseñados para aumentar la distancia sobre la cual *la cadera* puede acarrear y controlar el peso del cuerpo, a la vez que se minimizan las típicas sobrecargas que se producen en las articulaciones de la columna y las rodillas.

COMPROBACIÓN DE LA EXTENSIÓN DE CADERA

Para evaluar el rango de extensión actual de tus caderas, túmbate en el suelo bocabajo, manteniendo los tres puntos de la pelvis (la cresta ilíaca anterosuperior de la derecha y la de la izquierda y la sínfisis púbica) pegados al suelo. Sin dejar de prestar una especial atención al hueso púbico y asegurándote de que no se levanta del suelo, comprueba hasta dónde puedes levantar la rodilla manteniendo la pierna estirada. ¿Eres capaz de llegar muy alto? ¿Has tenido que recurrir a la fuerza muscular para meter la pelvis (bajando las lumbares hacia el suelo) y poder así levantar la pierna? Esta tensión abdominal es una compensación que se utiliza para contrarrestar la tensión de los flexores de la cadera, pero no es óptima en sí misma. Lo ideal sería que tu cadera tuviera la movilidad suficiente como para estirarse sin verse obligada a recurrir a este mecanismo de compensación y, al caminar, esta falta de movilidad puede significar un aumento de la extensión de la columna en lugar de extensión de cadera.

MEJORAR LA EXTENSIÓN DE CADERA

Por lo que parece, lo que más comúnmente se suele sugerir para mejorar el movimiento hacia atrás de la pierna es «fortalecer el trasero». Y déjame ser la primera en decir que no tengo ningún problema con esto —no hay nadie que esté más a favor de fortalecer los glúteos y la espalda que yo—. Pero lo cierto es que reforzar esta zona para contrarrestar la resistencia creada por nuestras propias adaptaciones musculares es como pasarnos todo el día luchando contra nosotros mismos. La fuerza en la espalda aparecerá por sí misma si alternamos de forma constante entre relajar la tensión semipermanente del psoas, los cuádriceps y los flexores de la cadera y exponer la cadera y los glúteos a caminatas mucho más frecuentes. Esto no solo favorece una relación sostenible entre las distintas partes del cuerpo (¿recuerdas la definición de alineación?), sino que también impide que entrenemos hasta llegar a un punto en el que generemos tensiones excesivas que puedan causar estragos en otras partes del organismo. Tener un trasero fuerte está genial, pero tener un trasero lo suficientemente fuerte como para estabilizar el sacro y el suelo pélvico a la vez que nos lleva colina arriba es más que genial, ¡es fantástico! Trabajar los glúteos de forma aislada (pensemos en hacer cien elevaciones de pierna estando a cuatro patas, o tumbados bocabajo sin carga en el suelo pélvico) puede acarrear una serie de problemas. Así que todo lo anterior es para decir que es mejor relajar las caderas primero y dejar que los glúteos trabajen y se vayan fortaleciendo de forma natural.

Como ya he mencionado anteriormente, hay tres grupos musculares que pueden impedir que la pierna vaya hacia atrás —es decir, que en su balanceo pase por detrás de la pelvis—. Ya hemos visto cómo relajar el psoas en el capítulo 8, y en las siguientes secciones se abordará el resto de los flexores de cadera.

Relajación del músculo ilíaco

El ilíaco es un músculo que va de la pelvis al fémur. Al adaptarse a la posición sentada se acorta. Si eres de los que pasan mucho tiempo sentados, es muy posible que en tu caso se haya producido dicha adaptación. Para soltar este músculo comienza por aplicar una suave carga de tensión (ver la imagen superior de la página siguiente).

Túmbate sobre la espalda (coloca un apoyo para el cuello y los hombros según tus necesidades) y apoya la mitad inferior de la pelvis (la que está más cerca de las piernas) en un cojín duro o en un bloque de yoga. La mitad superior de la pelvis (la que está más cerca de la cabeza) debería quedar inclinada hacia el suelo, creando de este modo una extensión pasiva en la cadera (imagen inferior de la página siguiente).

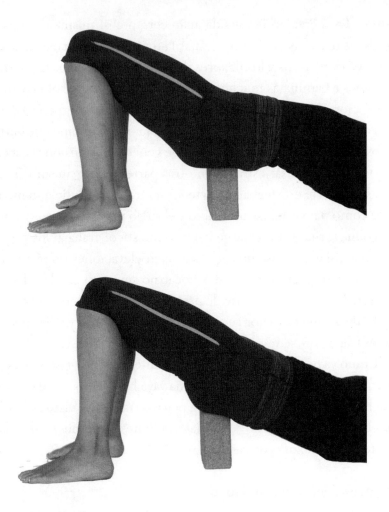

Pon atención en no realizar ningún esfuerzo para rotar la pelvis (pues esto sería justo lo contrario de soltarla, de relajarla). Simplemente limítate a permitir que sea la propia gravedad la que haga la extensión de cadera por ti. Permanece en esa postura tanto tiempo como quieras, consciente de que incluso aunque no estés moviendo la pelvis, la gravedad sigue produciendo las fuerzas necesarias para dar la señal de estiramiento a los músculos.

Incluso puedes ponerte a hacer este ejercicio ahora mismo y seguir leyendo en esta postura, ¿verdad?

Lo digo en serio. Venga, hazlo ahora mismo.

Extensión pasiva de cadera en posición prona

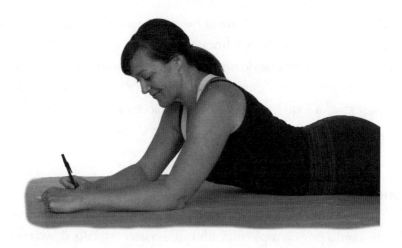

Gran parte de este libro la escribí estando tumbada apoyada en el vientre —una postura que puede destrozarnos las lumbares, ¿no es cierto?—.

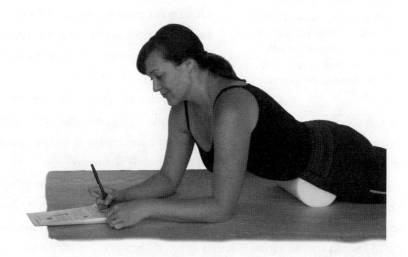

Uno de los trucos que utilizo para mantenerme en esta posición sin tener dolores es apoyar la pelvis encima de una manta doblada (yo utilizo medio rodillo de espuma) de manera que las crestas ilíacas anterosuperiores (CIAS) queden apoyadas en ella pero la sínfisis púbica siga estando en contacto con el suelo.

Descansando de esta manera he conseguido que todo el tiempo que paso escribiendo (horas y horas) se convierta también en un tiempo en el que estoy aplicando una carga de tensión en los músculos que hay entre la pelvis y el fémur. Yo, como tú, no dispongo de demasiado tiempo extra, así que puedes intentar hacer este ejercicio (adoptar esta postura) mientras ves la tele, cuando estés pasando el rato en casa o cuando tengas que trabajar con el ordenador.

Zancada

Ponte a cuatro patas (preferiblemente sobre alguna superficie blanda, como por ejemplo una alfombra o una esterilla de yoga) y da un paso adelante con la pierna derecha hasta que la espinilla de dicha pierna quede en posición vertical. Ahora, alinea la pelvis de forma que quede en una posición neutra (es decir, mantén las CIAS y la sínfisis púbica en un mismo plano vertical, con los dos puntos superiores por encima del punto inferior, de forma que los tres queden alineados).

> **ANTERIOR Y POSTERIOR**
>
> En anatomía, *anterior* hace referencia a la parte frontal del cuerpo. Lo contrario de anterior es *posterior*, que se refiere a la parte trasera del cuerpo.

Mantener estos puntos en el mismo plano impide que inclinemos o giremos la pelvis —algo extremadamente necesario si lo que queremos es aislar los músculos que van de la pelvis al muslo—.

Una vez que ya estés preparado en esta posición, ve desplazando la pelvis hacia el suelo moviendo el pie de la pierna derecha hacia delante hasta que sientas que la pierna trasera ya no puede estirarse más. De esta forma situamos una carga de tensión en los flexores de la cadera. Repite el ejercicio con el lado contrario.

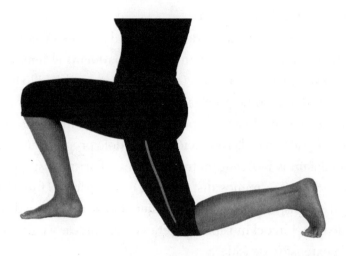

Si no se presta una gran atención, es muy fácil caer en la trampa de girar la pelvis anteriormente (imagínate que la pelvis fuese un gran tazón de sopa que se vierte hacia delante). Este movimiento hace que el punto de articulación de la zancada ya no esté en la cadera sino en la columna, y no es ahí donde queremos que esté.

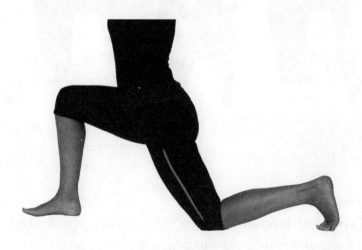

Estabilizar la pelvis es de vital importancia cuando de lo que se trata es de mejorar las cargas que se crean al caminar.

Zancada en abanico

Para crear un mayor rango de variabilidad en la extensión de cadera, comienza por girar externamente (hacia fuera) el fémur de la pierna que está situada hacia atrás (es decir, desplaza el tobillo hacia el lado contrario tanto como puedas). Haz el estiramiento de la zancada varias veces con el muslo en esta posición y, como siempre, ve reposicionando el tobillo en cada repetición (alejándolo progresivamente de la línea media unos 5-7 centímetros cada vez). Por supuesto, puedes ir recorriendo más o menos distancia en cada ajuste en función del tiempo del que dispongas para hacer el ejercicio. En cada uno de estos ángulos de rotación del muslo se generan cargas únicas y particulares durante la extensión de cadera.

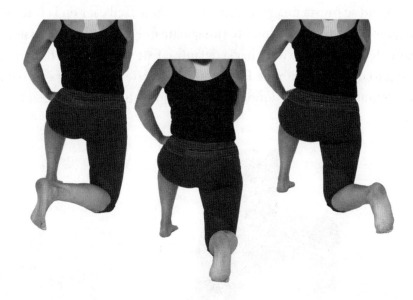

Evaluación del cuádriceps

La mayoría de nosotros llevamos décadas practicando alguna versión del estiramiento de cuádriceps (yo misma recuerdo que aprendí el típico estiramiento que se hace después de correr el tercer año de colegio), pero, por lo general, prestamos muy poca atención a los detalles. Intenta hacer esto: ponte de pie y prueba a ver si puedes llevar la parte baja de la espinilla de una pierna hasta la mano del mismo lado *sin* arquear la espalda, separar las rodillas, echar la rodilla hacia delante, inclinarte hacia un lado o usar la velocidad (es decir, dando una patada para subir la pierna rápidamente). Lo más probable es que no dispongas en los cuádriceps de la longitud necesaria para llegar con la mano al pie sin utilizar al mismo tiempo algún tipo de mecanismo de compensación (como deformar alguna otra articulación para alcanzar el pie). Prueba a realizar el ejercicio con la pierna contraria.

Estiramiento del cuádriceps

Túmbate bocabajo asegurándote de que las CIAS y el hueso púbico estén en contacto con el suelo. Deja una pierna en el suelo y dobla la rodilla contraria. Después échate hacia atrás para alcanzar el pie con la mano sin separar las rodillas ni levantar el hueso púbico (es decir, sin hacer una sobrextensión de columna).

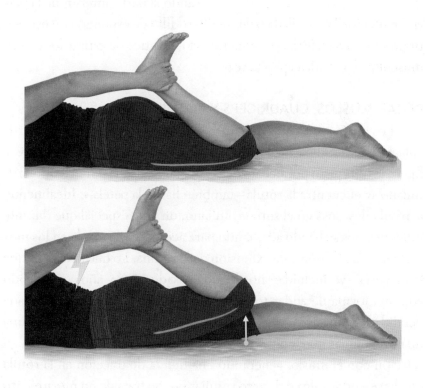

Si no eres capaz de llegar al pie, puedes ayudarte con una correa (o aplicando alguno de los mecanismos de compensación que he enumerado anteriormente), pero una vez que ya hayas conseguido agarrarlo, asegúrate de volver a colocar el hueso púbico de forma que esté en contacto con el suelo. En caso contrario, lo que estás haciendo es doblar la rodilla a expensas de la columna vertebral.

> ## UN POCO DE ANATOMÍA
>
> La palabra latina *vagina* proviene de la raíz *vas* ('cubrir') y significa «cubierta, envoltura, recipiente». En los comienzos de la ciencia de la anatomía este término se utilizaba indistintamente con la palabra *fascia*.

Recuerda que nuestro objetivo es mejorar el rango de movimiento de *la cadera*, así que ¡estabiliza la pelvis!

¿Te apetece probar un ejercicio un poco más intenso? Combina la extensión pasiva de cadera en posición prona (apoyando la parte anterior de la pelvis en una toalla enrollada o en medio rodillo de espuma) con este estiramiento del cuádriceps —una forma fantástica de estirar los cuatro músculos del cuádriceps a la vez—.

ROTAR MUSLOS, CUÁDRICEPS Y RÓTULAS

Los cuatro músculos que forman el cuádriceps pasan por la articulación de la rodilla, luego se unen formando el tendón rotuliano y se fijan a la tibia justo por debajo de la rodilla. Rodeada por el tendón rotuliano se encuentra la rótula —también llamada patela—. Idealmente, la rótula descansa en el surco rotuliano, un área especial que durante miles de años se ha ido adaptando para acomodar la rótula en los movimientos de flexión y de extensión de la rodilla. Lo que ocurre es que la mayoría —yo incluida— nos hemos pasado años y años caminando con una forma de andar totalmente condicionada por la extremada debilidad de nuestros pies y por la infrautilización de las caderas —una forma de andar que, con el tiempo, provoca la rotación de la tibia en relación con el muslo, generando una fuerza de tracción en la rótula que hace que se salga del surco rotuliano—. Se trata de un movimiento lateral (hacia fuera) que provoca que la rótula quede colocada sobre una nueva superficie ósea que carece del espacio genéticamente programado para hacer posible el movimiento sin fricción propio del surco rotuliano. En esta situación, lo que tenemos es un hueso situado justo encima de otro, lo que genera todo tipo de dolores en la zona de las rodillas al correr o al caminar.

Por lo tanto, debemos conseguir que la tibia gire en sentido contrario para que vuelva a su sitio. El cuádriceps lateral y el resto de los músculos del muslo han de reducir sus patrones de tensión y el cuádriceps medio –el músculo capaz de tirar de la rótula y devolverla al lugar que le corresponde– tiene que volver a aprender a ponerse en funcionamiento y realizar el trabajo que le corresponde. Suena bien, ¿verdad?

Dicho así parece tan fácil como pedir un café en un bar, pero en realidad el tensor de la fascia lata (TFL) es un pequeño músculo que tenemos cerca de la cadera y que es el responsable de tensar la banda iliotibial –llamada comúnmente cintilla– que va por toda la cara externa del muslo y termina en la rodilla. Cuando permanecemos sentados demasiado tiempo, este tensor puede adaptarse a una posición de acortamiento (creada por el ángulo de 90° propio de esta postura) que, a su vez, contribuye a producir una ligera pero continua rotación externa de la espinilla.

Estiramiento con correa

Una manera excelente de comenzar poco a poco a modificar la longitud en reposo del TFL es sentarse menos, pero también podemos aplicar una fuerza de extensión realizando directamente este estiramiento con correa.

Túmbate de espaldas apoyando en el suelo los músculos isquiotibiales de la pierna derecha (si en tu caso particular no llegan a tocar el suelo, levanta un poco el torso con la ayuda de algunas almohadas hasta conseguirlo). Levanta la pierna izquierda, pasa una correa o un cinturón por el pie y ayúdate de ella para tirar del pie y crear un ángulo de 90° en el tobillo (ver la imagen de la izquierda más adelante).

Mantén la rodilla completamente estirada. Con la pierna a la altura de la pelvis, ve cruzándola lentamente hacia el lado contrario (en este caso, hacia la derecha) hasta que sientas la carga en la cadera lateral.

Repite el estiramiento con la otra pierna.

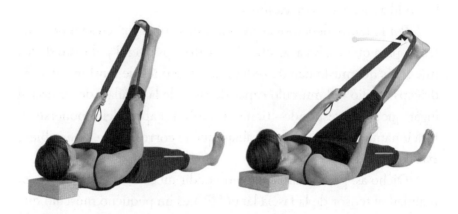

Estiramiento con correa en abanico

La carga que soporta el TFL va cambiando a medida que rotamos el muslo, así que repite el ejercicio pero en esta ocasión gira el muslo completamente hacia el exterior (si te miras el pie, este debería estar apuntando totalmente hacia fuera, hacia el lateral) antes de comenzar a bajar la pierna hacia el cuerpo. Repite el ejercicio varias veces, rotando en cada ocasión el muslo un poco más hacia dentro (guiándote, como hemos visto, por la dirección del pie). Repite el estiramiento con la pierna contraria.

Rotación de la espinilla

Solemos pensar en la rodilla como una articulación que se limita a estar doblada o estirada, pero lo cierto es que también es capaz de rotar. Ciertamente lo hace con una amplitud bastante limitada, pero es una movilidad que la ayuda a mantenerse en condiciones óptimas. Tal y como veremos en un momento, en muchos casos la espinilla está rotada excesivamente hacia fuera y se mantiene con esta mala alineación debido a la tensión de los músculos de la tibia. La rotación hacia dentro resulta extremadamente difícil.

Siéntate con las rodillas dobladas. Gira la pantorrilla en su totalidad hacia la línea media del cuerpo —lo que hará que el pie también gire hacia delante—. Puedes ayudarte con las manos para hacer esta torsión. Ahora gírala hacia fuera (¡mucho más fácil!) y, después, vuelve a girarla hacia dentro.

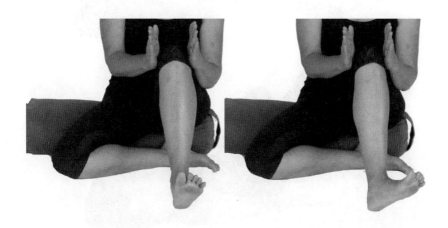

Este es uno de los pocos ejercicios para los que es mejor (al principio) tener puesta una bota, pues esto ayuda a impedir que movamos el tobillo. ¿Por qué? Porque cuando intentamos rotar la pantorrilla es muy común mover únicamente el pie, creando así la ilusión de rotación («¡Mira, ya estoy moviendo el pie con respecto al suelo!») sin que ocurra realmente nada en la rodilla.

Centrar la rótula

Túmbate de espaldas en el suelo con una rodilla doblada y la otra completamente estirada. Antes de comenzar el ejercicio has de colocar la pelvis de manera que las CIAS y la sínfisis púbica se encuentren en el mismo plano horizontal. Gira el fémur de modo que el hueco de la rodilla quede centrado (¿recuerdas que te hablé del hueco de la rodilla en el capítulo 6?).

Levanta la pierna que está estirada hasta la altura de la rodilla contraria sin mover la pelvis.

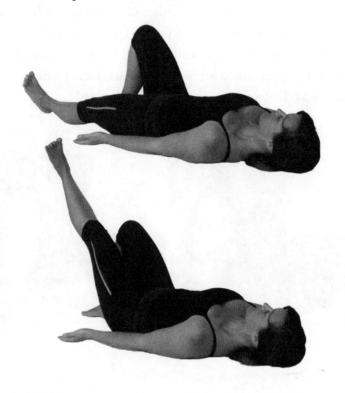

Muévete lentamente, tomándote tu tiempo para levantar la pierna, y repite el ejercicio unas cuantas veces o hasta que notes que te fatigas. Y... ¿he mencionado ya que NO PUEDES MOVER LA PELVIS? Si sacas la pelvis hacia fuera al levantar la pierna, no estás trabajando los cuádriceps sino el psoas –¡y acabas de hacer todos esos ejercicios para relajar el psoas!–, así que asegúrate de que no mueves la pelvis y de que estás usando los cuádriceps. ¿Lo tienes? Repite el ejercicio con la otra pierna.

COMPROBACIÓN DE LAS CADERAS: ¿ESTÁ TODO BIEN?

Caminar es esencialmente mantener el equilibrio sobre una sola pierna y luego sobre la otra, y después repetir ese mismo ciclo una y otra vez. Cuando estamos apoyados sobre una sola pierna, esta –y más

DEJÁNDONOS CAER CONSUMIMOS MENOS ENERGÍA

Empujar el suelo hacia atrás no es la única manera que tenemos para impulsarnos hacia delante: también podemos lograrlo en grados variables para conseguir que la gravedad cree un empuje hacia delante en nuestro cuerpo –pero entonces caminar se convierte en una serie de caídas hacia delante–. Para caminar así se requiere un uso menor de la musculatura, un gasto menor de energía metabólica (de calorías), menos circulación sanguínea, un menor suministro de oxígeno, así como un desgaste mayor en los tejidos que se ocupan de amortiguar los efectos de la caída. En resumen, cuanto más nos dejemos caer hacia delante al andar, menos estaremos haciendo –y seguramente este sea el motivo por el que caminar echado hacia delante sea algo tan común–.

Hasta cierto punto, y a corto plazo, podríamos decir que echarse hacia delante al iniciar el movimiento es beneficioso. Digo *hasta cierto punto* porque esta costumbre hace que el cuerpo sea más propenso a sufrir lesiones, y a largo plazo no cabe duda de que los efectos que produce no son en absoluto beneficiosos. El movimiento –la traslación del cuerpo en relación con el suelo– producido por caída no requiere de la intervención del movimiento de las fibras musculares, de la sangre o del oxígeno.

Creo que esta capacidad que tenemos para generar una gran cantidad de movimiento sin utilizar demasiada fuerza muscular es una de las razones por las que hay tanta variación según las personas en lo que respecta a la cantidad de calorías que consumen al realizar una determinada actividad. Puede que el podómetro te diga que caminas unos diez mil pasos al día, pero lo que ocurre es que este aparato en realidad no te dice qué cantidad de fuerza has tenido que realizar para andar (es decir, cuántas calorías has quemado). El podómetro únicamente mide las veces que tu cuerpo golpea contra el suelo; luego tú gastas mucha menos (o mucha más) energía en esos diez mil pasos que alguna otra persona. Si también llevas un registro de la cantidad de calorías que quemas y las que ingieres y te das cuenta de que, aunque a esta escala las cifras deberían jugar a tu favor, en realidad indican lo contrario, puede que sea conveniente que empieces a tener en cuenta *cómo* te mueves –y no limitarte a considerar *cuánto* te mueves.

Cuando se habla de pérdida de peso, hay un gran debate abierto sobre la teoría generalizada de la relación calorías ingeridas/calorías gastadas. Dicha teoría parece una obviedad, pero en realidad no lo es. La ciencia metabólica es enormemente compleja y hay mucho que no se tiene en cuenta cuando consideramos la cara de la moneda de las calorías consumidas teniendo en cuenta únicamente aspectos como el «ejercicio» o cuando reducimos las investigaciones sobre la actividad metabólica del cuerpo entero a cuestionarios, podómetros y otros recursos «fáciles de cuantificar» pero que se limitan a darnos medidas indirectas e imprecisas del gasto energético.

Este aspecto de la ciencia metabólica –el hecho de que podemos generar movimientos de forma *elástica*, sin originar las fuerzas (ni quemar las calorías) que asociamos normalmente con el movimiento– es un tema sobre el que resulta complicado investigar y sobre el que aún no sabemos mucho en lo que respecta a enfermedades metabólicas como la diabetes de tipo 2 o al síndrome metabólico. Y también es un componente de vital importancia que aún falta en los debates oficiales sobre alimentación, movimiento y composición del cuerpo.

específicamente su musculatura de la cadera lateral– ha de ser lo suficientemente fuerte como para soportar la carga creada por el peso del resto del cuerpo.

ABDUCCIÓN

Término anatómico que describe el movimiento de una extremidad al alejarse de la línea media del cuerpo.

Normalmente nos referimos a los músculos de la cadera lateral de forma conjunta denominándolos *abductores*, un nombre que es un poco engañoso, ya que parece implicar que lo que hacen estos músculos es alejar los huesos de la pierna de un cuerpo en reposo –un patrón que en realidad tan solo se da en la abducción de pierna en posición sentada o al caminar hacia los lados con una banda elástica de resistencia–. Aunque este tipo de ejercicios están pensados para la cadera lateral, no tienen en cuenta cómo se usa esta durante el ciclo de movimientos que realizamos al caminar.

Al caminar, cuando una pierna recibe todo el peso del cuerpo, los músculos abductores deberían generar un movimiento *contrario* a la abducción; es decir, en lugar de desplazar la pierna alejándola del cuerpo deberían mover el cuerpo *hacia* la pierna que está apoyada (la que soporta el peso). Esta tracción hacia abajo que se produce en un lado de la pelvis hace que el otro se eleve ligeramente, dándole de este modo a la pierna que está oscilando –la que está en el aire– espacio suficiente para moverse hacia delante sin necesidad de tener que flexionar excesivamente la rodilla. Dicho de otra manera: si doblas mucho las rodillas al caminar, lo más probable es que no uses demasiado el movimiento en la cadera lateral.

BALANCEO DE BRAZOS

Cuando andamos, el trabajo que se esté realizando en la parte superior del cuerpo se transfiere y se refleja automáticamente en la forma en la que los brazos participan en la marcha. El típico balanceo de los brazos no es sino la fuerza hacia atrás refleja (no tenemos que pensar en ella) que se produce en un brazo al mismo tiempo que tiene lugar el desplazamiento hacia atrás de la pierna contraria. Este movimiento es un mecanismo de equilibrio natural que reduce la tendencia de la columna vertebral a rotar y evita que los músculos de esta parte del cuerpo tengan que tensarse demasiado para estabilizarla en cada paso.

Sin embargo, hay mucha gente que echa los brazos hacia delante de forma consciente con la finalidad de hacer más ejercicio. Este movimiento de elevación es contrario al retroceso natural. Si bien llevar pesas puede aumentar los beneficios metabólicos de un entrenamiento, con esta práctica hay un precio inmediato que pagar en forma de cargas compensatorias en todo el resto del cuerpo. Mi consejo es que dejes las pesas en el armario y que incrementes la carga de trabajo de forma natural –moviendo tu cuerpo más y con más frecuencia– y que permitas que sea la parte posterior de los brazos (los tríceps, una de las zonas más infrautilizadas del cuerpo) la que se encargue de trabajar en la dirección y con la frecuencia necesarias para mantenerse en forma de una manera natural.

Elevación de pelvis

Quítate los zapatos y ponte de pie con los dos pies apuntando hacia delante y los tobillos separados a la misma distancia que las caderas –la distancia que hay entre la CIAS derecha y la izquierda–. Todo el peso de tu cuerpo ha de caer sobre los talones, y las rodillas tienen que estar totalmente estiradas.

Colócate la mano derecha en la cadera del mismo lado e intenta empujarla hacia el suelo. Este empuje hacia abajo hará que el pie izquierdo se separe del suelo. ¡Asegúrate de no estar doblando las rodillas y mantener las rótulas relajadas! (ver la imagen).

> ### ELEVACIONES DE PELVIS
>
> Se trata de una inclinación a uno y otro lado, como si fuese un barco mecido a babor y a estribor por las olas. Si estamos de pie, una elevación de pelvis dará como resultado que un lado de la pelvis se encuentre más elevado que el otro.

¿Notas que el tobillo que está anclado en el suelo se tambalea, o que el pie que está en el aire toca el suelo de vez en cuando? ¿Tienes que meter o sacar la pelvis, o doblar ligeramente las rodillas? ¿Participan los brazos en la tarea de recuperar el equilibrio? Todas estas características son señales de que cuando andas no usas los abductores con regularidad. Para remediar la inestabilidad de los tobillos y la falta de equilibrio, practica este ejercicio con frecuencia y durante periodos de tiempo cada vez más largos.

Cuidado: es posible hacer que parezca que estamos realizando bien este ejercicio levantando el lado de la pelvis que queda en el aire con los músculos de la zona lumbar. Es el mismo movimiento, pero utilizando diferentes grupos musculares. Colocar la mano en la cadera que está trabajando (la que se apoya en el suelo) puede servirte como

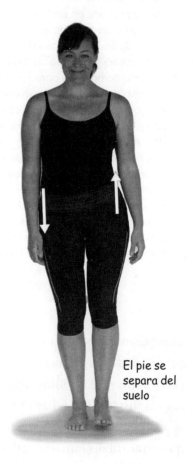

El pie se separa del suelo

recordatorio de cuáles son los músculos que han de estar produciendo el movimiento.

Elevación de pelvis: siguiente nivel

Pon una pierna encima de una guía telefónica o de un bloque de yoga y deja la otra colgando sin tocar el suelo. Se trata de seguir el mismo procedimiento que hemos visto anteriormente, pero ahora la altura adicional aumenta la amplitud del movimiento de este ejercicio, lo que hace que estos músculos estén mejor preparados para subir y bajar pendientes.

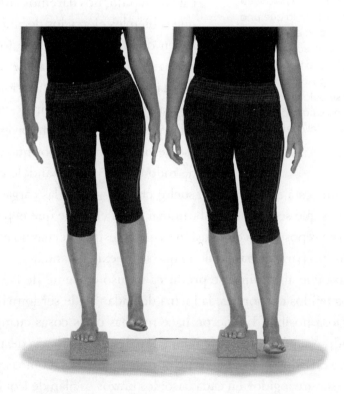

LA FUERZA DE LAS CADERAS NO ES ALGO ARBITRARIO

Lo ideal sería que la musculatura de la cadera lateral tuviera la fuerza y la resistencia necesarias para elevar repetidamente la pelvis sin problema (bajo el peso del torso y de la otra pierna). Básicamente, estos pequeños músculos de la cadera han de ser lo suficientemente fuertes como para sostener, en esencia, el peso de todo el cuerpo exceptuando la pierna que está apoyada en el suelo —estamos hablando de una fuerza bastante grande—.

Sin embargo, lo que la mayoría de la gente hace para ejercitar la cadera lateral son ejercicios de abducción —pensemos, por ejemplo, en las típicas elevaciones de pierna de Jane Fonda— en los que estos músculos se entrenan para soportar únicamente el peso de una pierna. Si echamos un cálculo rápido, nos daremos cuenta de que si bien los ejercicios de abducción hacen que los abductores se fortalezcan lo suficiente como para levantar la pierna (más la resistencia adicional que pueda ejercer una máquina o un aparato que usemos para este propósito), ese peso es mucho menor que el peso de todo el cuerpo (restándole el de la pierna que está apoyada en el suelo) cuando genera las cargas gravitacionales que se producen al caminar —casi el doble que el peso del cuerpo en reposo—. La conclusión es que nuestras piernas no están en absoluto preparadas para todo lo que se les exige al andar.

> **BALANCEO DE LA PIERNA**
>
> Al caminar, el *balanceo* es la fase en la que una pierna está en el aire para favorecer el avance de dicha extremidad. Al dar un paso, la pierna que se balancea es la que no está soportando el peso del cuerpo.

Para que al caminar se produzca un uso eficiente de la energía y de los tejidos corporales, la forma de andar ha de ser lo más ágil y cadenciosa posible. El cuerpo hace muchas otras cosas cuando, en realidad, se supone que ha de limitarse a desplazarse hacia delante: se balancea de lado a lado; se echa un poco hacia delante, como cayendo, y ha de ser «recogido» en cada paso; los brazos oscilan de izquierda a derecha en lugar de hacerlo hacia delante y hacia atrás, o puede incluso que no se muevan en absoluto, etc. Todos y cada uno de estos movimientos desplazan el centro de masas del cuerpo de forma innecesaria. Ya vayan hacia los lados o hacia arriba y hacia abajo, todos estos movimientos innecesarios consumen energía y desgastan los tejidos

UN POCO DE ANATOMÍA

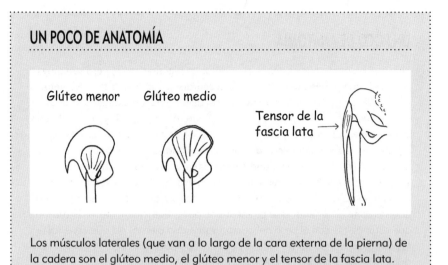

Glúteo menor   Glúteo medio

Tensor de la fascia lata →

Los músculos laterales (que van a lo largo de la cara externa de la pierna) de la cadera son el glúteo medio, el glúteo menor y el tensor de la fascia lata.

de las articulaciones sin contribuir en absoluto al desplazamiento neto del cuerpo hacia delante –que es lo que queremos al andar–.

CAMINAR NO ES OPCIONAL

Todo lo que has hecho hasta ahora –ajustar la cabeza, fortalecer y movilizar los brazos, relajar el psoas y preparar los pies y los tobillos– afectará directamente a la forma en la que camines. En lugar de pensar cómo puedes caminar «bien», es mejor ir haciendo desaparecer esas zonas que presentan inmovilidad y exponer constantemente esos nuevos rangos de movimiento a la actividad de caminar.

Siempre me sorprende cuando la gente dice que caminar les parece aburrido. Caminar es algo que nos define como especie. No es un lujo. No se trata de algo *opcional*. Caminar es un imperativo biológico, igual que comer o tener relaciones sexuales. Y por eso, como especie, deberíamos considerar la incapacidad para andar sin tener dolores como lo que realmente es: una enorme y ondeante bandera roja que intenta llamar nuestra atención respecto al estado en el que se encuentran otras partes y procesos que son absolutamente necesarios para perpetuarnos como especie. Lo cual nos lleva a la pelvis.

UN POCO DE ANATOMÍA

Hay mucha gente que es capaz de montar en bici sin caerse, pero son muy pocos los que pueden decir lo mismo al sentarse cuando la bici está quieta. ¿Por qué? Un movimiento continuo hacia delante puede enmascarar una enorme cantidad de deficiencias de equilibrio. Al igual que los ciclistas hacen correcciones rapidísimas para miles y miles de casi caídas invisibles, lo que hace alguien que camina con un cuerpo debilitado por la vida moderna es ir corrigiendo constantemente una caída tras otra. Si tratamos de examinar a simple vista cómo camina alguien, estas caídas se producen demasiado rápido como para poder verlas. Sin embargo, la fase de sustentación del ciclo que se repite al caminar sí se puede aislar, pues, esencialmente, es lo mismo que estar de pie con el peso del cuerpo sobre una pierna. Así que ¿qué tal te las arreglas cuando pones todo el peso del cuerpo sobre una sola pierna –sin doblarte y sin echar los brazos hacia los lados–?

CAPÍTULO **10**

No tienes la **PELVIS** de tus tataratatara-tataratataratatarabuelos

El hecho en sí de no ponerse nunca en cuclillas puede ser tan importante y relevante en lo que se refiere a la generación de condiciones biomecánicas como el hecho de hacerlo.

R. S. KIDD Y C. E. OXNARD

Este capítulo trata sobre la pelvis. Puede que te hayas dado cuenta de que, hasta ahora, no he dedicado ningún capítulo a una zona concreta del cuerpo. Si lo hubiese hecho, este libro habría sido muy largo. La pelvis, sin embargo, es diferente. Y, para ser totalmente justos, he de decir que en este capítulo no veremos la pelvis *como una parte* del cuerpo, sino cómo se integra —o cómo *debería* integrarse— en prácticamente todo lo que hace nuestro cuerpo.

Si consideramos a los humanos desde un punto de vista evolutivo —¡qué demonios, también si los consideramos desde un punto de vista *no* evolutivo!—, la procreación es, literalmente, el acto que define a nuestras poblaciones. Incluso si no tienes hijos, alguien ha tenido que tenerte a ti; todos estamos separados, como máximo, en un grado, del fenómeno reproductivo —un fenómeno que depende completamente de la pelvis—.

La pelvis constituye el entorno esquelético en el que tienen lugar el acto y el placer sexuales, la producción de óvulos y de esperma (es decir, la fertilidad), la menstruación, el embarazo y el parto. Me apasiona el tema de la pelvis y todos los problemas asociados a ella porque *el éxito de la zona pélvica es también el éxito mismo de nuestra especie*. La pelvis, tanto para el hombre como para la mujer, es fundamental para llevar el ADN a la siguiente generación.

Pero, dejando a un lado sus usos obvios, como el sexo y el nacimiento, ¿qué pasa con el resto de las funciones importantes de esta parte del cuerpo? La pelvis es también el destino esquelético final de todo lo que comemos y bebemos. Movimientos como sentarse, ponerse de pie o bajar y levantarse del suelo pasan todos ellos por la pelvis. Es también lo que fija la base para la columna vertebral, lo que sostiene el peso del torso y lo que conecta la parte superior del cuerpo con la inferior.

Profundizando un poco más, el suelo muscular de la pelvis (el suelo pélvico) constituye la base y los cimientos para todos los movimientos que se realizan en el torso. El suelo pélvico es un conjunto de músculos que responden a los pesos y a las fuerzas creados por los órganos y por el funcionamiento interno de las cavidades torácica, abdominal y pélvica. En el mejor de los escenarios, el suelo pélvico responde y se adapta para mantener los órganos bien sujetos y sustentados —evitando de este modo el prolapso (el desprendimiento) de órganos en las mujeres y la caída (por ejemplo, sobre la próstata) de órganos en los hombres—, a la vez que permite la adecuada rotación de la articulación de la cadera y asegura un buen suministro sanguíneo a los órganos sexuales. Lo cierto es que no soy muy fan de establecer listas que determinen qué partes del cuerpo son más importantes que otras, pero si tuviese que decantarme por alguna como mi favorita, lo más probable es que escogiese la pelvis.

Además de dedicarle un capítulo entero, también he dejado este capítulo para el final. Y no porque buscase un final sorprendente ni nada por el estilo, sino porque creo que la pelvis, más que cualquier otra parte del cuerpo, es la que sufre en mayor grado las consecuencias del hecho de estar fuera de su medio natural, del mismo modo que la aleta de la orca es la que más afectada se ve en cautividad.

LA PELVIS INTEGRAL

Al alojar el centro de masas del cuerpo cuando estamos de pie, la pelvis se ve afectada por todo lo que hacemos: los zapatos que llevamos, cómo nos sentamos y durante *cuánto tiempo*, cómo y *cuánto* caminamos, el estrés que sufrimos, nuestras creencias y prácticas en lo que concierne a la postura y todas las formas en las que nos movemos —o dejamos de hacerlo—. Todos estos factores han ido moldeando la pelvis y han hecho que tenga la forma que tiene ahora. La buena noticia es que todo lo que has aprendido en este libro hasta ahora —cómo modificar la postura al estar de pie, cómo caminar, la movilidad de la zona superior del cuerpo, etc.— también afecta a la pelvis.

Sí, ya sé que no estamos acostumbrados a trabajar el cuerpo de esta manera. Tendemos a abordar los problemas pélvicos concentrándonos únicamente en los músculos de la pelvis, ignorando (o desconociendo) el impacto que tienen las fuerzas que se producen fuera de los «músculos pélvicos» en la forma de funcionar de esta parte del cuerpo. Puede que, por ejemplo, hagas el ejercicio de Kegel diariamente, sin darte cuenta de que la forma en la que respiras —respiración superficial o errática, derivada por cambios en el inflado de los pulmones originados por el estrés o por la cifosis— está ejerciendo constantemente una presión excesiva sobre el suelo pélvico. O tal vez pases una hora al día practicando tu rutina de ejercicios para fortalecer la pelvis y la franja abdominal... pero en cuanto finalizas el entrenamiento sales por la puerta con tus zapatos de tacones, totalmente ajena al hecho de que los sarcómeros se debilitan por la adaptación que ha de producirse en la caja torácica, la pelvis y el tronco para compensar la nueva geometría de los tobillos.

La pelvis, al igual que ocurre con todas las demás «piezas» del cuerpo, no es una parte que misteriosamente se haya vuelto defectuosa y al arreglarla vaya a hacer que todo el organismo recupere su estado óptimo de salud. No, la pelvis simplemente responde a todas las comunicaciones que se establecen en el cuerpo y que son creadas por nuestros comportamientos y hábitos cotidianos –por todo lo que solemos hacer diariamente–. Por este motivo, en este capítulo no vas a encontrar ninguna lista de ejercicios para «fortalecer la pelvis». Lo que sí vas a encontrar es una explicación de cómo los problemas del movimiento que afectan a todo el cuerpo –y más específicamente no caminar, la falta de extensión de cadera al caminar y la práctica perdida de ponerse en cuclillas– también afectan a la pelvis y cómo es mucho más beneficioso para esta zona que recuperemos las cargas naturales en todo el cuerpo en lugar de tratar localmente sus síntomas de debilidad.

LA PELVIS AL CAMINAR

Muchas terapias coinciden en señalar que la inmensa mayoría de los problemas de la pelvis se producen cuando la posición en la que se encuentra es incorrecta. Por ello, una recomendación comúnmente utilizada consiste en devolver la pelvis a una posición neutra (como ya hemos visto en el capítulo 6). Pero esta posición estática «neutra» no es una especie de postura mágica con la que ya podamos ponernos a hacer cualquier cosa; lo que hace es establecer las condiciones para que la extensión de cadera se cargue lo más posible.

En cierto sentido andar es como remar en un bote. El remo se sumerge y empuja contra el agua, lo que hace que el bote se impulse hacia delante. Después sube –sale del agua– y va hacia delante para repetir el ciclo. De forma análoga, al caminar es como si «remásemos» el cuerpo hacia delante usando un solo «remo» –una pierna– cada vez. Para ello, todo el peso del cuerpo ha de ser sostenido por los músculos de la cadera lateral de la pierna que está empujando hacia atrás contra el suelo. Esto permite que el «remo» del lado contrario se ponga en posición –subiendo y desplazándose hacia delante– para continuar el movimiento hacia delante una vez que el movimiento hacia atrás de la otra pierna se haya completado. A esta fase en la que una pierna lleva todo el peso del cuerpo a la vez que empuja hacia atrás es a lo que se denomina extensión cargada de cadera. Pero los músculos que usamos para caminar no se limitan a crear el movimiento necesario para esta actividad sino que, a la vez que nos desplazan hacia delante, estabilizan activamente el sacro y la pelvis y proporcionan una contrarresistencia para el suelo pélvico (el cual sufre mayores cargas cuando estamos andando que cuando estamos quietos), optimizando así su capacidad para sustentar los órganos. Los músculos de la cadera hacen todo esto —sostener el peso del cuerpo en la cadera lateral, estirar el fémur, estabilizar la pelvis y el sacro y facilitar la función del suelo pélvico— *al mismo tiempo*. Se trata de un proceso muy orgánico y específico que requiere menos tiempo y energía que si tuviésemos que realizar actividades de «fortalecimiento» individualmente para cada una de estas partes.

De la misma manera que el «subproducto» de la natación natural es la verticalidad de la aleta de la orca, la función del suelo pélvico y la estabilización sacral y pélvica son el *«subproducto» natural* de pasarnos toda una vida caminando (¡sin llevar tacones!, o, mejor aún, sin llevar ningún tipo de calzado), poniéndonos en cuclillas y sentándonos en el suelo.

Hoy en día los problemas pélvicos, tanto en hombres como en mujeres, son muy habituales, y sin embargo raramente se toman en consideración las condiciones mecánicas de la pelvis y su relación con el resto del cuerpo. Tan solo en los últimos tiempos se ha comenzado a tener en cuenta en la literatura científica la «pelvis fuera del agua» (léase: «fuera de la naturaleza») en relación con los procesos de expulsión fecal y los trastornos del suelo pélvico que se producen al haber dejado de ponernos en cuclillas para evacuar. Espero que se realicen muchas más investigaciones en este sentido en la próxima década.

¿A DÓNDE HA IDO A PARAR EL TRASERO DE LA GENTE?

Al igual que la respuesta al uso muscular (pensemos, por ejemplo, en el *curl* de bíceps) es un aumento de la masa y de la fuerza de los músculos, la respuesta a la extensión de la cadera es una mayor masa en la parte trasera del cuerpo. Puede que no pases tanto tiempo como yo analizando el trasero de la gente, pero deberías hacerlo. De hecho,

¿SON IGUALES TODOS LOS TRASEROS?

Bueno... Lo cierto es que, por lo general, tenemos los glúteos muy poco desarrollados. Claro que podemos ir al gimnasio y aislar cuidadosamente esta parte de la musculatura observando con atención su forma y los músculos que trabajan —para evitar que la tensión generada haga que la pelvis deje de estar alineada— y, de este modo, ir trabajando y moldeando un bonito trasero. Pero con ello no cubriremos ni la cantidad ni la frecuencia de trabajo que necesitan en realidad los músculos de la parte posterior de la pierna. Si tenemos en cuenta que los glúteos han de ponerse en acción con cada paso que damos —y deberíamos andar lo suficiente cada día como para cubrir una distancia de entre cinco y ocho kilómetros— podemos ver claramente que es muy poco probable que tres series de cien repeticiones del ejercicio que sea que estés haciendo para la zona de la cadera iguale a las cargas naturales necesarias para que la zona lumbopélvica funcione de forma óptima, es decir, para que funcione de forma biológica.

Hay mucha gente que consigue «moldear» su trasero esforzándose diligentemente en mantener la pelvis neutra forzando su posición a pesar de las limitaciones de extensión de cadera que pudieran tener. En este caso de «tensión contra tensión» lo que sucede es que, por un lado, los flexores de la cadera aún siguen tensos y apretados en la parte frontal del cuerpo y, por otro, los glúteos quedan expuestos a la anormal cantidad de tensión necesaria para «contrarrestar» el problema. ¿Captas la idea? Al final resulta que el nuevo trasero que consigues no es, a nivel celular, el que querías tener —aunque puede que llene los vaqueros del mismo modo—. Lo cierto es que este método de «equilibrio corporal» no es una solución viable a largo plazo, ya que ahora lo que tenemos no es uno sino dos grupos de músculos que sufren cargas anormalmente altas, y tener demasiada tensión a ambos lados de una articulación puede producir toda una serie de problemas.

deja ahora mismo este libro y vete a algún lugar en el que haya mucha gente (como, por ejemplo, un aeropuerto); comprobarás que indudablemente tenemos un problema de falta de masa muscular que ha de ser resuelto.

Pero, claro, si pusieras a toda esa gente del aeropuerto (ahora estás leyendo este libro en el aeropuerto, ¿vale?) a hacer toda la batería de pruebas y ejercicios de extensión de cadera que te muestro en estas páginas, descubrirías que la mayor parte de ellos directamente ya no disponen de capacidad alguna para llevar a cabo la extensión de la cadera. La aparentemente infinita cantidad de gente sin glúteos coincide exactamente con el número de personas que carecen de extensión de cadera.

Obviamente, incluso si gozasen de una extensión de cadera óptima, no todo el mundo tendría unos glúteos grandes y redondeados, así que no vayas por ahí juzgando a la gente por la curva de su espalda. Todos tenemos una masa absoluta diferente, la cual se desarrollaría, en función del tamaño y del peso corporal, si caminásemos sin las adaptaciones que nos ha producido toda una vida usando sillas. Dicho lo cual, hay que mencionar también que todo el mundo debería tener una masa muscular adecuada en los glúteos. Es mejor medir los patrones de la marcha al caminar —la forma en la que caminamos— que el tamaño de los glúteos, pero hasta que hayas aprendido a analizar cómo camina la gente, resulta más sencillo detectar la falta de masa muscular en el trasero que localizar un movimiento al andar que denote la falta de extensión de cadera.

LA ANATOMÍA DE LA PELVIS ES LA ANATOMÍA DE TODO EL CUERPO

Son más de treinta los músculos que se fijan en la pelvis, en el sacro o en los huesos de la cadera, y todos ellos afectan a las condiciones biomecánicas de la pelvis. La buena noticia es que ¡ya has estado trabajando en deshacer muchas de estas tensiones y debilidades inapropiadas al reajustar tu forma de andar, cómo te sientas, el calzado y la mecánica de la parte superior del cuerpo! Ya has estado trabajando en mejorar la salud de la pelvis... ¡y ni siquiera has empezado a llevar a cabo los ejercicios del capítulo que trata sobre la pelvis!

> **PRONO**
>
> Tumbado boca-bajo. Lo contra-rio de supino.

Por lo tanto, además de todo lo que ya estás haciendo, practica también los siguientes ejercicios para tratar específicamente cualquier músculo que pudiera estar impidiendo que la pelvis acceda fácilmente a su posición neutra durante el ciclo de la marcha, así como los músculos que pudieran estar sujetando en exceso el sacro a la cadera.

Estiramiento del muslo interno en posición prona

Túmbate bocabajo y asegúrate de tener el vientre pegado al suelo. Poco a poco ve llevando una pierna hacia el lateral sin doblar la rodilla y levantando la pelvis lo mínimo posible del suelo. La tensión interna del muslo hará que este gire hacia el suelo. A medida que vayas avanzando, trata de rotarlo externamente (es decir, girar el fémur de manera que los dedos de los pies queden apuntando más hacia el techo y menos hacia el suelo). Deja la cabeza y el cuello relajados apoyándolos sobre las manos.

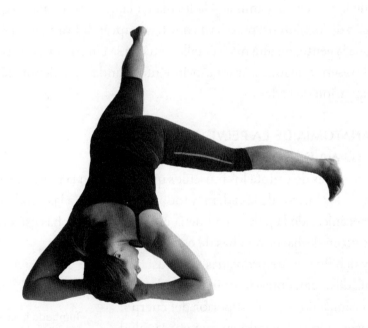

Apertura de piernas en la pared

Antes que nada, localiza una pared. Hay gente que no hace este ejercicio poniendo como excusa que no tiene ninguna pared libre en casa. Pues bien, si el lugar en el que vives es especialmente pequeño —una vez tuve un cliente que vivía en un barco— o está lleno de objetos, también puedes realizar el ejercicio en la cama poniendo las piernas sobre el cabecero, aunque el mullido del colchón hace que se pierdan en parte las cargas, por lo que no es exactamente el mismo estiramiento. Seguramente no te importe meter en una caja algunos de los adornos y cachivaches que tienes por casa hasta que hayas mejorado la salud de tus caderas, ¿no crees?

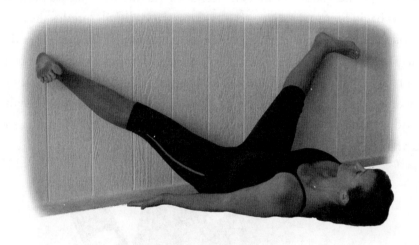

Siéntate al lado de la pared y después gira el cuerpo de manera que las piernas queden pegadas a ella y apuntando hacia arriba. Si tienes los músculos isquiotibiales especialmente tensos, es posible que la pelvis se incline hacia atrás, forzando a la cadera a desplazarse hacia el suelo. En este caso, separa un poco el cuerpo de la pared hasta que veas que los marcadores pélvicos (las CIAS y la sínfisis púbica) quedan alineados en un mismo plano horizontal. Esto hará que haya un poco de espacio por debajo de la parte superior del sacro.

Manteniendo las piernas rectas, relájalas de manera que se separen una de la otra hasta que comiences a sentir cómo se estira la cara interna de los muslos. Este ejercicio puede ser muy intenso, así que descansa siempre que lo necesites volviendo a juntar las piernas y retómalo cuando te sientas preparado para hacerlo.

Estiramiento en forma de 4

Es muy probable que en algún momento de tu vida hayas conocido alguna versión del estiramiento en forma de 4, pero aquí te presento un par de versiones nuevas que puedes probar.

En el suelo (versión más fácil): túmbate bocarriba y dobla las rodillas de forma que las plantas de los pies queden apoyadas en el suelo. Cruza un tobillo por encima de la pierna contraria de forma que quede apoyado sobre el muslo. Asegúrate de que no estás sacando la pelvis hacia fuera. Si esto te resulta demasiado difícil, puedes deslizar el pie que está en el suelo alejándolo de ti para bajar un poco la rodilla. Por el contrario, si te resulta demasiado fácil, puedes levantar la pierna que estaba apoyada en el suelo y llevarla hacia el pecho. En todo caso, asegúrate de que no doblas, giras o desplazas la pelvis de ningún modo. Este movimiento debería crearse en su totalidad a la altura de la articulación de la cadera.

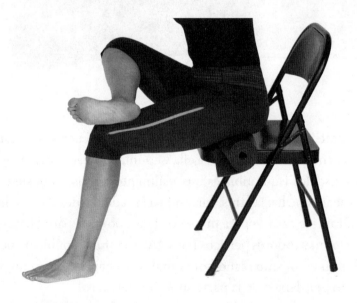

En una silla: siéntate en una silla con las nalgas echadas hacia delante. Cruza el tobillo de la pierna derecha sobre la rodilla de la pierna izquierda con cuidado de no girar, sacar o desplazar la pelvis. Si sientes que te duele la rodilla, eso significa que la tensión que tienes en los músculos de las piernas es demasiado grande como para hacer este ejercicio; en este caso, regresa a la versión en el suelo. Si sientes la tensión en el muslo (en cualquier parte –en la cara externa, en la ingle o en los músculos isquiotibiales–), puedes inclinar un poco la pelvis hacia delante –anteriormente– para incrementar el estiramiento.

Tumbarse juntando las plantas de los pies

Tanto este ejercicio como el siguiente son una extensión de los estiramientos que hemos visto en el capítulo 6. En lugar de sentarte con las plantas de los pies una contra la otra, túmbate en el suelo (levantando un poco la cabeza y los hombros de la misma manera que hacíamos para minimizar la tensión en las costillas en los ejercicios para la parte superior del cuerpo). Al tumbarte no solo echas hacia atrás el torso sino también la pelvis, lo que introduce toda una serie de cargas diferentes en los tejidos conectivos, los músculos y los huesos de las rodillas, las caderas, la pelvis y el abdomen.

Tumbarse con las piernas cruzadas

Si al sentarte con las piernas cruzadas notas que ya están estiradas hasta el máximo de su capacidad, tendrás que ir paso a paso para conseguir echar la pelvis hacia atrás y apoyarla en el suelo. Vete echando el torso hacia atrás hasta que llegues a un ángulo en el que comiences a sentir el límite de tensión de tu cuerpo. Puedes comenzar aquí y, a medida que vayas adquiriendo una mayor movilidad con el tiempo, ir bajando el torso cada vez más progresivamente.

LA IMPORTANCIA DE PONERSE EN CUCLILLAS (SENTADILLA)

Suelo dar conferencias sobre la mecánica de la pelvis y todos los músculos que afectan al funcionamiento interno del tronco. En mis ponencias siempre hago referencia al impacto que tiene en estos sistemas el hecho de *no ponernos en cuclillas* (en posición de «sentadilla»). En cierta ocasión, después de mi charla se me acercó una fisioterapeuta encantadora y me preguntó sobre las contraindicaciones que tenía esta postura. Había aprendido en la facultad que las mujeres con desprendimiento de órganos deberían evitar ponerse en cuclillas, ya que el esfuerzo podría dañar aún más los tejidos. Me mostré totalmente de acuerdo con ella. Y añadí que esta postura también está incluida en la lista de «contraindicaciones» para todos aquellos que tuviesen trastornos en las rodillas, en la espalda o en las caderas, pues las cargas producidas podían igualmente dañar los tejidos en estos casos.

—Sin embargo —le dije— también creo que ponerse en cuclillas es un elemento no negociable a la hora de mejorar problemas de intestino, de pelvis, de caderas y de rodillas.

Como puedes apreciar, el problema no está en el hecho en sí de ponerse en cuclillas, sino en que no lo hemos hecho durante la mayor parte de nuestras vidas.

Pero antes de continuar tengo que aclarar que el término *en cuclillas* (o *sentadilla*) no se refiere a un solo ejercicio concreto sino a toda una *categoría* de movimientos para los que típicamente se requiere una cierta cantidad de flexión en las rodillas y las caderas.

En el contexto del *fitness* y de la preparación física, una sentadilla es habitualmente un ejercicio que se hace de forma repetitiva (por ejemplo, tres series de doce) de una forma (¡con las rodillas en la misma línea vertical que los tobillos!) pensada para reducir al mínimo las fuerzas inadecuadas que pueden darse en las rodillas y para maximizar el uso de los glúteos. Cuanto más hacia delante estén echadas las rodillas en relación con la línea vertical de los tobillos, menos estamos usando los glúteos y más se tienen que contraer los cuádriceps, lo cual, como ya hemos visto anteriormente, tira de la rótula hacia atrás para hacerla volver al surco rotuliano. Lo que ocurre es que en el estado actual en el que se encuentran nuestros cuerpos, la rótula no está asentada sobre el surco sino ligeramente desplazada hacia el lateral, lo cual constituye una de las razones por las que la sentadilla suele estar contraindicada para aquellas personas que tienen problemas de rodilla o de cadera. Cuando se hacen muchas repeticiones o se pone un peso extra en este movimiento con el uso de otros accesorios como las mancuernas o barras con discos sobre la espalda, la forma resulta todavía más importante, pues en estos casos el movimiento realizado no es un fenómeno que se produzca de forma natural.

Por lo general, la «sentadilla completa» es aquella en la que se utiliza todo el rango de flexión de la cadera y de las rodillas. A este tipo de sentadilla también se la podría denominar la «sentadilla de los cazadores-recolectores» o la «sentadilla del cuarto de baño», aunque me gustaría aclarar que los cazadores-recolectores utilizan todo tipo de formas distintas de ponerse en cuclillas (lo que quiere decir que la posición en cuclillas que se usa en los baños que no tienen inodoro –los baños «de agujero»– no tiene por qué ser geométricamente la misma que empleaban los cazadores-recolectores para cavar y desenterrar tubérculos).

Otras formas de sentadilla podrían ser las que se adoptan en algunas posturas de yoga en las que se mantiene la misma posición que cuando estamos sentados en una silla pero sin la silla, cuando nos agachamos y nos ponemos en cuclillas con las rodillas muy abiertas y los pies apuntando hacia fuera, cuando hacemos equilibrios para no tocar el inodoro al usar un baño público o con cualquier variación ingeniosa (como ¡solo con una pierna!) que se emplee para ganar fuerza o destreza en la parte inferior del cuerpo. Es importante recordar que si bien todas estas variantes entrarían dentro de la misma categoría (todas son sentadillas), son acciones diferentes que utilizan el cuerpo de manera diferente y dan lugar a distintas adaptaciones de los tejidos.

La progresión que presento en este libro para poder hacer la sentadilla se refiere a la sentadilla completa o tradicional –es decir, con las plantas de los pies apoyadas en el suelo y con máxima flexión de caderas y rodillas, sin que esta postura cause una distorsión excesiva (por ejemplo, una apertura desmesurada) en los pies, las rodillas o la pelvis–.

He oído decir a muchos profesionales que nadie debería hacer la sentadilla completa porque destroza las rodillas. Yo no estoy de acuerdo con tal afirmación. Por todo el mundo encontramos seres humanos que utilizan la postura de sentadilla completa muchas veces al día, durante largos periodos de tiempo y a lo largo de toda su vida. Pero, por otra parte, soy consciente de que cuando la sentadilla completa se hace con un cuerpo que no está acostumbrado a ponerse en cuclillas, se crea un perfil de carga completamente diferente a nivel celular que el que genera cuando la realiza un cuerpo capaz de tener acceso a todo el rango de movimientos de las articulaciones. En la mayoría de los casos, las sentadillas comprometen las propiedades elásticas de los músculos.

Del mismo modo que podemos forzar la flexión de la rodilla más allá de su actual rango de movimiento presionando el músculo y utilizando sus propiedades elásticas, también podemos usar la gravedad para forzar las articulaciones, haciendo que se doblen más de lo que lo harían simplemente con los músculos relajados. O también resulta sencillo agacharnos dejándonos caer, pero a la hora de levantarnos es muy posible que necesitemos que alguien nos ayude. Ambos escenarios pueden hacer que una sentadilla completa sea más perjudicial

UN POCO DE ANATOMÍA

La *osificación heterotópica* es el proceso de desarrollo del hueso en un lugar anatómicamente anormal, como en el caso de los espolones óseos. El osteoma del caballero (también conocido como «hueso de jinete») es otro ejemplo de osificación heterotópica. En este caso se trata de un tumor óseo que va creciendo lentamente en algunos de los músculos del muslo interno en respuesta a las presiones inusualmente frecuentes producidas al montar a caballo. Este tipo de respuesta ósea al comportamiento es distinta de otras características de los huesos que son potencialmente filogenéticas, como el desarrollo de facetas al ponernos habitualmente en cuclillas.

A diferencia de las formaciones óseas naturales, las osificaciones heterotópicas suelen considerarse patológicas, y con el tiempo acaban estando asociadas a otros síntomas (como dolores en esa zona), pues el incremento de masa en una zona determinada acaba produciendo distorsiones en los tejidos circundantes.

Las facetas, por otro lado, son patrones reflejos en el hueso que se han formado como resultado de los hábitos de movimiento de nuestros antepasados, y que están ahí para hacer posible una buena alineación en los movimientos —es decir, movimientos que no creen daños innecesarios en los tejidos ni afecten a otras partes del cuerpo—.

que beneficiosa. Así que, aunque un experto en ortopedia diría algo como: «La sentadilla completa no es un ejercicio saludable y puede acabar produciendo lesiones», sería más exacto afirmar que ponerse en cuclillas es un movimiento completamente natural en los seres humanos (tanto como caminar, defecar o masticar la comida), pero nuestro cuerpo, en el estado en el que se encuentra actualmente, no es capaz de realizar una sentadilla completa en su sentido más natural sin hacerse daño; lo que nos destroza las rodillas es tener el cuerpo en este estado y cargarlo más allá de las capacidades actuales de los tejidos, y esa es la verdadera razón por la que nos negamos a hacerlo.

¿Te das cuenta de la diferencia?

Aunque creo que, en el futuro, la mayoría de las personas que lean este libro podrán ponerse en cuclillas con facilidad, también estoy segura de que hay una altísima probabilidad (tan alta que me apostaría una buena cantidad de dinero) de que en este momento carezcas del equipamiento natural necesario para estar en la posición de sentadilla sin que ello implique algún tipo de deterioro biológico.

> **FILOGENÉTICA**
>
> Basado en relaciones evolutivas naturales.

Ya tienes parte de lo que se necesita –fémures, tobillos, rodillas y caderas– pero hay pequeños componentes de la anatomía propia de esta postura que aún necesitas adquirir –componentes de los que una vez dispusiste pero que desaparecieron por falta de uso (como las facetas que se forman al estar frecuentemente en sentadilla, de las cuales hablaré en la siguiente sección)–. También hay una serie de masas musculares esenciales (en las piernas, las nalgas y la parte superior del cuerpo) que si estuviesen presentes modificarían los pesos y el equilibrio de tu cuerpo, dando lugar a una orientación distinta de las articulaciones al ponerte en cuclillas, lo que, a su vez, afectaría a los músculos que empleas para bajar y volver a subir.

Actualmente, tus músculos están más tensos (es decir, son más cortos o más largos de lo necesario), los movimientos de tus articulaciones están más limitados y la masa de tus músculos es mayor o menor de lo que hubiesen sido en un entorno natural. Por esta razón, el resto de este capítulo es una especie de manual paso a paso para alinear las células de tu cuerpo de manera que vuelvas a ser capaz de ponerte en cuclillas de forma natural. ¿Está contraindicado hacer sentadillas o estar en cuclillas? En ciertos casos, indudablemente sí. Si, por ejemplo, tienes una cadera o una rodilla artificial, algún hueso soldado mediante cirugía o cualquier otra cosa que haya alterado de manera permanente el rango de movimiento de tus articulaciones, te resultará imposible hacerlas —pues no hay forma de alterar las limitaciones que presenta el propio metal—. Sin embargo, en este capítulo vamos a dividir la sentadilla en partes tan pequeñas que, haciendo estos ejercicios, *todo el mundo* puede estar un poco más cerca de ser capaz de adoptar esta postura y, además, cosechar los beneficios para la salud que dichos ejercicios aportan.

EL CUERPO HACE LO QUE SE LE ORDENA

Ya desde el nacimiento (de hecho, incluso estando en el útero) nuestros huesos tenían facetas que hacían posible realizar los movimientos articulares necesarios para la posición de sentadilla. Esta es una de las razones por las que los niños se ponen en cuclillas con tanta naturalidad —en ellos no hay nada a nivel estructural que limite este tipo de movimiento de las articulaciones—. Cuando los huesos crecen bajo las condiciones propias de la sentadilla, mantienen la forma que los capacita para esta postura a medida que se van haciendo más grandes y más densos. Cuando un individuo crece adoptando con frecuencia esta postura, los huesos del niño —y, después, del adolescente y del adulto— siguen teniendo estos «surcos para la sentadilla», unos surcos que son mecanotransducidos por el propio acto de ponerse en cuclillas. Sin las fuerzas generadas en estos tejidos por esta posición, la comunicación que se

> **FACETA**
>
> Pequeña superficie plana y lisa que aparece en las zonas en las que se articulan los huesos.

genera por medio de la mecanotransducción equivale al mensaje: «los surcos no son necesarios».

Como hemos analizado anteriormente en este libro, nuestras posturas y la falta de movimiento crónicos han hecho que actualmente el patrón con el que andamos esté alterado y parezca que «caemos» hacia delante, un patrón que hace que no se desarrolle la extensión de cadera. A su vez, este «caer» en lugar de caminar no solo ha dado origen a una carencia de masa muscular total, sino también a una distribución diferente de la poca masa existente, especialmente en las caderas y los muslos. Esta falta de masa supone un problema a la hora de mantener el equilibrio en cuclillas, y además hay menos músculo disponible para colaborar en la generación de fuerza en el momento de agacharse o de levantarse de esta postura. El estado en el que se encuentra actualmente tu cuerpo —inframusculado y con las articulaciones privadas de su rango completo de movilidad y de la suavidad necesaria— significa que la sentadilla que puedes hacer (si es que puedes, de hecho, hacer alguna) no se corresponde con el mismo «perfil nutritivo» que habría creado esta postura si hubieses pasado toda tu vida practicándola.

> **CONTINUUM**
>
> Una secuencia continua en la que los elementos adyacentes no son perceptiblemente diferentes unos de otros, aunque sus extremos sí son apreciablemente distintos.

Cuando alguien que nunca se ha puesto en cuclillas intenta hacer una sentadilla, se crean cargas inusualmente intensas (debido a la falta de facetas, a que los músculos están adaptados a distancias más cortas o más largas y a la inhibición del rango de movimiento de las articulaciones) en las estructuras involucradas, como en los huesos y las articulaciones. Al mantener esta postura o al levantarnos —especialmente cuando carecemos de los músculos necesarios para volver a ponernos en pie— se tienden a crear una serie de cargas hacia abajo tremendamente intensas en la zona de los intestinos y del suelo pélvico. Y lo cierto es que estamos haciendo esto para mejorar nuestra salud, ¿no es así?

Este libro trata de cargas naturales, no de ejercicios. Si lo que queremos es crear unas condiciones tisulares que sean lo más parecidas posible a las que se habrían producido si hubiésemos crecido en la naturaleza –y lo más parecidas al estado en el que las funciones corporales alcanzan su máximo esplendor–, tenemos que incluir las sentadillas en un *continuum* en el que podamos irle comunicando gradualmente al organismo nuestras intenciones e ir remodelando, con el tiempo, los tejidos, de manera que en nuestra autobiografía vuelva a estar escrito: «Es capaz de ponerse en cuclillas y lo hace habitualmente».

Resulta muy útil pensar en una sentadilla como en un viaje y no como en un destino, tanto en el sentido más amplio (es decir, probablemente vas a estar durante algún tiempo haciendo alguna versión modificada de ella) como en la interpretación literal de los movimientos que componen la sentadilla. Podríamos definir la sentadilla como una postura en la que las rodillas y las caderas están completamente flexionadas. Pero si decimos que es un movimiento humano esencial y la definimos como una posición fija, lo que estamos haciendo, una vez más, es reforzar la idea que hay un beneficio inherente –tan solo– a esta postura. Es como reducir los alimentos que tomamos (digamos, por ejemplo, una manzana) a un único nutriente (por ejemplo, la fructosa). ¿Cómo se comporta la fructosa fuera del contexto de una manzana? Cuando reducimos en nuestra mente la posición en cuclillas a una sola configuración de las articulaciones, lo que hacemos es sacar a esta postura del contexto de los movimientos que la componen, haciendo que sea más difícil apreciar el espectro completo de sus beneficios.

Si ampliamos nuestra definición de lo que es la sentadilla para incluir en ella la fase de «bajada» y la de «subida», podemos ver que el cuerpo se usa de una manera completamente diferente para controlar el movimiento hacia abajo, para permanecer con las rodillas y las caderas flexionadas y para ponernos de nuevo en pie. Cada una de estas fases crea cargas esenciales totalmente distintas. Una sentadilla es mucho más que una posición: es una experiencia.

PREPARÁNDONOS PARA LA SENTADILLA

Las habilidades necesarias para ponerse en cuclillas se pueden dividir en dos categorías: por un lado, los rangos de movimiento y, por otro, la fuerza de dichos rangos de movimiento. Mucha gente no tiene problemas en lo que respecta a la movilidad articular, pero carece de la masa muscular (o de la coordinación) necesarias para controlar sus movimientos en la bajada. Y, a la hora de volver a ponerse en pie, aquellos que carecen de la fuerza suficiente utilizan una gran cantidad de inercia y, típicamente, se dejan caer hacia abajo para aprovechar el rebote en la subida.

Otras personas tienen la fuerza suficiente, pero no la movilidad necesaria. En este caso, pueden controlar el movimiento hacia el suelo (sin venirse abajo) y subir fácilmente sin gran esfuerzo, pero al carecer de un buen rango de movimiento articular —en los tobillos, las rodillas, las caderas, la pelvis y la columna— es posible que estén recurriendo a los patrones de movimiento y de fuerza que suelen utilizar, usando así una geometría que impide la participación de los músculos infrautilizados —especialmente los glúteos—. Por todas estas razones, comenzamos con posturas y posiciones en las que no hay que cargar peso para ir recuperando poco a poco amplitud de movimiento pero sin grandes cargas que puedan producir daños o lesiones.

Sentadilla tumbado de espaldas

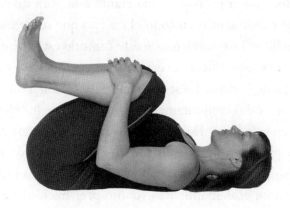

Fácil, ¿verdad? Ahora, fíjate en cuánto has tenido que levantar la pelvis para subir las rodillas. Vuelve a hacer este movimiento, pero esta vez no dejes que la pelvis se separe del suelo. Es decir, limítate a subir las rodillas únicamente hasta el punto en el que la pelvis comienza a levantarse del suelo. En la sentadilla, al igual que ocurre al caminar, se utiliza la movilidad de todas las articulaciones, pero si lo que queremos es restaurar las funciones naturales propias de la posición en cuclillas, previamente hemos de deshacer algunos puntos de adherencia que limitan la acción de determinadas partes del cuerpo —en este caso, la pelvis que se desplaza para compensar la falta de movilidad de las caderas—.

Y ahora me gustaría decirles algo a aquellos que tienen prótesis de cadera y de rodillas (y también de pies o de columna) y que creen que ya no pueden hacer nada: incluso si tan solo realizáis este movimiento —tumbarse de espaldas, aunque sea en la cama, y llevar las rodillas y las caderas hacia el pecho, incluso si es con una pierna cada vez—, mejoraréis la condición física de vuestro cuerpo. Para mejorar no es necesario convertirse en Míster Sentadillas. No, ¡comenzamos a mejorar *en el mismo momento* en el que modificamos las cargas!

ADQUIRIR HABILIDADES PARA LA SENTADILLA

Una vez más, todo aquello en lo que ya estás trabajando —los estiramientos de pantorrilla, los ejercicios de zancada, la rotación de la espinilla, etc.— juega un papel importante a la hora de recuperar la amplitud de movimientos en todo el cuerpo que se precisa para ponerse en cuclillas. Los ejercicios de este capítulo están diseñados para crear cargas más específicas necesarias para remodelarte y convertirte en todo un profesional de las sentadillas, pero también están pensados para llevarlos a cabo conjuntamente con el resto de los ejercicios que se detallan en este libro. Esta serie de ejercicios de preparación de la sentadilla se pueden utilizar como un calentamiento de veinte minutos para una sesión de sentadillas, pero probablemente sea incluso mejor usarlos como un «calentamiento» (como preparación) de seis meses (o de tres años) antes de realizar tu primera sentadilla completa.

PONERSE EN CUCLILLAS PARA HACER DE VIENTRE

Ponerse en cuclillas para hacer de vientre es algo que resulta tan crucial para la salud pélvica que actualmente algunos protocolos de rehabilitación pélvica lo incluyen como terapia recomendada para aquellos pacientes que presentan trastornos digestivos o del suelo pélvico. ¿Puedo sugerir que lo incluyamos también en nuestro modelo de prevención de enfermedades?

A pesar de que es mucho más que una posición, una gran parte de sus beneficios están, precisamente, en la posición en sí. Si eliminamos de la ecuación la activación muscular necesaria para ponerse en esta postura, esta sigue ofreciendo muchos beneficios en lo que respecta al proceso de excreción. Por ejemplo, la orientación del ángulo anorrectal modifica las presiones necesarias para la expulsión. Cuando el sistema intestinal no está alineado de forma correcta para aprovechar la fuerza de la gravedad, han de crearse otras fuerzas para facilitar la evacuación. A medida que envejecemos, esa presión adicional necesaria para la expulsión se convierte en un problema, ya que esta tensión es un factor causante de las así llamadas «muertes por sobresfuerzo en el inodoro», que no son sino eventos cardiovasculares (ataques cardíacos, derrames cerebrales, aneurismas, etc.) desencadenados por las condiciones mecánicas propias de la maniobra de Valsalva.*

Puedes disfrutar de los beneficios de una mejor alineación corporal a la hora de ir al baño —incluso antes de que dispongas de la fuerza y la movilidad necesarias para hacer una sentadilla— poniendo los pies sobre algún objeto elevado para aumentar así la flexión en las rodillas y las caderas al evacuar. Existen productos específicos (pequeñas plataformas) que se encajan por delante del inodoro —sin necesidad de herramientas—, o simplemente puedes darle la vuelta a un par de latas pequeñas o colocar unos cuantos libros apilados a cada lado del asiento. En cualquier caso, se trata de una práctica enormemente recomendable para mantener una buena salud y para la que no hace falta dedicar ningún tiempo extra.

Es decir, tienes que sentarte en el inodoro de todos modos, ¿no? En ese caso, ¿por qué no aprovechar para hacer un poco de preparación para la sentadilla?

---

* La maniobra de Valsalva (por el médico italiano Antonio María Valsalva) consiste en expulsar el aire forzosamente, tapando la nariz y cerrando la boca, al tiempo que se cierra la glotis. Cuando su uso se realiza en durante el entrenamiento físico en personas hipertensas puede tener consecuencias negativas a nivel cardiovascular.

Sentadilla en posición prona

Ponte a cuatro patas y ve echando el cuerpo hacia atrás hasta que las caderas queden apoyadas sobre los pies (o hasta donde puedas llegar) y descansa en esta postura. Si este movimiento te resulta muy nuevo y te crea tensiones o dolores en el cuerpo, puedes reducir la carga de las siguientes maneras: haz el ejercicio sobre la cama o alguna otra superficie blanda o colócate una almohada por detrás de las rodillas (de manera que no se vean tan forzadas a flexionarse) o bien ponla sobre los pies (bajo las caderas) de forma que la gravedad no fuerce tus articulaciones más allá del rango de movimiento que tienes actualmente (ver la imagen inferior).

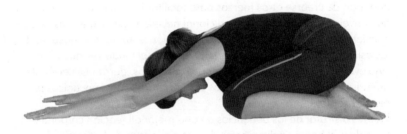

Sentadilla en posición prona sin girar la pelvis

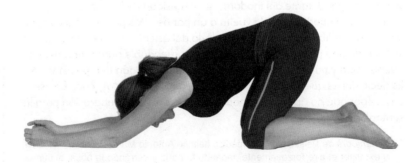

Ponte a cuatro patas y usa un espejo para verte de lado. Ve bajando las nalgas hacia los tobillos, permitiendo que las rodillas y las caderas se flexionen hasta que veas que la pelvis comienza a girar. Sin forzar la columna, evita que se produzca ese giro en la pelvis a la vez que mantienes la posición. La pelvis comienza a girar porque los músculos de la cadera ya no pueden alargarse y acortarse lo suficiente como para acomodar una posición de sentadilla completa; en lugar de eso, se han adaptado a enormes periodos de reposo. El punto en el que la pelvis comienza a girar determina dónde está actualmente el límite del rango de movimiento de la cadera.

Sentadilla en posición prona con dorsiflexión

Una vez más, ponte a cuatro patas y echa el cuerpo hacia atrás, solo que esta vez vas a dejar los tobillos flexionados para reducir así el ángulo de flexión de las rodillas. Puedes realizar este ejercicio tanto metiendo la pelvis (más flexión de la rodilla) como sacándola (menos flexión de la rodilla).

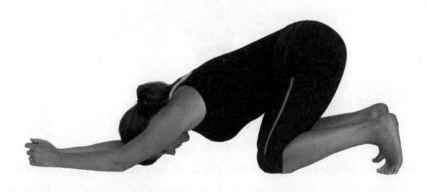

Estiramiento de pantorrilla para el sóleo

El estiramiento de pantorrilla en el que has estado trabajando, al realizarlo con la rodilla estirada, se centra en el músculo gastrocnemio del grupo muscular de la pantorrilla. Pero hay otro músculo en este grupo, llamado sóleo, que se estira mejor con la rodilla flexionada. Lo más probable es que en tu caso el sóleo se haya adaptado al uso de calzado con tacón, y esta es una de las razones principales por las que te resulta tan difícil mantener los talones en el suelo al ponerte en cuclillas. Para conseguir la amplitud del movimiento del tobillo necesaria para realizar una sentadilla, prueba lo siguiente: ponte de pie sobre medio rodillo de espuma, situando la almohadilla de un pie en la parte más elevada del rodillo y el talón en el suelo. Dobla la rodilla de esa misma pierna —empujándola un poco hacia delante— a la vez que empujas con el tobillo hacia el suelo.

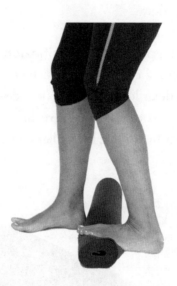

TU NUEVA PERSONA NECESITA UNA NUEVA FORMA DE PONERSE EN CUCLILLAS

Antes de profundizar más en lo que se necesita para realizar la sentadilla completa, me gustaría recalcar una vez más que todos los ejercicios de este libro, aunque de un modo más indirecto, forman parte también de tu plan de «preparación de la sentadilla». Cuando tengas una mayor movilidad y fuerza en todas las partes de tu cuerpo, podrás llevar a cabo la fase activa de la sentadilla con más apoyo y con un menor desgaste.

Si te dijera ahora mismo que te pusieses en cuclillas, las posiciones que con mayor facilidad puedas adoptar en los pies, los tobillos y las espinillas nos dirían mucho sobre cómo has movido tu cuerpo hasta este momento. (Si no tienes problemas para hacer la sentadilla, puedes seguir adelante y probarlo ahora mismo poniéndote frente a un espejo. Haz lo que tengas que hacer para ponerte en cuclillas y analiza la posición en la que has de poner los pies, los tobillos, las rodillas y las caderas, fijándote tanto en la vista frontal como en la lateral). ¿Tienes que girar mucho los pies con relación a las rodillas? ¿Más que cuando estás de pie? ¿Recae todo el peso del cuerpo en los dedos de los pies o puedes levantarlos un poco hacia delante? ¿Están los talones en contacto con el suelo?

¿Has tenido que rotar hacia dentro las espinillas, colapsando de este modo las articulaciones de los pies y los tobillos? ¿Estás presionando hacia el suelo más con el empeine o con el borde externo del pie?

¿Tienes que separar las rodillas? ¿O, por el contrario, tienes que juntarlas? ¿Cuánto? ¿Más en un lado que en el otro?

¿Se ve la pelvis forzada a meterse hacia dentro, o la parte baja de la columna está tan redondeada que las nalgas quedan justo debajo de ti?

Todos estos factores —el giro de los pies, el colapso en los tobillos, cuánto tienes que meter la pelvis y el ángulo en el que se proyectan las espinillas— nos dicen, a nivel biomecánico, en qué estado se encuentran los tejidos bajo la piel. Aunque esta forma de ponerte en cuclillas sea la que te resulta natural ahora, no es en realidad indicativa de cómo te pondrías en esta postura si te hubieses criado en la naturaleza. Por esta razón me gusta añadir parámetros referentes a los pies, los tobillos, las espinillas y la pelvis al hablar de la sentadilla. Si continúas poniéndote en cuclillas siguiendo los límites establecidos por la forma en que te has movido en el pasado, tu cuerpo seguirá estando continuamente modelado por todo lo que has hecho antes de este momento. Sin embargo, la sentadilla que aquí queremos lograr es aquella que vaya mostrándonos poco a poco una versión de cómo serías tú mismo si no hubieses sido «contaminado» por la vida moderna.

El primero de estos parámetros es la posición de los pies. Muchas personas muestran una cantidad absolutamente anormal de giro hacia fuera tanto en los pies como en las espinillas —una característica que ha sido cementada por una forma de andar en la que no se utiliza la musculatura de los pies ni de las caderas—. Para corregir este caminar con los pies hacia fuera se precisa años y años de movimientos conscientes y una revisión total de los hábitos de conducta, pero es mucho más fácil ir haciendo ajustes progresivos que se vayan incrementando en los pies y las rodillas si nos centramos en una serie de ejercicios correctivos. Los puntos de alineación no solo hacen que sigamos poniendo en funcionamiento aquellos músculos para los que estos ejercicios están diseñados, sino que también evitan que las adaptaciones que ya existen en nuestro organismo –las torsiones y los giros de los huesos, las longitudes de los músculos que no movemos lo suficiente y los hábitos mentales de movimiento que con más facilidad nos vienen a la cabeza– afecten a la nueva forma que queremos conseguir.

UN POCO DE ANATOMÍA

La verticalidad de la espinilla es un indicador simple que nos dice qué músculos estamos usando al agacharnos y levantarnos en la sentadilla –podemos pensar en ella como en una herramienta muy barata para obtener información biológica–. Cuanto más verticales estén las espinillas, más capacidad tienen los glúteos para hacerse cargo de estos movimientos. Por el contrario, cuanto más desplazadas estén las rodillas con respecto a la vertical que pasa por los tobillos, más trabajo estarán realizando los cuádriceps.

Cuando te pongas en cuclillas, toma nota de la posición que más adoptes en los pies y, con el tiempo, procura ir girándolos hacia dentro (tanto como te resulte tolerable) hasta que estén más o menos alineados con el ángulo que forman los muslos.

Y, hablando de los muslos, fíjate también en cualquier tendencia que puedas tener a separar las rodillas en exceso. Idealmente, las rodillas deberían separarse tan solo un poco más que el ancho de la pelvis. Si se abren mucho más de eso, lo que ocurre es que, al situarlo todo en un nuevo plano de acción, se pasan por alto las tensiones de caderas y muslos que están limitando la capacidad de flexionar las caderas y las rodillas en un mismo plano. Si eres de los que separan mucho las rodillas al ponerte en cuclillas, ve trabajando para, con el tiempo, poder adoptar una postura en las que tengas las piernas más cerradas.

PREPARADOS, LISTOS, ¡A POR LA SENTADILLA (O CASI)!

La serie de ejercicios de sentadillas que presento a continuación son más avanzados, en el sentido de que en ellos ya hay que soportar todo el peso del cuerpo. En este caso, la gravedad puede empujar al cuerpo para llevarlo más allá de sus límites actuales, y este efecto no resulta tan sencillo de controlar, así que, antes de intentar realizar estos ejercicios, asegúrate de que has leído toda esta sección para hacerte una idea de cómo evaluar cuáles son tus puntos fuertes en este momento (y cuáles no) y también para establecer una progresión razonable y coherente.

Sentadilla en una silla

Estoy pensando que, a menos que seas de los que disponen de un montón de tiempo libre, lo más probable es que realices tu «programa de sentadillas», como mucho, una vez al día. Así que permíteme comenzar esta sección poniendo de relieve que ya te sientas y te levantas de las sillas (y, de vez en cuando, del suelo, ¿verdad?) muchas veces a lo largo del día. ¿Qué tal si convertimos esto en tiempo de entrenamiento para la sentadilla?

Cuando nos sentamos y nos levantamos inconscientemente de una silla, nuestras adaptaciones tisulares actuales hacen que nos ayudemos de los brazos para empujarnos o agarrarnos en algo, echándonos hacia delante para generar una cierta fuerza de inercia o adelantando las rodillas mucho más que los tobillos para que sean los cuádriceps los que realicen el trabajo. En lugar de seguir sentándote y levantándote de una forma que hace que ciertos músculos no tengan que ponerse en funcionamiento, ¡aprovecha estos momentos —que ya forman parte de tu rutina diaria— para ejercitar tu trasero y darle forma!

Empieza por sentarte en el borde delantero de una silla, con las espinillas en vertical y las plantas de los pies completamente apoyadas en el suelo. Saca la pelvis hacia fuera y, lentamente, inclínate un poco hacia delante. Sin dejar que las rodillas (y las espinillas) se deslicen hacia delante, comprueba si tus nalgas son lo suficientemente fuertes como para levantarte de la silla. También puedes intentar bajar (sin desplomarte sobre la silla) para ir practicando el control que en su momento necesitarás para hacer la sentadilla completa.

Si tienes dificultad para subir y bajar de las sillas usando los glúteos, ¡imagínate cuánto vas a tener que esforzarte (echarte hacia delante) o cuánto vas a tener que recurrir a la parte frontal de tu cuerpo para subir y bajar en la sentadilla completa!

Practica este ejercicio tantas veces como puedas durante unos cuantos meses, probando a hacerlo en asientos de distintas alturas: cuando veas que te resulta sencillo levantarte de la silla de la cocina, encuentra un taburete o algo similar y empieza a someter a tus músculos a un nuevo rango de movimientos. Llegará un momento en el que tendrás la fuerza suficiente como para realizar el ejercicio en su totalidad, pero la buena noticia es que, incluso si nunca llegas a progresar más allá de hacer la sentadilla en una silla, tu cuerpo ya estará mejor alineado y más cerca de la versión natural de ti mismo.

Desde el mismo momento en el que empiezas a practicar este ejercicio se producen mejoras en la fuerza muscular, en la amplitud de movimientos de las articulaciones, en la circulación y en la adaptación de los tejidos. He tenido muchos clientes que nunca han llegado a pasar de aquí debido a las prótesis articulares que tenían o simplemente porque querían seguir sintiéndose cómodos con el ejercicio y, sin embargo, incluso en estos casos, se produjo una enorme mejoría en su estado de salud. ¡No se trata de hacerlo «bien», sino de hacerlo siempre un poco mejor!

Cuando sea (si es que llega ese momento) que estés listo para las sentadillas completas, puedes pasar a esta otra serie de ejercicios, que han sido diseñados específicamente para sacar el máximo de cada una de las partes del cuerpo involucradas teniendo que recurrir en menor medida a las propiedades elásticas de los músculos.

La sentadilla «hazlo como puedas»

En realidad, para esta primera sentadilla completa no es necesario tener en cuenta ningún punto de alineación, más allá de la posición de los pies y de la distancia entre las rodillas. No te preocupes de mantener toda la planta del pie en contacto con el suelo ni de poner la pelvis de una forma determinada; limítate a jugar un poco en esta posición para ir probando tu equilibrio y tu control.

Sentadilla completa con elevación en los pies

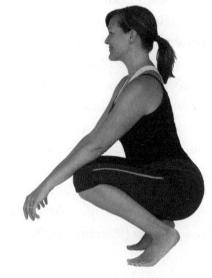

Las adaptaciones que se producen en los músculos de la pantorrilla en respuesta al uso de calzado pueden limitar las articulaciones del resto del cuerpo durante una sentadilla. Para eliminar las fuerzas de flexión plantar (con los pies en punta) que al ponernos en cuclillas tienden a hacernos caer hacia atrás, pon los talones sobre una guía telefónica o un rodillo de espuma. Cuanto más altos estén los talones, menos afectada se verá la sentadilla por el acortamiento de los tendones de Aquiles. Puedes trabajar la flexibilidad de los pies en otro momento. Por ahora, tan solo disfruta de tu sentadilla.

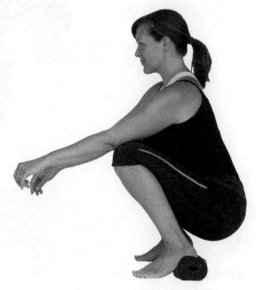

Sentadilla completa sacando la pelvis y metiendo la cadera

¿Recuerdas que hablamos de la falta de masa muscular en los glúteos? Pues bien, sin glúteos, son principalmente los cuádriceps los que hacen la sentadilla. Para ir fortaleciendo la zona posterior poco a poco, debes tener en mente *sacar la pelvis* (arquear las lumbares) y *meter la cadera* (echándola un poco hacia arriba y hacia delante) cuando subas y bajes. Al hacer el ejercicio llegará un momento (tanto al subir como al bajar) en el que no puedas mantener la postura sin caerte hacia atrás, pero si sigues esforzándote justo hasta ese punto, con el tiempo irás fortaleciendo y aumentando la masa de las nalgas y desarrollando una forma de usar tus caderas más completa, equilibrada y redondeada (¡literalmente!).

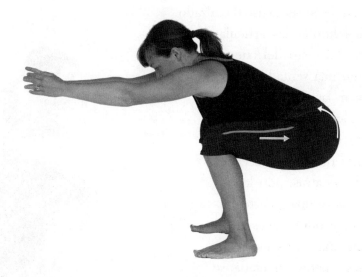

Sentadilla con apoyo

Una vez que hayas hecho progresos en los pies y los glúteos, puedes comenzar a suplir parte de tus carencias de fuerza usando una pequeña ayuda. Cuando aprendemos a andar en bicicleta, la mano de un adulto en la parte trasera de su asiento nos proporciona justo ese pequeño apoyo que necesitamos para consolidar una nueva habilidad motora. De la misma manera, agarrarnos (ligeramente) a algo al echarnos hacia atrás (ahora, incluso más) y hacia los talones en la sentadilla sacando la pelvis puede ayudarnos a poner en funcionamiento los músculos necesarios para adquirir estabilidad en esta postura.

No es necesario que estos movimientos de sacar la pelvis y meter la cadera sean notorios en estos músculos; la fuerza que tenemos siempre aumenta, incluso aunque los cambios sean a muy pequeña escala. Puede que, a simple vista, no te parezca que estés sacando la pelvis y metiendo la cadera, pero siempre que lo estés haciendo aunque sea un milímetro más que antes, las cargas producidas serán suficientes para ir remodelando tu cuerpo de forma que este movimiento te resulte aún más fácil la próxima vez que te pongas en cuclillas. La clave está en repetir, repetir y repetir el ejercicio.

Aquí yo he usado una silla, pero también se puede hacer sujetándose en un poste, en el picaporte de una puerta o ¡en una cinta de suspensión TRX (mi favorito)!

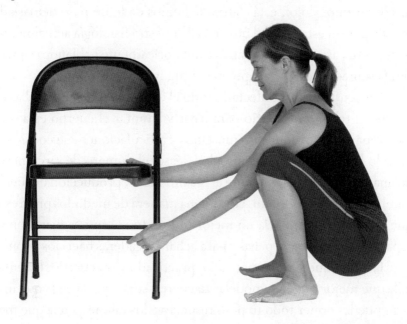

Dado que todos somos únicos y distintos en lo que respecta al tamaño, la forma y el punto de partida, no existe ninguna manera absoluta que pudiera considerarse la «mejor» sentadilla, lo que no quita para que existan algunas variables relativas que pueden hacer que una sentadilla sea mejor que otra. Lo ideal es que las sentadillas presenten una simetría básica entre los pies, los tobillos, las rodillas y las caderas para conseguir un uso más uniforme de todas las partes (es decir, una mayor distribución de las cargas). Si observas que para bajar del todo tienes que crear algún tipo de distorsión radical en un lado pero no en el otro, es muy probable que tus hábitos de conducta hayan dado lugar a la creación de algunos puntos de adherencia asimétricos. En ese caso, deberías tratarlos (entre otras razones) para poder hacer mejor las sentadillas. El hecho de tener que esforzarnos mucho al hacer la sentadilla —al subir, al bajar o al mantener la posición— es una señal que nos está indicando que esta postura se encuentra más allá de nuestras capacidades actuales. Sí, lógicamente, a medida que el cuerpo va haciendo la transición hay pequeñas tensiones o tiranteces que nos ayudan a ir adaptándonos, pero si tenemos que soportar grandes tensiones o sentimos dolor, está claro que hemos dado un paso demasiado grande para el estado en el que se halla nuestra fisiología actualmente. Si ese es tu caso, da un paso atrás (metafóricamente hablando) y practica la sentadilla que se adapte más a tu nivel.

Las sentadillas que afectan a todo el cuerpo —es decir, aquellas en las que el trabajo necesario para bajar y levantar el cuerpo está muy bien repartido por todos los músculos y articulaciones— se consiguen cuando la longitud de los músculos (léase: el número de sarcómeros de una misma cadena) permite el máximo uso y producción de fuerza a ambos lados del músculo. Una buena manera de medir los progresos que vayas haciendo hacia un mejor uso de tu cuerpo es fijarte en tu capacidad para sacar la pelvis y para echar las caderas hacia los talones.

Una vez que hayas practicado, practicado y practicado, la sentadilla que mejor puede remodelar tu cuerpo será aquella en la que más atrás puedas poner todo tu peso respecto a los talones, en la que menos inercia uses y en la que haya una mayor simetría que antes.

Cuanto más practiques la sentadilla y cuanto más consciente seas de cómo subes y bajas, más fuerte te irás poniendo y menos inercia necesitarás. Esto lleva tiempo, pero, en realidad, sería más exacto decir que para llegar a dominar las sentadillas lo que se necesita es frecuencia, es decir, hacer muchas sentadillas a lo largo del día y todos los días, tal y como las haríamos si viviésemos en un medio natural.

LA SENTADILLA COMO FORMA DE VIDA

Quedarse tan solo con una imagen fija de lo que es la sentadilla con fines educativos puede llevarnos a engaño. En todas partes del mundo hay muchísima gente que, literalmente, «vive» en cuclillas. Cocinan, limpian, juegan, visitan a sus congéneres y exploran su medio en cuclillas, lo cual significa que esta postura no es en absoluto algo fijo. Una vez que tu cuerpo se haya acostumbrado a ponerse en cuclillas, trata de cambiar el peso de un lado a otro o hacia delante y hacia atrás, siempre sin dejar de estar en esta posición. No se puede decir que haya una sentadilla correcta o incorrecta, aunque es cierto que adoptar un enfoque sistemático en lo que respecta a la forma nos puede ayudar a asegurarnos de que no estamos realizando las sentadillas de un modo que lo único que hace es reforzar la forma corporal que, precisamente, nos ha estado causando problemas de otras maneras.

La sentadilla es un componente crucial en la experiencia física de los seres humanos. Cuando se hacen como si fuesen un ejercicio, pueden producirnos una sensación incómoda —es como tomar un megacomplejo multivitamínico una vez al día que no tiene demasiado sabor—. Sin embargo, una vez que estés listo para ello, ponerte en cuclillas en el contexto de los movimientos de la vida diaria añade una nueva dimensión en tu vida. No quisiera que tú, mi semejante, te perdieses experiencias como poder comunicarte de cerca con la naturaleza (o con los pequeños), ejercitar en toda su extensión los movimientos de cadera y de rodillas que son tu derecho de nacimiento o familiarizarte con tu sistema digestivo y de procreación en su mejor estado.

EL GRAN DEBATE ACTUAL EN TORNO AL EJERCICIO DE KEGEL

Soy experta en biomecánica desde 2002, pero fue a partir del año 2010 cuando comencé a ser famosa como tal al ser entrevistada en un blog llamado *MamaSweat*. En la entrevista, que llevaba el nombre de «Pelvic Floor Party: Kegels are NOT invited» [La fiesta del suelo pélvico: el ejercicio de Kegel NO está invitado], di diez respuestas a diversas cuestiones sobre por qué las mujeres sufren tantos problemas de suelo pélvico y qué es lo que pueden hacer al respecto. Y no, entre mis respuestas no estaba incluida la recomendación de hacer el ejercicio de Kegel –que es lo que el resto de miles y miles de artículos en Internet aseguran que hay que hacer–.

Y no me limité a decir que no eran la solución sino que, además, expliqué (en esas diez respuestas) cuáles eran los argumentos científicos que probaban por qué el ejercicio de Kegel pudiera muy bien estar contraindicado para los trastornos de suelo pélvico.

En la entrevista mencioné que la sentadilla (es decir, ponerse en cuclillas tal y como lo encontramos en la naturaleza) formaba parte de los mecanismos naturales de fortalecimiento del suelo pélvico, al igual que un buen número de otros elementos como la longitud muscular y las posturas que adopta la pelvis habitualmente.

De un día para otro me convertí en un fenómeno mediático... tanto en el sentido positivo como en el negativo. En tan solo unos pocos meses, esta entrevista casual entre amigas ya la habían leído ochenta mil hombres y mujeres con problemas de suelo pélvico y profesionales que trataban este tipo de trastornos. Lo que yo había escrito, aunque, ciertamente, era una herejía, fue percibido y promovido (por algunos) como una auténtica blasfemia.

El problema que existe con el ejercicio de Kegel es que se prescribe a partir de una comprensión concreta y particular de los músculos que no tiene en cuenta en profundidad cómo trabaja la musculatura. En este libro he incluido los principios biomecánicos de la producción de la fuerza muscular, y más específicamente cómo el uso y las posturas crónicas pueden hacer que los músculos se acorten o se alarguen a nivel de los sarcómeros, pero lo cierto es que resulta prácticamente imposible encontrar este tipo de información en los libros de anatomía. En la mayoría de estas publicaciones –y también en la mayor parte de las investigaciones sobre posibles terapias– se asume que la longitud muscular es el resultado del reordenamiento de los sarcómeros, no de un aumento o una disminución de su número. Si el modelo que asumimos es el del solapamiento, podemos concluir que un músculo que produce poca fuerza ha de ser aquel que está sobrestirado –y, como es lógico, para contrarrestar esta elongación excesiva hay que «tensarlo» con contracciones–. Sin embargo, también es cierto que un músculo con menos sarcómeros presenta igualmente una menor producción de fuerza (una diferencia que las herramientas utilizadas en investigación para medir la fuerza no son capaces de detectar).

Por supuesto, si usamos este modelo muscular en exceso simplificado, en lo que respecta al suelo pélvico el ejercicio de Kegel sería la solución natural. Lo que ocurre es que, tal y como señalé en la entrevista, es igualmente probable que la baja producción de fuerza pudiera ser el resultado de unos músculos adaptados (es decir, que han visto modificado su número de sarcómeros) a posturas crónicas de la pelvis y del sacro y, en este caso, el ejercicio de Kegel no solo tendría muy poco impacto en el problema, sino que fácilmente podría también empeorarlo.

Reconozco que una entrevista de diez preguntas no era precisamente el medio más adecuado para dar a conocer al mundo la idea de que un ejercicio –presentado a todas las mujeres del mundo a través de las páginas de sus revistas de salud favoritas como un ejercicio preventivo y correctivo– puede en realidad resultar nocivo. Y si hubiera sabido que nada menos que ochenta mil personas iban a leer dicho artículo, habría sido más clara al respecto. Y, ahora que ya lo he sido, permíteme que clarifique también una cosa más.

A partir de lo que expresé en la entrevista, muchos extrajeron la conclusión de que lo que dije sobre el papel que ponerse en cuclillas juega en la salud del suelo pélvico significaba que tenían que sustituir el ejercicio de Kegel por las sentadillas. Como si hacer veinte o doscientas sentadillas al día fuese la receta mágica para conseguir un suelo pélvico perfecto. Sin embargo, como ya sabes ahora que has leído este libro, los problemas del suelo pélvico –cualquier problema físico en realidad– son el resultado de la forma en la que hemos estado moviéndonos durante toda la vida. Los músculos del suelo pélvico, al igual que los músculos abdominales transversales (MAT), tienen el rango de movimiento adecuado para «aquello que tienen que hacer». Mantenerlos tensos y contraídos para «solucionar» un problema concreto puede suponer la eliminación de su capacidad para llevar a cabo otras tareas de forma natural. Por supuesto que no queremos tener un suelo pélvico que no sea capaz de generar la fuerza necesaria, pero tampoco deseamos que esté generando constantemente demasiada tensión; nuestro objetivo es llegar a tener un suelo pélvico que lleve a cabo todas sus funciones biológicas –incluidas las más divertidas y placenteras– de forma óptima.

Al igual que ocurre con el resto de los músculos, para su buen rendimiento se precisa la cantidad de fuerza perfecta que requiera el trabajo que se va a realizar, lo que implica que el músculo ha de estar ágil y flexible y que hay que usarlo de forma regular. Esto significa que tienes que mover el cuerpo muy a menudo y en muchos formas diferentes que hagan que el suelo pélvico se vea forzado a responder de muchos modos distintos. Permite que tu suelo pélvico sea capaz de jugar un partido de tenis completo usando toda la gama de golpes que es capaz de realizar. Si limitas esta musculatura únicamente al saque, no esperes poder ganar ningún partido. (Si esta última referencia no tiene sentido para ti, retrocede un poco y lee la parte del capítulo 8 que habla de la activación de la zona abdominal y de los MAT).

Así que, a partir de ahora, cuando me preguntes qué ejercicios tienes que hacer para disfrutar de una pelvis en perfecto estado –dado que el ejercicio de Kegel no es recomendable–, la respuesta será: «Hazlos todos. Todo el tiempo. Punto final».

Epílogo

En la escuela primaria aprendí que las orugas se convierten en mariposas, pero no fue hasta que ya siendo adulta vi un documental sobre estos animales cuando aprendí *cómo* lo hacían.

En mi mente infantil, me había imaginado que las partes de la mariposa siempre habían estado, de alguna manera, empaquetadas dentro de la forma de la oruga, aguardando simplemente a que esta mudase de piel, sacando así a la luz la mariposa que había estado allí dentro todo el tiempo. Pero resulta que, básicamente, las orugas se disuelven y producen todas estas partes nuevas. El proceso por el que atraviesan —el proceso a través del cual cualquier ser cambia para convertirse en una forma completamente diferente— se denomina metamorfosis. Esta transición que da como resultado a la mariposa es profunda y compleja, y este mecanismo es tan fascinante que el proceso de la metamorfosis suele ir asociado al de la transformación espiritual.

En las escuelas de todo el mundo se ponen de relieve fenómenos del «reino animal» como este para ilustrarles y explicarles a los niños lo sorprendentes que son los animales. ¡Una oruga a la que le salen alas! ¡Una serpiente que se desprende de toda su piel! ¡Una estrella de mar que puede hacer crecer sus brazos de nuevo! ¡Un camaleón que cambia de color! Pero si bien glorificamos constantemente a los animales no humanos, estamos fallando en reconocer la propia versión humana de estos procesos transformadores. El problema que tenemos con la naturaleza no es únicamente que vivimos fuera de ella, sino también que nos vemos a nosotros mismos como seres separados de ella —incluso cuando estamos dando un paseo y caminamos inmersos en su belleza—.

Es posible que los cambios corporales que se producen en respuesta a las adaptaciones a nuestro comportamiento puedan parecer menos drásticos que hacer brotar repentinamente un par de alas, pero si factores como el fortalecimiento de las caderas y echar la caja torácica hacia abajo a lo largo del día hacen que puedas eliminar ese dolor crónico que tenías en las lumbares, o si andar de una forma distinta, caminar más o sentarte en el suelo modifica positivamente la distribución de masas en tus huesos y en tu zona posterior, ¿acaso no son estos cambios igual de profundos?

A los científicos se los suele criticar por mostrar un interés desmedido por los detalles, claramente por el hecho de que tantos detalles pueden interferir en la simple apreciación de la belleza que encontramos en la naturaleza. En una de mis entrevistas favoritas del físico teórico Richard Feynman, este explica cómo un artista amigo suyo piensa que él, al disgregar la flor en todas las partes de su mecanismo, lo que hace en realidad es reducir su belleza. Feynman no está de acuerdo y afirma:

> Además de la belleza de la flor, yo veo mucho más en la flor que lo que tú ves. Puedo imaginarme las células que hay en ella, todos los complicados procesos que se dan en su interior, los cuales también tienen su belleza [...] Del mismo modo existe belleza en dimensiones más pequeñas, en las estructuras internas y en los procesos [...] Hace que nos preguntemos cosas como si este sentido estético existe también en las formas inferiores, o por qué son estéticas. Surgen todo tipo de cuestiones interesantes, [y] el conocimiento científico no hace sino añadir más emoción, más misterio y más asombro ante la flor.

Por lo que parece, los seres humanos no tenemos con nuestros propios mecanismos –igualmente hermosos y fascinantes– la misma relación que con los del resto de las criaturas, probablemente debido a una falta de conciencia de todos esos fenómenos que son demasiado pequeños como para percibirlos a simple vista.

Una parábola india sobre la percepción dice más o menos lo siguiente: hay un grupo de hombres ciegos alrededor de un elefante y se les pide que identifiquen qué es lo que tienen delante. El hombre que toca la trompa describe al elefante diciendo que es como una serpiente muy gorda. Otro, al palpar los colmillos, se da cuenta de que el elefante es algo frío, duro y afilado. Uno de los hombres situados cerca del lateral del elefante asegura que es un objeto muy alto y con forma de barril. Otro, al tocar las patas, lo describe como unas columnas fuertes y gruesas. El último, que estaba cerca de la cola, piensa que es fino, flexible y con una especie de pincel en la punta. Cada uno de estos hombres dijo honestamente lo que pensaba –pues su verdad venía definida y condicionada por su percepción– pero entre ellos no hacían más que discutir sobre qué es un elefante, dejando comentarios insultantes en la página de Facebook de los demás y denunciándose entre ellos por su ignorancia.

La perspectiva holística es aquella que considera que todos los aspectos son verdaderos –cada uno de estos hombres ciegos describía con franqueza lo que «veía»– pero también reconoce que es un error asumir que un aspecto particular constituye en sí mismo toda la verdad. El hecho de dar un paso atrás y ver el elefante entero, y también la totalidad del medio en el que este habita (y, al igual que Richard Feynman, de ser testigos de algunos de los procesos biológicos que se producen en el elefante a nivel microscópico), hace que lo que vemos cambie por completo. Modifica nuestra versión de la verdad.

Además, para complicar aún más las cosas, una misma palabra, como *elefante*, puede contener muchos significados diferentes, muchas definiciones «verdaderas». Si digo: «Eres como un elefante», ¿a qué me estoy refiriendo exactamente? ¿A que eres muy grande? ¿A que eres de color gris? ¿A que tienes una nariz enorme? ¿Una memoria excelente? ¿O a que el tamaño de tus deposiciones es espectacular?

Irónicamente, son precisamente las palabras lo que más frustra la comunicación, sobre todo cuando las partes involucradas no son conscientes de las propiedades mutables que son inherentes a las palabras mismas. Las palabras, al igual que nuestro cuerpo, son condicionadas y moldeadas por la cultura en la que vivimos. Del mismo modo que la preferencia que tenemos por estar sentados en superficies blandas y reclinadas —en las que nos gusta reposar y holgazanear— ha condicionado los diseños de nuestros muebles y ha producido asientos de coche en los que uno está como encajonado, haciendo a su vez que nuestra descendencia también se vea obligada a usar este tipo de asientos, las palabras, condicionadas y moldeadas por la cultura, acaban por ser lo que, a su vez, le da forma a la cultura.

Tal y como he intentado demostrar en este libro, dado que el ejercicio ha sido la única experiencia que nosotros —que somos como una especie de animal enjaulado en el zoológico— hemos tenido con respecto al movimiento, se ha convertido en la única palabra que tenemos para definir «lo que hacen los seres humanos cuando se mueven en la faz de la Tierra». Y, así, cuando buscamos la respuesta al problema, inadvertidamente hemos limitado las soluciones disponibles. Una vez que la palabra *movimiento* queda eliminada del vocabulario, lo mismo le sucede a nuestra comprensión de este.

Y no nos equivoquemos: *ejercicio* y *movimiento* no son las únicas palabras que actualmente configuran y condicionan la relación que tenemos con el bienestar y con las ciencias que se ocupan de esta materia. El profesor Stephen J. Lewis, en su presentación titulada «Biomedical Concepts and the Concept of Biological State» [Conceptos biomédicos y el concepto de estado biológico] comenta lo siguiente:

> El enfoque reduccionista que hemos adoptado ha significado que la mayor parte del conocimiento que tenemos del cuerpo puede, en el mejor de los casos, ser descrito en función de sus partes —es decir, de forma fraccionada—. De este modo, todas las palabras que puedan

tener una connotación holística —en el sentido de que se refieran a estados o experiencias del cuerpo en su totalidad— presentan una base inherentemente incierta en la ciencia. Es lo que ocurre con palabras como *enfermedad*, *dolencia* o *salud*.

Cuando lo que podríamos definir como *palabras fundacionales* —aquellas palabras que se usan a diario, como *enfermedad*, *dolencia* o *salud*— carecen de una definición precisa, ¿de qué está hablando todo el mundo exactamente cuando las usa?

Por alguna razón, la semántica es una ciencia que a menudo se califica como insignificante o irrelevante. Y si incluimos cuestiones filosóficas en las palabras..., bueno, algunos dirían que nos hemos desviado completamente del camino científico. Sin embargo, usamos el lenguaje para expresar y aplicar los descubrimientos científicos; si no disponemos de una definición clara y fija de las palabras que empleamos, los descubrimientos y las aplicaciones que puedan derivarse de su investigación serán más proclives al error y a la confusión.

En campos como la ingeniería directamente no hay ningún nivel aceptable de vaguedad a la hora de definir los términos. Sin duda se producirían graves daños si, por ejemplo, una empresa de construcción contratada para edificar un puente interpretase la información de forma diferente a como fue planteada y concebida por el arquitecto. Si bien no resulta tan catastrófica, la falta actual de definiciones específicas en los términos utilizados en la investigación del cuerpo humano —y, lo que es aún más importante, en las terapias a las que da lugar— va modificando para peor la calidad de los estudios que se llevan a cabo sobre esta materia. Los ingenieros recurren a expresiones numéricas para diseñar edificios seguros precisamente porque este tipo de información es extremadamente clara. Debemos esforzarnos por conseguir ese mismo nivel de objetividad cuando elaboramos afirmaciones y postulados que, con el tiempo, acaban convirtiéndose en las pautas de orientación del comportamiento humano.

Como escritora apasionada por la ciencia y la tecnología, he llegado a comprender que en realidad nunca hay una sola definición «correcta» para una palabra, pues el propio lenguaje va evolucionando con el tiempo. Sin embargo, no cumpliría el papel que le corresponde a una científica si no hubiese aclarado los términos clave que he utilizado en esta obra. Por ese motivo he preferido prescindir de la típica sección de vocabulario al final del libro y he optado por ir poniendo las definiciones directamente en el texto, para así disponer de toda la información necesaria en la misma sección –o incluso en la misma página–.

Acabas de leer una obra que presenta un nuevo paradigma que, en apariencia, es radicalmente diferente a aquel que suscribimos actualmente. Si investigas un poco más, descubrirás que la diferencia que existe entre estos dos paradigmas probablemente tiene menos que ver con los datos científicos y más con la vaguedad propia del lenguaje que tradicionalmente hemos venido utilizando a la hora de hablar del cuerpo humano –incluso en contextos académicos–. Cuando busques materiales de apoyo para un determinado punto de vista, en lugar de basarte únicamente en los titulares, ten siempre en cuenta también las definiciones fundamentales sobre las que se basan dichos documentos.

Comienza cada reflexión preguntándote: «¿A qué parte del elefante se están refiriendo?». En las conversaciones con los colegas de profesión es muy común exponer los propios argumentos con una actitud inicial basada en defender la propia postura que, al poco, se torna en una discusión sobre definiciones: «Oh, no estaba usando esa palabra en ese sentido» o «Las investigaciones en las que me baso no definen esa variable de ese modo... o no la definen en absoluto».

No creo que en este libro haya presentado la perspectiva más amplia posible en lo que respecta a la salud, la expresión genética y los resultados físicos en los seres humanos. La compleja interacción de pensamientos, emociones y creencias acerca de nuestra propia estructura (y sobre el lenguaje) que se da en cada uno de nosotros es profunda –y en estas páginas ni siquiera hemos abordado estos temas–. Sin embargo, *sí* creo que este libro presenta dos o tres grandes pasos que nos permiten alejarnos del elefante que tenemos enfrente y que clarifica algunas de las cuestiones que nos impiden tener una experiencia física más sólida y robusta.

Puesto que he optado por escribir un libro para todos los públicos, he seleccionado aquellas palabras que pudiesen permitir acceder a él al mayor número de personas posible, pero si te presentase esta información a ti, personalmente, muy bien pudiera haber seleccionado palabras distintas. Fácilmente podría haber usado diez palabras para cada una de las contenidas en este libro, y cada idea o cada información aquí mostrada en un capítulo muy bien pudiese haber dado para escribir un libro entero. Digo todo esto para aclarar que es muy posible que ahora tengas dudas y preguntas, pues no has accedido a *toda* la información que necesitas.

En una presentación a la que asistí recientemente, la ponente comenzó su conferencia diciéndoles a los oyentes que tirasen al suelo cualquier información con la que no resonasen, como si fuese estiércol o compost, y que, por el contrario, dejasen germinar la información que realmente tuviese sentido para ellos, como si se tratase de una semilla.

A medida que las semillas de todo lo que he presentado en este libro vayan germinando en ti, cuando quieras profundizar más, retrocede —da unos pasos atrás— antes de avanzar. Explora todas las viejas ideas que puedas albergar con una nueva apreciación del lenguaje y de las definiciones. Antes de incorporar nueva información, evalúa cuáles son los fundamentos de tu comprensión científica —los ladrillos primarios de los dogmas o las doctrinas actuales en lo que respecta a las definiciones—. Construye así el edificio de conocimiento más resistente y robusto posible, un edificio que se expanda en todas direcciones.

Aunque no eres una mariposa, por definición, te transformas a medida que transcurre tu vida, y eso es igual de sorprendente. Espero haber conseguido resaltar algunos de los detalles que se ocultan tras tu precioso y fascinante proceso de metamorfosis. También espero que te hayas dado cuenta de que no eres tan diferente del resto de los animales y de las plantas que coexisten junto a ti. Eres igual de complejo y de adaptable que ellos, estás igual de entrelazado en la naturaleza y te ves tan afectado por tu entorno como lo están ellos, además de contar con su misma capacidad para transformarte mágicamente.

Ahora, ¡adelante y... *Mueve tu ADN*!

MUÉVETE MÁS AÚN

Comprobaciones en
la ALINEACIÓN

E n la vida diaria hay muchas circunstancias en las que nos vemos obligados a permanecer de pie –haciendo cola, esperando el autobús o al usar una mesa concebida para trabajar de pie–. Si bien nuestro objetivo es mover más todo el cuerpo, reajustar la forma en la que estamos de pie es una manera sencilla de mover el cuerpo de un modo diferente y de producir cargas más beneficiosas. Las siguientes comprobaciones de alineación se aplican principalmente a cuando estamos de pie y en reposo, pero ten en cuenta también las comprobaciones que sean pertinentes cuando estés caminando o realizando los ejercicios correctivos.

ANTES

DESPUÉS

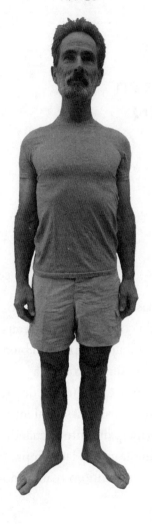

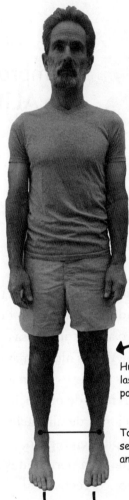

Huecos de
las rodillas en
posición neutra

Tobillos
separados el
ancho de la pelvis

Pies rectos

ANTES

DESPUÉS

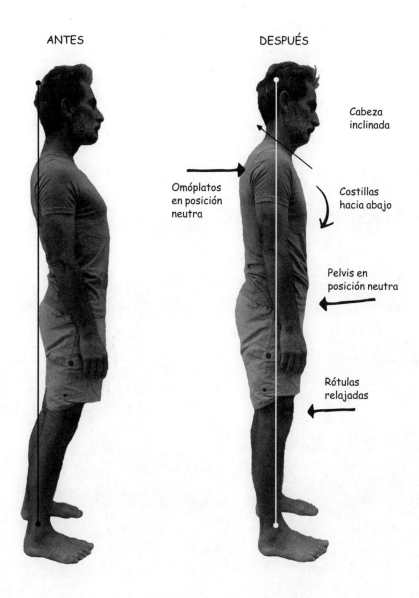

Cabeza
inclinada

Omóplatos
en posición
neutra

Costillas
hacia abajo

Pelvis en
posición neutra

Rótulas
relajadas

Series de **EJERCICIOS**

Aunque mi objetivo final es que adoptes un estilo de vida en el que te muevas tanto que no necesites ningún ejercicio correctivo, al principio este tipo de ejercicios son clave para conseguir más movilidad. Aquí presento tres series de ejercicios que tratan específicamente diferentes aspectos del movimiento necesarios para que todo tu cuerpo pueda moverse más. Ten en cuenta que estas series no incluyen todos los ejercicios; siéntete libre de añadir alguno, de intercambiarlos con cualquiera de tus ejercicios favoritos o incluso de crear los tuyos propios.

EJERCICIOS RECONSTITUYENTES

Equipamiento necesario:
- Almohadas (para sentarte sobre ellas).
- Medio rodillo de espuma o una toalla enrollada.
- Un cinto o una correa de yoga.
- Cojines o más almohadas (en función de tus necesidades).

Esta serie de ejercicios está diseñada para que los tobillos, las rodillas y las caderas lleven a cabo movimientos suaves. Realiza siempre los ejercicios con ambos lados del cuerpo (es decir, por ejemplo, primero con la pierna derecha y luego con la izquierda). Al principio puedes añadir más refuerzos (por ejemplo, cojines y almohadillas debajo de las caderas o de las rodillas, según sea necesario) para que los ejercicios te resulten más sencillos. Siéntete libre de eliminar cualquier movimiento que veas que no es adecuado para las condiciones particulares de tu cuerpo. A menos que se indique lo contrario, **realiza cada movimiento durante 30-60 segundos y, lo más importante, presta atención a los movimientos que realizas entre ejercicio y ejercicio —es decir, a cómo haces las transiciones entre una posición y otra—. Esta fase también es movimiento y puede ser mejorada.**

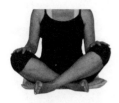

Para empezar, siéntate con las piernas cruzadas.

Estate un par de minutos inclinándote hacia delante, hacia atrás, a derecha e izquierda y, para finalizar, gira a derecha e izquierda.

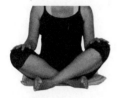

Cambia la pierna que esté cruzada por delante y repite el ejercicio.

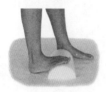

Ponte de pie y realiza el estiramiento de pantorrilla.

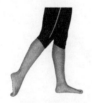

Estiramiento de la parte superior del pie.

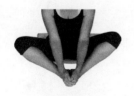

Siéntate juntando las plantas de los pies. Dedica un par de minutos a inclinarte hacia delante y a girar a derecha e izquierda.

Pintar el globo.

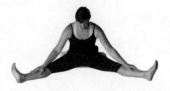

Siéntate con las piernas en V. Dedica un par de minutos a inclinarte hacia delante y a derecha e izquierda; gira también a derecha e izquierda.

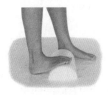 Ponte de pie y realiza el estiramiento de pantorrilla.

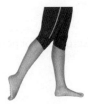 Estiramiento de la parte superior del pie.

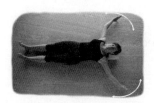 Ángel en el suelo.

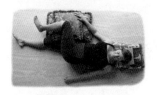 Torsión de columna.

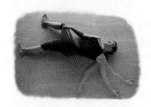 Estiramiento en molinillo.

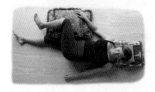 Torsión de columna.

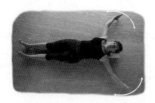

Ángel en el suelo.

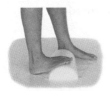

Estiramiento de pantorrilla.

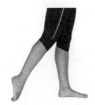

Estiramiento de la parte superior del pie.

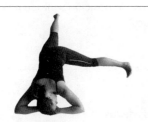

Estiramiento del muslo interno en posición prona.

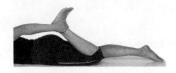

Estiramiento del cuádriceps.

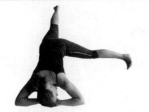

Estiramiento del muslo interno en posición prona.

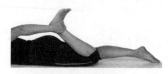 Estiramiento del cuádriceps.

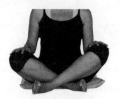 Siéntate con las piernas cruzadas.

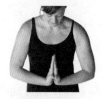 Manos en oración invertidas.

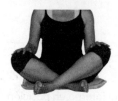 Cambia de pierna en la posición sentada con las piernas cruzadas.

 Estiramiento de los dedos.

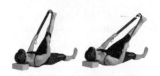 Estiramiento con correa (en ambas piernas).

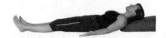 Relajación del psoas.

¡Listo!

FUERZA BASE

Equipamiento necesario:
- Almohadas (para sentarte en ellas).
- Medio rodillo de espuma o una toalla enrollada.
- Una silla.
- Un bloque de yoga o un libro grueso.

Esta serie de ejercicios está diseñada para poner en funcionamiento esos músculos que comúnmente están infrautilizados... ¡incluso en aquellos que están más en forma! Realiza siempre los ejercicios en ambos lados del cuerpo (es decir, por ejemplo, primero con la pierna derecha y luego con la izquierda). Al principio puedes añadir más refuerzos (por ejemplo, cojines y almohadillas debajo de las caderas o de las rodillas, según sea necesario) para que los ejercicios te resulten más sencillos. Siéntete libre de eliminar cualquier movimiento que veas que no es adecuado para las condiciones particulares de tu cuerpo. A menos que se indique lo contrario, **realiza cada movimiento durante 30-60 segundos y, lo más importante, presta atención a los movimientos que realizas entre ejercicio y ejercicio –es decir, a cómo haces las transiciones entre una posición y otra–. Esta fase también es movimiento y puede ser mejorada.**

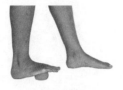

Movilización de los huesos del pie con una pelota (2-3 minutos en cada pie).

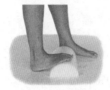

Estiramiento de pantorrilla.

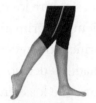

Estiramiento de la parte superior del pie.

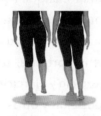

Elevación de pelvis.

Estiramiento de manos a cuatro patas.

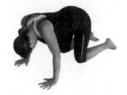

Flexión de romboide.

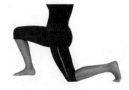

Zancada.

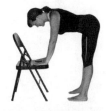

Estiramiento de las dos pantorrillas.

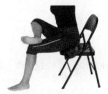

Estiramiento en forma de 4 (sentado o de pie).

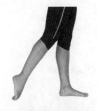

Estiramiento de la parte superior del pie.

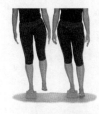

Elevación de pelvis.

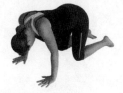

Flexión de romboide.

Pintar el globo.

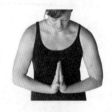

Manos en oración invertidas.

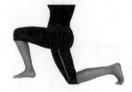

Zancada.

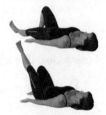

Centrado de la rótula.

Tumbarse juntando las plantas de los pies.

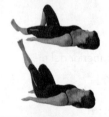

Centrado de la rótula.

Tumbarse con las piernas cruzadas.

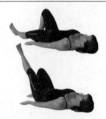

Centrado de la rótula.

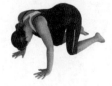

Flexión de romboide.

Estiramiento de las dos pantorrillas.

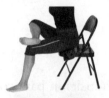

Estiramiento en forma de 4 (sentado o de pie).

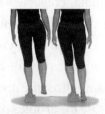

Elevación de pelvis.

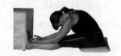

Sentarse con las plantas de los pies apoyadas en la pared.

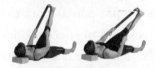

Estiramiento con correa.

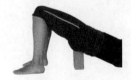

Relajación del músculo ilíaco.

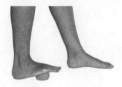

Movilización de los huesos del pie con una pelota.

¡Listo!

MOVIMIENTOS MÁS AMPLIOS

Equipamiento necesario:
* Barra vertical baja.
* Rocas o superficies inclinadas.
* Barras o árboles con ramas gruesas.

Esta serie de ejercicios está pensada como transición para conseguir logros más difíciles como la sentadilla completa, colgarse y balancearse. Está concebida más bien para realizarla al aire libre y poder así ir adquiriendo práctica y las adaptaciones que se van produciendo al sentarnos en el suelo y tocar la tierra con diversas partes de nuestro cuerpo, así como para poder aprovechar los equipamientos que podamos encontrar en los parques o para usar las ramas de los árboles para colgarnos y columpiarnos de ellas. No obstante, realizar esta serie de ejercicios en un espacio cerrado con el equipamiento adecuado también puede servirnos como transición a los movimientos al aire libre. Encontrarás que algunos ejercicios te resultan más fáciles de hacer que otros. Añade descansos (en forma de pequeñas pausas para caminar) y modifica o intercambia los ejercicios según tus necesidades (por ejemplo, si no puedes ponerte en cuclillas, sustituye la sentadilla completa por cualquiera de los ejercicios preparatorios de esta).

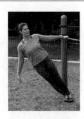

Pintar el globo.

Colgarse de una barra vertical baja (con distintos agarres).

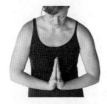

Manos en oración invertidas.

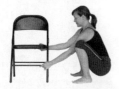

Sentadilla con apoyo.

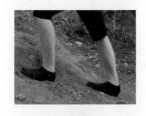

Estiramiento de pantorrilla al natural.

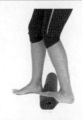

Estiramiento de pantorrilla para el sóleo.

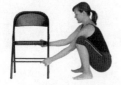

Sentadilla con apoyo.

Pintar el globo.

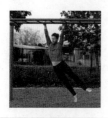

Columpiarse balanceándose de lado a lado.

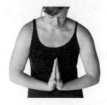

Manos en oración invertidas.

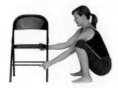

Sentadilla con apoyo.

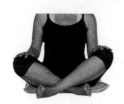

Siéntate con las piernas cruzadas y haz movimientos hacia delante y hacia atrás y a derecha e izquierda; gira también a derecha e izquierda.

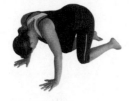

Flexión de romboide.

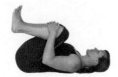

Sentadilla tumbado de espaldas.

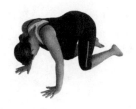

Flexión de romboide.

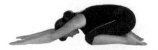

Sentadilla en posición prona.

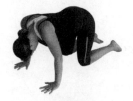

Flexión de romboide.

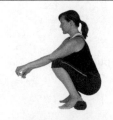

Sentadilla completa con elevación en los pies.

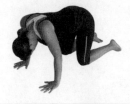

Flexión de romboide.

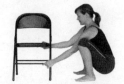

Sentadilla con apoyo.

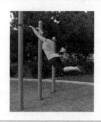

Columpiarse balanceándose hacia delante y hacia atrás.

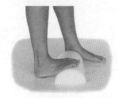

Estiramiento de pantorrilla.

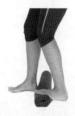

Estiramiento de pantorrilla para el sóleo.

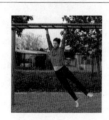

Cruzar la pasarela (como puedas).

¡Listo!

Caminar

C aminar es una categoría en sí misma que abarca una enorme cantidad de movimientos, lo que significa que, incluso si ya caminas, es muy probable que puedas moverte más modificando el modo en que lo haces.

Comienza por cuantificar tus hábitos actuales en lo que respecta a caminar por medio de las siguientes preguntas:

- Si usas un podómetro —o algún otro dispositivo que registre parámetros relacionados con la forma física—, ¿cuántos pasos/kilómetros haces de media al día?
- ¿Utilizas una cinta de correr o caminas sobre el suelo?
- ¿Cuántos minutos caminas cada día?
- ¿A qué ritmo caminas normalmente (cuánto tardas de media en hacer un kilómetro)?
- ¿Qué ruta recorres cuando caminas, y con qué frecuencia?
- ¿Por qué terrenos y con cuánta inclinación caminas más frecuentemente?
- ¿Qué tipo de calzado usas para caminar?

Puedes aumentar la cantidad de movimiento que realizas al caminar de dos maneras: o bien caminando más o bien moviéndote más mientras lo haces.

CAMINA MÁS

Para caminar más, puedes aumentar el tiempo que dedicas a esta actividad –planteándola como un ejercicio– o ajustar tus tareas diarias para caminar un poco más al hacer las cosas que tengas que hacer –es decir, caminar sin enfocarlo como ejercicio–. En el caso de la primera opción, puedes ir aumentando el tiempo que caminas de forma gradual, sin perder de vista que seguramente te resultará más sencillo dar cortos paseos de dos a quince minutos de duración cada dos horas que dedicar una o dos horas al día a caminar sin interrupción. Para caminar más mientras realizas las tareas diarias, ten en cuenta los siguientes consejos:

- Selecciona unos pocos lugares a los que vayas con frecuencia que estén a menos de un kilómetro y medio de distancia y a los que podrías ir andando a pesar de que normalmente no lo haces. Estos lugares podrían ser, por ejemplo, una cafetería, la oficina de correos o la casa de un amigo. Comprométete a ir a ellos andando (y si lo que te preocupa es la falta de tiempo, este rato es un momento estupendo para ponerte al día con las llamadas telefónicas que tengas que hacer, para escuchar tu música favorita, para pasar un tiempo con algún miembro de la familia o, simplemente, para disfrutar de un rato en soledad).
- Conduce tan solo *hasta medio camino* cuando tengas que ir a lugares a los que vas normalmente y ve caminando el resto del trayecto. Tal vez te parezca que algunos de estos lugares están demasiado lejos como para ir andando. Cuando vayas al trabajo, a recoger a los niños del colegio o incluso al supermercado, deja el coche un poco antes de llegar (a una distancia que te sea factible según tus condiciones físicas actuales) y camina el resto del tiempo. Esto es una especie de versión ampliada de

«aparcar en el punto más alejado del *parking*». Ya conocías este consejo, ¿verdad?

- Reemplaza una actividad social que, por lo común, sea sedentaria por otra que implique caminar. ¿Sueles quedar con un amigo una vez por semana para tomar un café? Convéncele para ir charlando mientras dais un paseo. Sustituye las citas para ir a cenar o a ver una película por una cita para ir a hacer senderismo. Reemplaza una sesión de lectura por un audiolibro que puedas escuchar sobre la marcha mientras andas. En lugar de ir a la tienda, lleva a tus hijos al bosque para que puedan recoger materiales biodegradables (guijarros, palos, piñas, hojas, plumas, etc.) con los que hacer manualidades.

MUÉVETE MÁS AL CAMINAR

Haz los ejercicios correctivos. Los ejercicios correctivos de este libro están diseñados para mejorar la movilidad. Por lo tanto, una vez que los hayas practicado con regularidad, es probable que aprecies ciertos cambios en tu forma de andar (es decir, que te moverás más mientras caminas).

Utiliza un calzado diferente. El calzado que usas actualmente podría estar limitando cuánto es capaz de participar el cuerpo mientras caminas. Es recomendable pasarse a un tipo de calzado (el calzado mínimo) que permita que los tobillos y otras articulaciones de los pies se muevan con mayor libertad. No obstante, hay que tener en cuenta que un mayor movimiento de estas partes no solo requiere que modifiques tu calzado, sino también la superficie sobre la que caminas. Por lo tanto, teniendo esto en mente:

Camina por terrenos variados. Comienza a andar con frecuencia por terrenos naturales, incluso aunque al principio solo sea por zonas de hierba desigual o por solares y escombreras que puedas encontrar por tu barrio al lado de las zonas pavimentadas. Estas pequeñas irregularidades en las superficies sobre las que caminamos van sumando y al final acaban dando lugar a grandes cambios —no solo en los pies, sino en todo el cuerpo—.

Camina por terrenos con distintas inclinaciones. Asegúrate de caminar por lugares que presenten desnivel –tanto grandes colinas como pequeñas pendientes– para aportar nuevas cargas y retos a –nuevamente– todo tu organismo. Usa las rampas en lugar de las escaleras o sube una colina escalándola de frente en lugar de optar por tomar ese sendero serpenteante que asciende poco a poco hasta la cima. También puedes subir las escaleras de dos en dos, simplemente por cambiar un poco.

Variabilidad. Benefíciate de las muchas ventajas que la variabilidad puede aportarte modificando factores como la distancia y la frecuencia de tus caminatas, la ruta, la velocidad, lo que cargas, con quién vas y a dónde vas.

Glosario de **EJERCICIOS**

E l siguiente glosario de ejercicios incluye una serie de puntos clave para ayudarte a recordar algunas cuestiones importantes referentes a la forma y a las posturas. Puedes usar esta sección a modo de referencia –para ver y practicar los ejercicios individuales– o como un programa de entrenamiento en sí mismo. Realizar todos estos ejercicios diariamente, ya sea todos a la vez o la mitad por la mañana y la mitad por la tarde, es una forma fantástica no solo de movernos más, sino también de movilizar más partes de nuestro cuerpo. A menos que se indique lo contrario, intenta hacer cada ejercicio dos o tres veces, de 30 a 60 segundos cada vez. Comienza cada uno de ellos alineando bien la postura (consulta las comprobaciones en la alineación de las páginas 315 y siguientes).

Relajación abdominal

- Ponte a cuatro patas y deja que la cabeza cuelgue sin tensión y que toda la columna se relaje, permitiendo de esta forma que el vientre caiga hacia el suelo.
- Una vez que sientas que has relajado el diafragma, vuelve a intentar el ejercicio –pues es muy probable que aún sigas teniendo alguna tensión residual en esta zona–.

Estiramiento de pantorrilla

- Pon la almohadilla del pie izquierdo en la parte superior de medio rodillo de espuma, una toalla doblada y enrollada o una esterilla de yoga. Baja el talón completamente hasta que esté en contacto con el suelo y estira la rodilla de esa pierna.

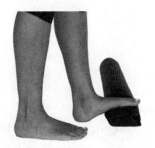

- Da un paso hacia delante con el pie derecho.
- Si no puedes pasar el pie completamente por delante, da un paso más pequeño.
- Mantén el peso del cuerpo fijo verticalmente sobre el talón del pie que esté más atrás.
- **En abanico:** comienza con el pie girado 45° y súbete a la toalla enrollada (o al medio rodillo de espuma) para hacer el estiramiento de pantorrilla. Ve girando el pie hacia dentro a intervalos de 5-10°, cargando en cada ocasión la articulación del tobillo siguiendo los parámetros vistos para el estiramiento de pantorrilla.

Estiramiento de pantorrilla para el sóleo

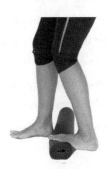

- Comienza en la posición del estiramiento de pantorrilla, con la almohadilla de un pie sobre el objeto que estés utilizando y el talón en el suelo. Dobla la rodilla de esa misma pierna —empujándola ligeramente hacia delante— a la vez que presionas hacia el suelo con el talón de la misma pierna. En este ejercicio se pueden doblar las dos rodillas.

Sentarse con las piernas cruzadas

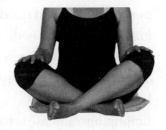

- Siéntate en el suelo, sobre una o dos almohadas si es necesario, y cruza una espinilla por encima de la otra.
- Ve probando con diferentes combinaciones de echar el cuerpo hacia delante y girarlo y ve variando también la distancia entre las espinillas y las ingles.
- Lentamente, «pinta» un círculo imaginario en el suelo a tu alrededor.
- Cuando estés girando y echando el torso hacia delante, intenta mantener las dos nalgas bien ancladas en el suelo.
- Repite el ejercicio cruzando el otro pie por encima.

Estiramiento de las dos pantorrillas

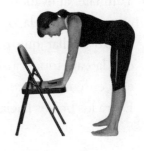

- Ponte de pie delante de una silla. Separa los pies a la distancia de la pelvis, con las rodillas rectas y los pies apuntando hacia delante. Inclina la pelvis hacia delante hasta apoyar las manos sobre el asiento.

- Si no llegas a la silla sin tener que doblar las rodillas o arquear la espalda, puedes poner una almohada o unos cuantos libros sobre el asiento hasta alcanzar una altura en la que seas capaz de hacerlo, o bien puedes realizar el ejercicio en un escritorio o un mostrador.
- Una vez que ya tengas los brazos bien apoyados, deja que la columna caiga hacia abajo y que el coxis se eleve hacia arriba.
- No fuerces las costillas hacia el suelo ni arquees la espalda; limítate a relajar la columna y dejar que caiga hacia abajo tanto como te sea posible.

Extensión de dedos

- Pon las palmas de las manos hacia arriba y estira las muñecas de modo que las puntas de los dedos queden hacia el suelo. Apoya las puntas de los dedos en el suelo o sobre una mesa, o bien usa la otra mano para tirar suavemente de ellas hacia atrás.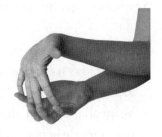
- Empuja ligeramente la palma de la mano hacia delante, alejándola del cuerpo, a la vez que doblas los codos hasta que queden apuntando justo hacia atrás (no hacia los lados).
- Si notas que se te dobla alguna articulación de los dedos, disminuye la curvatura de los codos.

Ángel en el suelo

- Túmbate apoyando la cabeza en una almohada o algún refuerzo similar que te permita que la caja torácica se relaje y esté en contacto con el suelo. Estira los brazos hacia los lados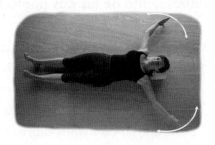

con los pulgares apuntando hacia el suelo y los codos rotados hacia arriba, hacia el techo.

- Baja las manos hacia el suelo manteniendo los codos ligeramente doblados. Una vez que tu pecho pueda realizar este estiramiento sin problemas, ve moviendo los brazos poco a poco hacia la cabeza, llegando hasta donde puedas con los pulgares apoyados en el suelo y rotando los codos hacia el techo.
- Mantén las costillas hacia abajo (si ves que la caja torácica se levanta del suelo, significa que has ido demasiado lejos). Haz el mismo movimiento que realizamos para hacer «ángeles en la nieve», moviéndote lentamente y llegando únicamente hasta donde puedas sin que las costillas se levanten del suelo.

Movilización de los huesos del pie con una pelota

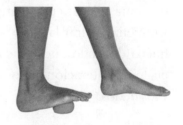

- Ponte de pie y coloca una pelota de tenis u otro tipo de pelota blanda debajo del arco de un pie.
- Ve poniendo lentamente el peso del cuerpo (si es necesario, siéntate en una silla) sobre la pelota.
- Desplaza el pie hacia delante y hacia atrás y de lado a lado para que la pelota pase por toda la superficie de la planta (como si estuvieses «pasando la aspiradora») para, de este modo, ir movilizando suavemente todas las articulaciones individuales del pie.
- **En abanico**: prueba el ejercicio utilizando pelotas de distintos tamaños y durezas, camina sobre alfombras de guijarros o hazte una bancada con cantos rodados sobre la que poder trabajar diariamente.
- **Al natural**: según tus posibilidades, camina al aire libre sobre terreno natural descalzo o con calcetines.

Estiramiento de manos a cuatro patas

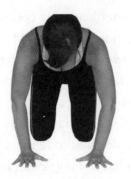 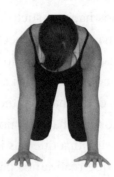

- Ponte a cuatro patas (también vale ponerse contra una pared) y separa los dedos, intentando formar un ángulo de 90° entre el dedo corazón y el pulgar.
- Estira cualquier articulación de los dedos que pudiese estar doblada e intenta aplanar cualquier parte de la palma que quede levantada.
- Comienza a girar la parte superior de los brazos de manera que el hueco del codo quede hacia delante, observando (y corrigiendo) cualquier alteración que se produzca en la colocación de las manos y los dedos.

Ejercicios progresivos para colgarse: primer nivel

- Agárrate a una barra vertical o a una barra horizontal baja (en realidad, a cualquier cosa que pueda soportar el peso de tu cuerpo) y pon los pies juntos cerca de su base.
- Ve estirando lentamente el brazo, alejando la parte superior del cuerpo del objeto al que estés agarrado. Si tu articulación del codo es particularmente laxa, mantenla ligeramente doblada.

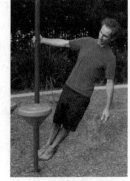

- **En abanico:** para crear cargas distintas, intenta agarrarte con las dos manos, modifica la distancia entre los pies, la elevación de la mano (o de las manos) y la forma de agarrarte (con la palma hacia arriba, hacia abajo, etc.). También puedes probar estos ejercicios de primer nivel en los árboles, ¡y así su corteza te ayudará a ir endureciendo la piel de las manos!

Ejercicios progresivos para colgarse: segundo nivel

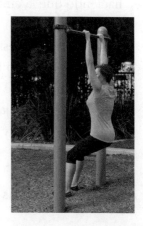

- Encuentra una barra o una rama que te permita mantener los pies en el suelo. Agárrate con las dos manos y ve doblando lentamente las rodillas, echando gradualmente el peso del cuerpo hacia los pies.
- Si ves que al estirar los codos pasan de un ángulo de 180°, dóblalos ligeramente y procura mantener esa flexión. Así te asegurarás de estar protegiendo los ligamentos de los codos. Si los hombros te quedan muy pegados a las orejas, intenta echarlos un poco hacia abajo, hacia la cintura.
- Una vez que veas que ya has estabilizado los codos y los hombros con un poco de ayuda de los pies (llegar a conseguir esto puede requerir entre uno y dos meses), encuentra una barra en la que puedas colgarte sin que los pies toquen el suelo.
- Poco a poco, ve introduciendo balanceos en el ejercicio.

Relajación del músculo ilíaco

- Túmbate de espaldas con las rodillas flexionadas y, si es necesario, utiliza una almohada para elevar un poco las costillas.
- Apoya la parte inferior (la que está más cerca de las piernas) de la pelvis sobre un cojín, un bloque de yoga o varias toallas, asegurándote de dejar un espacio bajo la cintura.
- Como si fuese un balancín, la pelvis debería inclinarse hacia la cabeza, haciendo que la cintura baje hacia el suelo.

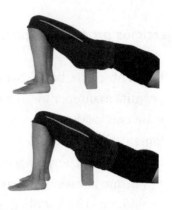

- No hagas ningún esfuerzo para rotar la pelvis, pues esto iría en contra de nuestro objetivo de relajar esta zona. En lugar de eso, deja que sea la gravedad la que trabaje y genere este movimiento por ti.

Apertura de piernas en la pared

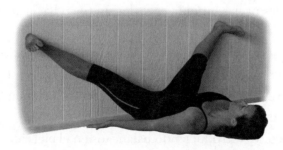

- Siéntate al lado de la pared y gira el cuerpo de manera que la espalda quede contra el suelo y las piernas apoyadas en la pared y apuntando hacia arriba.
- Sepárate de la pared lo necesario para que la pelvis descanse alineada horizontalmente con las CIAS y la sínfisis púbica mientras sigues con las piernas apoyadas en la pared y estiradas hacia arriba.

- Sin doblar las piernas, relájalas y ve separándolas hasta que sientas un estiramiento en el muslo interno.
- Interrumpe el ejercicio y descansa tanto como necesites.

Zancada

- Para empezar, siéntate sobre los talones (poniendo las almohadillas que sean necesarias).
- Alinea la pelvis, las CIAS y la sínfisis púbica en un mismo plano vertical.
- Da un paso adelante con el pie derecho y echa el peso del cuerpo hacia delante, hacia la parte delantera del pie, tanto como puedas sin girar la pelvis.
- Si te hace falta, pon el pie derecho un poco más hacia delante, hasta que sientas que la pierna atrasada ya no puede estirarse más. Repite el ejercicio con la otra pierna.
- **En abanico**: comienza rotando hacia fuera tanto como puedas el fémur de la pierna de atrás (es decir, desplaza el tobillo hacia el lado contrario tanto como te sea posible). Realiza la zancada con el fémur en esta posición y, como siempre, ve haciendo el ejercicio reposicionando el tobillo en cada zancada (alejándote progresivamente de la línea media unos 5-7 cm cada vez).

Estiramiento en forma de 4

- Siéntate en el borde delantero de una silla y levanta la pierna derecha de forma que el tobillo derecho quede apoyado encima de la

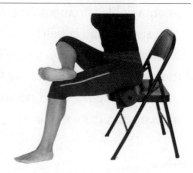

rodilla izquierda (si es necesario, puedes poner una o dos almohadas en el asiento).

- Ve inclinando lentamente la pelvis y el torso hacia delante.
- Si quieres añadir dificultad al ejercicio, puedes realizar este estiramiento de pie en lugar de sentado. Apoyándote en un primer momento en una mesa o una silla para mantener el equilibrio, deja trabado el tobillo de una pierna por encima de la rodilla de la pierna contraria. Después ve bajando las caderas pero manteniendo la rodilla de la pierna sobre la que estás colocado en la misma vertical que el tobillo de esa pierna.

Pintar el globo

- Imagina que la parte superior de tu cuerpo está rodeada por un globo o una esfera.
- Levanta los brazos. Esta sería la parte más alta del globo.
- Baja los brazos. Esta sería su parte más baja.
- Ahora estira los brazos y las manos como si quisieras «tocar» las paredes laterales del globo.
- Usa las yemas de los dedos para «pintar» toda la superficie interna del globo que puedas alcanzar.
- Cuanto más practiques este movimiento, más fácil te resultará y a más partes del globo podrás llegar.

Extensión pasiva de cadera en posición prona

- Túmbate bocabajo y coloca una manta doblada o medio rodillo de espuma bajo la pelvis.
- Relaja la sínfisis púbica de manera que caiga hacia el suelo, mientras que las CIAS permanecen apoyadas sobre la manta.

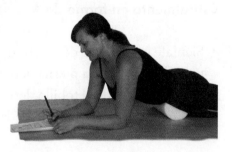

- Apoya el torso en los antebrazos y mantén las costillas alineadas con la pelvis.

Centrar la rótula

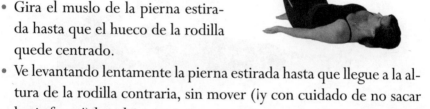

- Túmbate bocarriba con una rodilla doblada y la otra completamente estirada y apoyada en el suelo.
- La pelvis ha de quedar colocada de tal forma que las CIAS y la sínfisis púbica se hallen en el mismo plano horizontal.
- Gira el muslo de la pierna estirada hasta que el hueco de la rodilla quede centrado.
- Ve levantando lentamente la pierna estirada hasta que llegue a la altura de la rodilla contraria, sin mover (¡y con cuidado de no sacar hacia fuera!) la pelvis.
- Después, baja lentamente y de forma controlada la pierna hasta que quede nuevamente apoyada en el suelo.

Elevación de pelvis

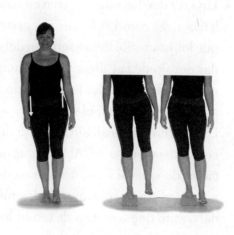

- Ponte de pie con los pies rectos, los tobillos separados el ancho de la pelvis y el peso del cuerpo situado en la parte posterior de los pies. Coloca la mano derecha sobre la cadera y empuja ese mismo lado de la pelvis hacia abajo (hacia el suelo), levantando a la vez el lado izquierdo. Mantén la postura un momento y después vuelve a bajar la pierna de forma controlada.

- Durante el ejercicio no hay que doblar ninguna de las dos rodillas.
- Para aumentar la intensidad, súbete a una guía de teléfonos o a un bloque de yoga con una pierna, dejando la otra colgando y separada del suelo. Repite las indicaciones dadas al principio; ahora la altura adicional hace que se incremente el rango de movimiento de la cadera, preparando mejor estos músculos para caminar por la montaña.

Relajación del psoas

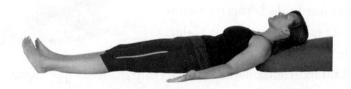

- Siéntate en el suelo con las piernas estiradas. Relaja los músculos de los muslos hasta que los isquiotibiales (los músculos que están en la parte posterior del muslo) descansen en el suelo. Para conseguirlo, es posible que tengas que echar los codos ligeramente hacia atrás para poder así sacar la pelvis.
- Una vez que los muslos estén en contacto con el suelo, echa el torso hacia atrás como si fueses a acostarte, pero detente justo antes de que los isquiotibiales se separen del suelo. Coloca cojines o almohadas debajo de la cabeza y de los hombros para mantener el cuerpo en este ángulo, dejando el espacio necesario para que las costillas puedan apoyarse en el suelo.
- Una vez en esta posición, relaja la caja torácica de forma que esté en contacto con el suelo. Al igual que ocurre con todos los demás ejercicios de «relajación», no se trata de hacer que las costillas lleguen a tocar el suelo contrayendo los músculos, sino de darnos cuenta del hábito que tenemos de tensar los músculos para levantar la caja torácica, y relajarlos.

- A medida que vayas relajando esta zona, las costillas irán estando cada vez más cerca del suelo. Ajusta continuamente la altura o la posición del refuerzo de cojines según tus necesidades.

Estiramiento del muslo interno en posición prona

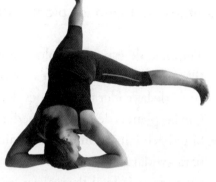

- Túmbate bocabajo, apoyando la cabeza en las manos y, manteniéndola recta, levanta una pierna hacia la cabeza, deslizándola por el suelo.
- Levántala tanto como puedas asegurándote de elevar ese lado de la pelvis lo menos posible del suelo y sin echar las caderas hacia las costillas. Procura mantener los dos lados de la cintura a la misma altura.
- A medida que vayas progresando, intenta girar externamente la pierna que estás estirando rotando el fémur de manera que los dedos de los pies de dicha pierna se giren hacia el techo.

Estiramiento del cuádriceps

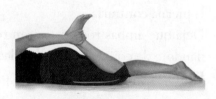

- Túmbate bocabajo y coloca un apoyo —una esterilla de yoga enrollada o algunas toallas van muy bien para este ejercicio— debajo de la parte delantera de la pelvis (es decir, sitúa las CIAS en la parte más elevada) y deja que el hueso púbico caiga hacia el suelo.
- Dobla una rodilla para llevar el tobillo a la mano asegurándote de que el hueso púbico no cambie de posición (es decir, sin dejar que la pelvis se incline hacia atrás).

- Si no alcanzas el pie, puedes ayudarte pasando una correa (también sirve un cinto o una corbata) por el tobillo para alcanzarlo con mayor facilidad.
- Sujétate el tobillo por la parte más baja de la espinilla, no por el pie. Esto evitará que pongas la carga en los ligamentos hiperlaxos del tobillo.

Sentarse juntando las plantas de los pies

- Túmbate de espaldas (coloca almohadas de refuerzo bajo las costillas según tus necesidades). Dobla las rodillas hasta que queden cerca de las caderas y después déjalas caer hacia los lados, haciendo que las plantas de los pies queden una contra la otra.
- Si te hace falta, pon cojines o almohadillas debajo de cada rodilla para ayudarte a mantener esta postura. A medida que te vaya resultando más fácil de realizar, ve disminuyendo la altura de estos apoyos.
- **En abanico**: prueba a practicar este ejercicio variando la distancia que hay entre los pies y las caderas.

Sentarse con las piernas cruzadas

- A partir de la posición del último ejercicio, cruza los tobillos de manera que cada uno de ellos quede por encima de la espinilla de la pierna contraria.
- Deja que ambas rodillas caigan relajadamente hacia el suelo, ayudándote de cojines para apoyarlas si es necesario.
- Repite el ejercicio cruzando las piernas al revés.

Manos en oración invertidas

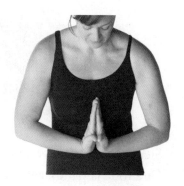

- Junta los dorsos de las manos de manera que todos los dedos se toquen (lo que más cuesta es unir los pulgares).
- Baja las muñecas hasta que estén a la misma altura que los codos, pero, al hacerlo, ¡asegúrate de que no separas los dedos!

Flexión de romboide

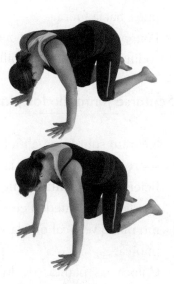

- Ponte a cuatro patas con las muñecas en la misma vertical que los hombros y las rodillas en la misma que las caderas.
- Relaja la cabeza y la columna vertebral.
- Con los huecos de los codos mirando hacia delante y los brazos estirados (en este ejercicio no hay que doblar los codos), ve bajando lentamente la columna hacia el suelo, lo que hará que los omóplatos se unan.
- No aprietes los omóplatos para acercarlos el uno al otro; deja que sea la gravedad la que haga el trabajo.
- Después de permanecer un momento en esta postura (en la parte «baja» del ejercicio), levanta toda la columna hacia el techo, separando los omóplatos.
- No arquees la parte alta de la espalda ni metas la pelvis.

Rotación de la espinilla

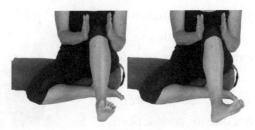

- Siéntate en el suelo con las rodillas dobladas.
- Gira toda la pantorrilla de forma que se aleje de la línea media del cuerpo, lo que hará que el pie quede apuntando hacia fuera.
- Trata de girar la espinilla con las manos.
- Rótala hacia dentro (algo que normalmente es más difícil) y, después, hacia fuera.
- Pon cuidado de mantener el movimiento en la articulación de la rodilla y no en la del tobillo.

Sentarse juntando las plantas de los pies

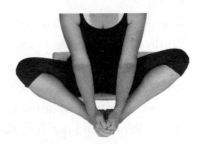

- Siéntate sobre una almohada o sobre una manta doblada lo suficientemente alta como para que las CIAS queden en el mismo plano vertical que la sínfisis púbica.
- Coloca las plantas de los pies juntas, dejando que las rodillas caigan hacia los lados.
- Inclina la pelvis hacia delante, como si fuese un tazón de sopa y lo estuvieses vertiendo frente a ti.
- **En abanico**: inclínate hacia delante para estirar un poco más las ingles. También puedes girar el torso a derecha y a izquierda para modificar los perfiles de carga.

Sentarse con las plantas de los pies apoyadas en la pared

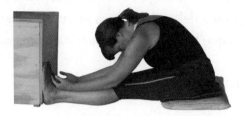

- Coloca las plantas de los pies contra una pared, asegurándote de tener las caderas lo suficientemente elevadas como para poder estirar las rodillas cómodamente.
- Relaja el cuerpo y deja caer el torso hacia los muslos, sin forzar ni rebotar.
- Una vez que hayas relajado el torso completamente, relaja también la cabeza y déjala caer hacia las piernas.

Torsión de columna

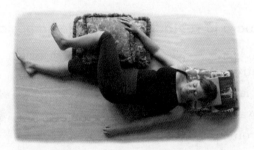

- Túmbate bocarriba con las dos piernas estiradas.
- Desplaza la pelvis unos 3-5 centímetros hacia la derecha y levanta la rodilla derecha de forma que pase por encima de la cadera. Gira la pelvis de modo que esa rodilla baje hacia la parte contraria del cuerpo y detente tan pronto como veas que la caja torácica empieza a girar y a separarse del suelo.

- Haz esta torsión sin forzarla y tan solo hasta donde llegues sin que la caja torácica se vea afectada.
- Si ves que prácticamente no puedes mover la pelvis y que la rodilla queda muy separada del suelo, coloca varias almohadas apiladas al lado, de manera que la rodilla que pasa por encima quede apoyada sobre ellas.
- Repite el ejercicio con la otra pierna.

Preparación para la sentadilla: sentadilla de espaldas

- Túmbate de espaldas y sube las rodillas llevándolas hacia el pecho.
- Fíjate en cuánto has inclinado la pelvis en este movimiento.
- Vuelve a realizarlo, pero esta vez manteniendo la pelvis en contacto con el suelo.

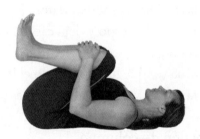

Preparación para la sentadilla: sentadilla en posición prona

- Ponte a cuatro patas y echa las caderas hacia atrás hasta que queden apoyadas sobre los pies (o tan atrás como puedas llegar).
- Retrocede hasta la posición inicial y realiza el movimiento nuevamente, pero esta vez sin meter la pelvis.
- Puedes ponerte una almohada bajo las rodillas o sobre los tobillos como ayuda para controlar el peso del cuerpo al realizar este estiramiento.

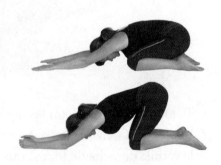

- Una vez más, partiendo de la posición a cuatro patas, échate hacia atrás de forma que quedes sentado sobre tus talones, solo que esta vez mantén los tobillos flexionados (es decir, apoyando los pies en las punteras) para reducir así el ángulo de flexión de las rodillas. Puedes realizar este ejercicio tanto metiendo la pelvis (más flexión de la rodilla) como sacándola (menos flexión de la rodilla).

Preparación para la sentadilla: sentadilla completa con elevación en los pies

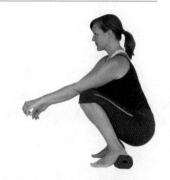

- Estando de pie, coloca los talones sobre medio rodillo de espuma o sobre una esterilla de yoga enrollada.
- Baja el cuerpo hasta llegar a la posición de sentadilla completa.

Preparación para la sentadilla: sentadilla con apoyo

- Agárrate a algo que pueda soportar bien el peso de tu cuerpo y échate bien hacia atrás (hasta que veas que tienes que inclinarte ligeramente hacia delante para seguir agarrado).
- Haz una sentadilla asegurándote de mantener las espinillas en posición vertical —agarrándote, pero echándote hacia atrás todo lo que se necesite para mantenerlas así—.
- Ve variando la distancia entre tu cuerpo y el objeto de agarre hasta que notes que los brazos te sostienen únicamente lo justo como para poder echar las caderas hacia atrás y sacar la pelvis un poco más.

Estiramiento con correa

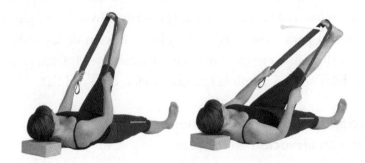

- Túmbate de espaldas con los músculos isquiotibiales de la pierna derecha apoyados en el suelo (si ves que no tocan, levanta el torso con ayuda de almohadas hasta que lo consigas).
- Pasa una correa (o un cinto) por la planta del pie izquierdo y tira de la parte delantera del pie hacia ti para estirar la pantorrilla.
- Levanta la pierna y estira completamente la rodilla.
- Manteniendo la pierna a la altura de la pelvis, ve cruzándola lentamente hacia el lado contrario (en este caso, hacia la derecha) hasta que sientas la carga en la cadera lateral.
- Repite el ejercicio con la otra pierna.
- **En abanico**: gira el muslo completamente hacia fuera (el pie tiene que quedar apuntando totalmente hacia el exterior, hacia el lateral) antes de pasar la pierna al otro lado de la línea media del cuerpo (ver la imagen de la derecha). Repite el ejercicio, girando cada vez un poco más el muslo (guiándote por la posición del pie).

Ejercicios progresivos para columpiarse

- Una vez que ya hayas dominado el ejercicio de colgarte de una barra o de una rama (con los codos y los hombros bien estabilizados), prueba a ver si puedes balancearte hacia delante, hacia atrás y hacia los laterales. Intenta hacerlo diez veces en cada dirección.

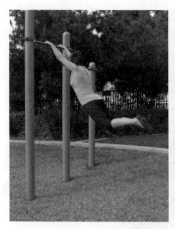 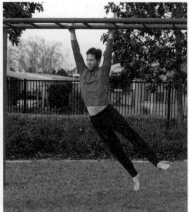

- **En abanico:** puedes usar las piernas, los brazos y los músculos de la cintura para balancear las piernas. Intenta iniciar el movimiento a partir de cada una de estas partes del cuerpo.

Estiramiento de la parte superior del pie

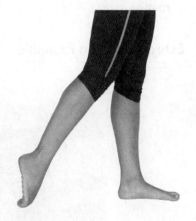

- Ponte de pie sobre el pie izquierdo y estira el derecho hacia atrás, metiendo los dedos del pie de forma que su cara externa quede apoyada contra el suelo.
- Si ves que tienes que inclinar el cuerpo hacia delante, reduce la distancia a la que has echado hacia atrás la pierna derecha.
- Coloca la pelvis sobre el tobillo que soporta el peso del cuerpo y asegúrate de que el torso queda bien colocado encima de las caderas.
- Descansa si ves que te dan calambres y después vuelve a retomar el ejercicio.

- **En abanico:** deja caer el tobillo hacia los lados (manteniéndolo en diversos puntos) y rota el músculo en varios ángulos antes de presionar con los dedos del pie contra el suelo.

Sentarse en V

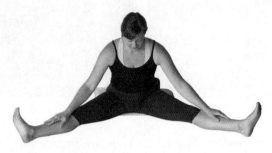

- Siéntate en el suelo sobre unos cojines o almohadas y separa las piernas tanto como puedas sin sentir dolor.
- Inclina la pelvis y el torso hacia delante y mantenlos así.
- **En abanico:** inclínate hacia los lados, gira la columna tanto a derecha como a izquierda y «pinta» un arco iris en el suelo con las manos.

Estiramiento en molinillo

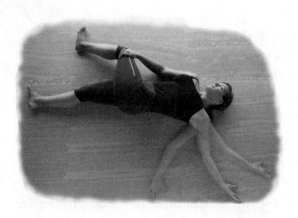

- Túmbate de espaldas, levanta la rodilla izquierda hacia el pecho y después gira todo el cuerpo hacia la derecha (no se trata de realizar una torsión de columna, sino de girar) hasta que la rodilla de la pierna izquierda llegue al suelo.
- Asegúrate de que la caja torácica queda alineada con la pelvis (sin levantar las costillas).
- Estira el brazo izquierdo (mano, brazo y omóplato) hacia arriba alejándolo de la columna vertebral.
- Ve bajando lentamente el brazo hacia la izquierda hasta que llegues lo más lejos posible sin levantar la caja torácica (no te preocupes si no llegas al suelo) y alcances el límite de tensión de tu cuerpo.
- Una vez en esta posición, imagínate que tu brazo está situado en el carillón de un reloj. Manteniendo la palma de la mano mirando hacia el techo, ve moviendo lentamente el brazo abajo y arriba entre las 12 y las 6 en punto.
- Intenta en todo momento mantener el codo (y no solo la mano) alejado del torso y ten cuidado de no mover las costillas.
- Repite el ejercicio con el lado contrario.

EQUIPAMIENTO para los ejercicios y fuentes adicionales de información

H ay muchos sitios en los que se puede conseguir el equipo necesario para hacer los ejercicios de este libro. A continuación muestro los establecimientos (o los sitios web) en los que yo misma compro el equipo que necesito tanto para mi hogar como para mi estudio. También he incluido los tamaños de los productos y las ubicaciones de las páginas concretas en las que se encuentran algunos de ellos para facilitar su localización.

EQUIPO GENERAL

- **Cojín:** suelo recomendar usar un cojín cilíndrico de aproximadamente 70 cm de largo y 25 cm de diámetro. Puedes encontrar estos robustos cojines de algodón en algún estudio de yoga que te quede cerca o en otros proveedores de artículos para yoga, como www.yogaaccessories.com.
- **Medio rodillo de espuma:** recomiendo usar medio rodillo de espuma de 30x15x7,5 (es decir, de 30 cm de largo, 15 cm de ancho y 7,5 cm de alto). Yo pedí el mío en www.foamerica.com.

También puedes encontrarlos en mi web (www.nutritiousmovement.com/product/half-dome), así como en otras tiendas de equipamiento para el ejercicio.

- **Plataforma para ponerse en cuclillas:** si estás interesado en hacerte una plataforma para ponerte en cuclillas en el inodoro, en Internet puedes encontrar los planos para construirte una. Si prefieres comprarte una ya hecha, yo recomiendo la marca Squatty Potty. Normalmente pueden encontrarse en las tiendas de la cadena Costco y de Bed Bath & Beyond, y también online en www.squattypotty.com.

- **Bloque de yoga:** si quieres usar un bloque de yoga para los ejercicios avanzados de elevación de pelvis, te recomendaría uno que tuviese unas medidas de 22x15x7,5 cm. Seguramente puedas encontrar este accesorio en algún estudio de yoga que te quede cerca de casa, en tiendas de equipamiento deportivo, en las tiendas de la cadena Target o en la página web www.yogaaccessories.com.

EQUIPO PARA LOS PIES
Dispositivos para separar los dedos de los pies

- **Espumas para separar los dedos de los pies:** puedes encontrar separadores de los dedos de los pies de espuma (de los que se usan habitualmente en pedicura) a un precio muy reducido en cualquier farmacia o tienda de artículos de pedicura.

- **Correct Toes** (corrector para los dedos de los pies): estos separadores de los dedos de los pies —que se pueden llevar incluso con zapatos si estos son lo suficientemente anchos— están disponibles en www.correcttoes.com.

- **Calcetines correctores de la alineación del pie:** estos calcetines con separadores para los dedos están disponibles en www.my-happyfeet.com.

Para movilizar la planta de los pies

- **Pelota de tenis:** puedes encontrarlas en cualquier tienda de deportes.
- **Pelotas de la marca Yoga Tune Up™:** este tipo de pelotas es perfecta para estirar la planta de los pies, ya que están diseñadas específicamente para esta actividad. Puedes encontrarlas –junto con algunos vídeos con instrucciones sobre cómo utilizarlas– en www.yogatuneup.com.

Ejercicios adicionales e información específica sobre los pies y el calzado

Puedes encontrar listados de empresas de calzado mínimo en:

- **Lista completa:** nutritiousmovement.com/shoes-the-list.
- **Lista de calzado de verano:** nutritiousmovement.com/shoes-the-summer-list.
- **Lista de calzado de invierno:** nutritiousmovement.com/shoes-the-winter-list.

MIS LIBROS SOBRE ESTA MATERIA

- *Simple Steps to Foot Pain Relief: The New Science of Healthy Fee* [Pasos sencillos para aliviar el dolor de pies: la nueva ciencia de los pies sanos]. Este libro es una introducción sencilla a este tema y se centra más en el calzado.
- *Whole Body Barefoot: Transitioning Well to Minimal Footwear* [Todo el cuerpo descalzo: una buena transición al calzado mínimo]. Este libro contiene muchos más ejercicios, así como más información técnica sobre anatomía y aspectos biomecánicos.

MÁS INFORMACIÓN SOBRE EL SUELO PÉLVICO

Si sufres problemas relacionados con el suelo pélvico, considera ponerte en manos de algún preparador físico o fisioterapeuta que conozca bien la importancia de la alineación y que haya recibido formación específica sobre los trastornos relacionados con el suelo pélvico. Pregúntale sobre su formación para ver si es el adecuado para ti.

Puedes encontrar más información, así como programas y ejercicios adicionales creados por mí para abordar específicamente el tema de la alineación pélvica en los siguientes recursos:

- En mi DVD de ejercicios *Nutritious Movement for a Healthy Pelvis* [Movimientos nutritivos para tener una pelvis sana]. Puedes conseguirlo en www.nutritiousmovement.com.
- En mi libro *Diastasis Recti*, que aunque trata principalmente de la zona abdominal, también habla de las presiones que se crean mediante movimientos que contribuyen constantemente a provocar trastornos del suelo pélvico.

¿QUÉ LIBRO ME LEO DESPUÉS DE ESTE?*

Mueve tu ADN es principalmente un libro que trata sobre la diferencia que existe entre los movimientos propios del ejercicio y aquellos no relacionados con él, sobre cómo expandir los movimientos que realizamos al hacer ejercicio para que alcancen a partes del cuerpo que, por lo general, están infrautilizadas y sobre cómo movernos más cuando no estamos haciendo ejercicio propiamente dicho. O, por volver a los diagramas del principio:

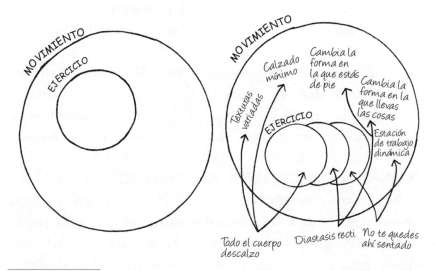

* Se hace referencia a las ediciones en inglés, puesto que muchos de ellos no han sido traducidos.

He escrito los siguientes libros aplicando los principios descritos en *Mueve tu ADN* a partes específicas del cuerpo y de la vida como ayuda para incrementar el movimiento que hacemos cuando no estamos practicando ejercicios y para aumentar el alcance de los movimientos que ya hacemos al entrenar.

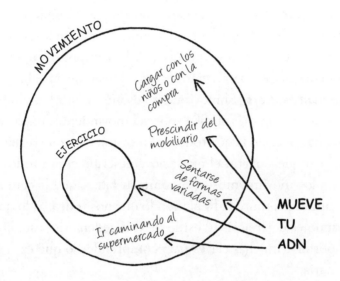

- **Adiós a la silla,** (ed. Sirio) nos ofrece más información sobre cómo «poner nuestro ADN en movimiento» en el contexto de una oficina tradicional. No, no es necesario que dejes tu trabajo actual para moverte más; tan solo tienes que pensar (y, por lo tanto, moverte) de forma diferente.

- **Diastasis Recti,** como acabo de mencionar, es un libro que se centra en el fortalecimiento de la zona abdominal (para los que no lo sepan, el término *diastasis recti* hace referencia a una separación anormal de los músculos abdominales). Considera y trata cuestiones referentes al cuerpo en su totalidad que pueden contribuir a tener los abdominales debilitados y proporciona una serie de ejercicios, así como cambios en el estilo de vida, que ayudan a recuperar la fuerza y la funcionalidad en esta parte del cuerpo.

- **Simple Steps to Foot Pain Relief** y **Whole Body Barefoot**, a los que ya me he referido, son versiones de lo que podría titular «*Mueve tu ADN y tus PIES*».

- **Dynamic Aging** [El envejecimiento dinámico] está orientado a los lectores que ya estén viviendo en la edad dorada. Este libro, escrito en colaboración con cuatro septuagenarias, está lleno de ejercicios sencillos pero efectivos que han ayudado a estas mujeres a escalar montañas, a vivir de manera independiente y a evitar tener que someterse a intervenciones quirúrgicas. Está impreso con un tipo de letra y con imágenes más grandes que el resto de mis libros.

- **Movement Matters** [El movimiento es importante] es el libro que ofrece una visión más amplia sobre el movimiento. Explora cómo hubo una época en la que todos los movimientos que realizábamos no tenían que ver con el ejercicio y describe cómo todos y cada uno de los movimientos —así como su falta— que hacemos afectan a nuestra comunidad y al mundo que nos rodea. Si lo que estás buscando es dejar atrás tu estilo de vida sedentario, este libro podrá aportarte muchas claves para comprender lo que es la cultura sedentaria.

- **Alignment Matters** [La alineación del cuerpo es importante] es una colección de artículos extraídos de los cinco primeros años de mi blog *Katy Says* —ahora ya jubilado—. Son piezas cortas, accesibles y a menudo muy divertidas sobre la idea de la alineación corporal, una herramienta que hemos tocado de pasada en este libro. *Alignment Matters* es la forma más fácil de empezar a comprender que la manera en la que ponemos las distintas partes de nuestro cuerpo afecta a su funcionalidad. Siempre me complace saber que este libro, que es como una introducción general a mis otros trabajos, sigue siendo uno de los favoritos del público por lo fácil de leer que resulta.

Puedes solicitar cualquiera de estas obras en la biblioteca de tu barrio o en tu librería local, y también puedes hacerte con ellas en cualquiera de las tiendas de libros *online* que los ofertan. Para que puedas seguir moviéndote a la vez que aprendes, tanto este libro como

Whole Body Barefoot y *Movement Matters* también están disponibles en formato de audiolibro (en inglés).

OTRAS MANERAS DE APRENDER DE MÍ
Redes sociales:
Con cierta regularidad doy consejos —muchas veces en forma visual— sobre cómo tener una vida rica en movimientos en los siguientes canales sociales:

- Instagram.com/nutritiousmovement.
- Twitter.com/nutritiousmvmnt.
- Facebook.com/nutritiousmovement.

Ten en cuenta que la propia transición que yo misma he realizado para ir alejándome de una forma de vida sedentaria también ha incluido periodos de desconexión de las pantallas y de los medios sociales, incluyendo estos canales. No obstante, en ellos puedes encontrar años y años de lecciones, por lo que te recomendaría que echases un vistazo —tanto como el tiempo que dediques a estar delante de una pantalla te permita— a aquellos que te resulten más interesantes o relevantes.

Mi *podcast*
Puedes escuchar mi galardonado programa *Katy Says* (otra manera de aprender en movimiento) en iTunes, en Stitcher o en mi página web www.nutritiousmovement.com, donde también puedes encontrar transcripciones del programa.

Clases/vídeos de ejercicios
Si quieres saber más sobre las clases grabadas y en directo que ofrezco, visita la web nutritiousmovement.com. En ella también podrás encontrar mis DVD de ejercicios y clases para descargar, así como localizar a algún profesional del movimiento en tu zona.

Recursos y **LECTURAS** adicionales

Introducción

Al-Adawi, S. (2006). «Emergence of Diseases of Affluence in Oman: Where do they Feature in the Health Research Agenda». *Sultan Qaboos University Medical Journal*, 6, 3-9.

Chen, C. S. y Ingber, D. E. (1999). «Tensegrity and mechanoregulation: from skeleton to cytoskeleton». *Osteoarthritis Cartilage*, 7 (1), 81-94.

Ezzati, M., VanderHoorn, S., Lawes, C. M., Leach, R., James, W., Lopez, A., ... & Murray, C. (2005). «Rethinking the "Diseases of Affluence" Paradigm: Global Patterns of Nutritional Risks in Relation to Economic Development». *PLOS Medicine 2*.

O'Keefe, J. H., Vogel, R., Lavie, C. J. y Cordain, L. (2010). «Achieving hunter-gatherer fitness in the 21(st) century: Back to the future». *American Journal of Medicine*, 123 (12), 1082-1086.

Wells, Calvin (1964). *Bones, Bodies, and Disease; Evidence of Disease and Abnormality in Early Man*. Praeger: Nueva York.

Capítulo 1

Bloomfield, S. A. (1997). «Changes in musculoskeletal structure and function with prolonged bed rest». *Medicine & Science in Sports Exercise*, 29, 197-206.

Cuccurullo, S., ed. (2004). *Physical Medicine and Rehabilitation Board Review*. Nueva York: Demos Medical Publishing.

Dettwyler, K. A. (1994). *Dancing Skeletons: Life and Death in West Africa*. Long Grove: Waveland Press, Inc.

Evans, W. A. (1996). «Flaccid Fin Syndrome: Natural or Captive Phenomenon?» (Tesis, Nova Southeastern University).

Feric, M. y Brangwynne, C. (2013). «A nuclear F-actin scaffold stabilizes ribonucleoprotein droplets against gravity in large cells». *Nature Cell Biology*, 15, 1253-1259.

Hubmacher, Dirk y Apte, Suneel S. (2013). «The biology of the extracellular matrix: novel insights». *Current Opinion in Rheumatology*, 25 (1), 65-70.

Nagle, K. B. y Brooks, M. A. (2011). «A Systematic Review of Bone Health in Cyclists». *Sports Health* 3 (3), 235-243.

Sage, E. Helene (2001). «Regulation of interactions between cells and extracellular matrix: a command performance on several stages». *Journal of Clinical Investigation*, 107 (7), 781-783.

Scofield, K. L. y Hecht, S. (2012). «Bone health in endurance athletes: runners, cyclists, and swimmers». *Current Sports Medicine Reports*, 11 (6), 328-334.

Sherk, V. D., Barry, D. W., Villalon, K. L., Hansen, K. D., Wolfe, P. y Kohrt, W. M. «Bone Loss Over 1 year of Training and Competition in Female Cyclists». *Clinical Journal of Sport Medicine*, 9 de diciembre de 2013.

Shull, P. B., Shultz, R., Slider, A., Dragoo, J. L., Besier, T. F. y Delp, S. L. (2013). «Toe-in gait reduces the first peak knee adduction moment in patients with medial compartment knee osteoarthritis». *Journal of Biomechanics*, 46 (1), 122-128.

Stewart, A. D. y Hannan, J. (2000). «Total and regional bone density in male runners, cyclists, and controls». *Medicine and Science in Sports and Exercise*, 32 (8), 1373-1377.

Capítulo 2

Abbott, A. L. y Bartlett, D. J. (2001). «Infant motor development and equipment use in the home». *Child: Care, Health and Development*, 27 (3), 295-306.

Active Healthy Kids Canada (2013). «Are We Driving Our Kids to Unhealthy Habits?». The 2013 Active Healthy Kids Canada Report Card on Physical Activity for Children and Youth. Toronto: Active Healthy Kids Canada.

Aizawa, M., Mizuno y Tamura, M. (2010). «Neonatal sucking behavior: comparison of perioral movement during breast-feeding and bottle feeding». *Pediatrics International*, 52 (1), 104-108.

American Society for Cell Biology (17 de diciembre de 2012). «Breast cancer cells growing in 3-D matrix revert to normal». *Science Daily*.

Barry, H. y Paxson, L. (1971). «Infancy and Early Childhood: Cross-Cultural Codes 2». *Ethnology*, 10 (4), 466-508.

Batra, N. N., Li, Y. J., Yellowley, C. E., You, L., Malone, A. M., Kim, D. H. y Jacobs, C. R. (2005). «Effects of short-term recovery periods on fluid-induced signaling in osteoblastic cells». *Journal of Biomechanics*, 38 (9), 1909-1917.

Bril, B. y Sabatier, C. (1986). «The Cultural Context of Motor Development: Postural Manipulations in the Daily Life of Bambara Babies». *International Journal of Behavioral Development*, 9, 439.

Borghi, Nicolas, *et al.* (2012). «E-cadherin is under constitutive actomyosin-generated tension that is increased at cell-cell contacts upon externally applied stretch». *Proceedings of the National Academy of Sciences* 109, 31: 12568-12573.

Brownfield, D. G., Venugopalan, G., Lo, A., Mori, H., Tanner, K., Fletcher, D. A. y Bissell, M. J. «Patterned collagen fibers orient branching mammary epithelium through distinct signaling modules». *Current Biology* 23 (8), 703-709.

Chaney, W. R. (2001). «How Wind Affects Trees». *Indiana Woodland Steward*, 10 (1).

Clarke, N. M. P. (2013). «Swaddling and hip dysplasia: an orthopaedic perspective». *Archives of Disease in Childhood*.

Cole, W. G., Lingeman, J. M. y Adolph, Karen E. (2012) «Go Naked: Diapers Affect Infant Walking». *Developmental Science*, 15 (6), 783-790.

Eriksson, N., Benton, G., Chuong B., Kiefer, A., Mountain, J., Hinds, D. y Tung, J. (2012). «Genetic variants associated with breast size also influence breast cancer risk». *BMC Medical Genetics*, 13.

Hsieh, C. y Trichopoulos, D. (1991). «Breast size, handedness and breast cancer risk». *European Journal of Cancer and Clinical Oncology*, 27 (2), 131-135.

Ingber, D. (2003). «Mechanobiology and diseases of mechanotransduction». *Annals of Medicine*, 35 (8), 564-577.

Inoue, N., Reiko, S. y Kamegair, T. (1995). «Reduction of masseter muscle activity in bottle-fed babies». *Early Human Development*, 42 (3), 185-193.

Jacinto-Goncalves, S. R., Gaviao, M. B., Berzin, F., de Oliveira, A. S. y Semeguini, T. A. (2004). «Electromyographic activity of perioral muscle in breastfed and non-breastfed children». *The Journal of Clinical Pediatric Dentistry*, 29 (1), 57-62.

Jorgens, D. M., Inman, J. L., Wojcik, M. *et al.* (2017). «Deep nuclear invaginations are linked to cytoskeletal filaments —integrated bioimaging of epithelial cells in 3D culture». *Journal of Cell Science* 130 (1): 177.

Kang, H. K., Kim, Y., Chung, Y. y Hwang, S. (2012). «Effects of treadmill training with optic flow on balance and gait in individuals following stroke: randomized controlled trials». *Clinical Rehabilitation*, 26 (3), 246-255.

Lamb, Michael E. y Hewlett, Barry S., eds. *Hunter-Gatherer Childhoods: Evolutionary, Developmental, and Cultural Perspectives (Evolutionary Foundations of Human Behavior)*. Chicago: AldineTransaction, 2005.

Logan, D., Kiemel, T., Dominici, N., Cappellini, G., Ivanenko, Y., Lacquaniti, F. y Jeka, J. J. (2010). «The many roles of vision during walking». *Experimental Brain Research*, 206 (3), 337-350.

Martin, R. Bruce, Burr, David B. y Sharkey, Neil A. *Skeletal Tissue Mechanics*. Nueva York: Springer-Verlag, 1998.

Milstein, J. N. y Meiners, J. C. (2011). «On the role of DNA biomechanics in the regulation of gene expression». *Journal of the Royal Society Interface*, 8 (65), 1673-1681.

Mulavara, A. P., Richards, J. T., Ruttley, T., Marshburn, A., Nomura, Y. y Bloomberg, J. J. (2005). «Exposure to a rotating virtual environment during treadmill locomotion causes adaptation in heading direction». *Experimental Brain Research*, 166 (2), 210.

Orr, W. A., Helmke, B. P., Blackman, B. R. y Schwartz, M. A. (2006). «Mechanisms of Mechanotransduction». *Developmental Cell*, 10 (3), 407.

Prokop, T., Schubert, M. y Berger, W. (1997). «Visual influence on human locomotion. Modulation to changes in optic flow». *Experimental Brain Research*, 114 (1), 63-70.

Raichlen, D. A., Pontzer, H., Harris, J. A. *et al.* (2016). «Physical activity patterns and biomarkers of cardiovascular disease risk in hunter-gatherers». *American Journal of Human Biology*, 9 de octubre, doi: 10.1002/ajhb.22919 (Epub previo a la impresión).

Schneider, Robert y Grosschedl, Rudolf. (2007). «Dynamics and interplay of nuclear architecture, genome organization, and gene expression». *Genes & development* 21: 23, 3027-3043.

Surovell, T. A. (2000). «Early Paleoindian Women, Children, Mobility, and Fertility». *American Antiquity*, 65 (3), 493-508.

Shirai, N. y Shigaru, I. (2012). «Reduction in sensitivity to radial optic-flow congruent with ego-motion». *Vision Research*, 62, 201-208.

Siegel, A. C. y Burton, R. V. (1999). «Effects of baby walkers on motor and mental development in human infants». *Journal of Developmental Behavioral Pediatrics*, 20 (5), 355-361.

Stock, J. T. (2006). «Hunter-gatherer postcranial robusticity relative to patterns of mobility, climatic adaptation, and selection for tissue economy». *American Journal of Physical Anthropology*, 131, 194-204.

Toyota, M. y Gilroy, S. (2012). «Gravitropism and mechanical signaling in plants». *American Journal of Botany*, 100 (1), 111-125.

Wall-Scheffler, C. M., Geiger, K. y Steudel-Numbers, K. L. (2007). «Infant carrying: The role of increased locomotory costs in early tool development». *American Journal of Physical Anthropology*, 133, 841-846.

Yoshiko, Y. y Gentaro, T. (2010). «Influence of experience of treadmill exercise on visual perception while on a treadmill». *Japanese Psychological Research*, 52 (2), 67-77.

Capítulo 3

Brew, B. K., Marks, G. B., Almqvist, C., Cistulli, P. A., Webb. y K. Marshall, N. S. (2014). «Breastfeeding and snoring: a birth cohort study». *PLoS One,* 9 (1).

Glazebrook, K. E. y Brawley, L. R. (2011) «Thinking about maintaining exercise therapy: Does being positive or negative make a difference?». *Journal of Health Psychology,* 16 (6): 905-916.

Gourgou, S., Dediu, F. y Sancho-Garnier, H. (2002). «Lower Limb Venous Insufficiency and Tobacco Smoking: A Case-Control Study». *American Journal of Epidemiology*, 155 (11), 1007-1015.

Kannus, R., Jozsa, L, Renstrom, R., Jarvotoen, M., Kvist, M., Lento, M. y Vurol, I. (1992). «The effects of training, immobilization and remobilization on musculoskeletal tissue». *Scandinavian Journal of Medicine & Science in Sports*, 2 (3), 100-118.

Kawano, H., Tanimoto, M., Yamamoto, K., Sanada, K., Gando, Y. Tabata, I. y Miyachi, M. (2008). «Resistance training in men is associated with increased arterial stiffness and blood pressure but does not adversely affect endothelial function as measured by arterial reactivity to the cold pressor test». *Experimental Physiology*, 93 (2), 266-302.

Khan, K. H. y Scott, A. (2009). «Mechanotherapy: how physical therapists' prescription of exercise promotes tissue repair». *British Journal of Sports Medicine*, 43, 247-252.

Kohli, M. V., Patil, G. B., Kulkarni, N. B., Bagalkot, K., Purohit, Z., Dave, N., Sagari, S. G. y Malaghan, M. (2014). *Journal of Clinical and Diagnostic Research*, 8 (3), 199-201.

Limme, M. (2010). «The need of efficient chewing function in young children as prevention of dental malposition and malocclusion». *Archives de pédiatrie*, 17 (5), S213-S219.

Lopes, T. S., Moura, L. F. y Lima, M. D. (2014). «Association between breastfeeding and breathing pattern in children: a sectional study». *Jornal de pediatra*, doi: 10.1016/j.jped.2013.12.011

Noreen von Cramon-Taubadel. (2011). «Global human mandibular variation reflects differences in agricultural and hunter-gatherer subsistence strategies». *PNAS*, 108 (49), 19546-19551.

Capítulo 4
Alberts, B., Johnson, A., Lewis, J. *et al.* (2002). «Genesis, Modulation, and Regeneration of Skeletal Muscle». En *Molecular Biology of the Cell* (4.ª ed). Nueva York: Garland Science.

Bertovic, D. A., Waddell T. K., Gatzka, C. D., Cameron, J. D., Dart, A. M. y Kingwell, B. A. (1999). «Muscular strength training is associated with low arterial compliance and high pulse pressure». *Hypertension*, 33 (6), 1385-1391.

Boonyarom, O. y Inui, K. (2006). «Atrophy and hypertrophy of skeletal muscles: structural and functional aspects». *Acta Physiologica* (Oxford), 188 (2), 77-89.

Clifford, P. S. (2007). «Skeletal muscle vasodilatation at the onset of exercise». *The Journal of Physiology*, 583 (Pt 3), 825-833.

Conway, D. y Schwartz, M. (2013). «Flow dependent cellular mechanotransduction in atherosclerosis». *Journal of Cell Science*, 126, 5101-5109.

Hademenos, G. J. y Massoud, T. F. (1998). *The Physics of Cerebrovascular Diseases: Biophysical Mechanisms of Development, Diagnosis and Therapy*. College Park, MD: American Institute of Physics.

Haga, J. H., LI, Y. S. y Chien, S. (2007). «Molecular basis of the effects of mechanical stretch on vascular smooth muscle cells». *Journal of Biomechanics*, 40 (5), 947-960.

Humphrey, J. D., ed. (2002). *Cardiovascular Solid Mechanics: Cells, Tissues, and Organs*. Nueva York: Springer Verlag.

_____(2008). «Vascular adaptation and mechanical homeostasis at tissue, cellular, and sub-cellular levels». *Cell Biochemistry and Biophysics*, 50 (2), 53-78.

Khan Academy (2012). *Sarcomere Length-Tension Relationship* (vídeo y diapositivas). Extraídos de: http://youtu. be/uVFqEi5j1v0.

Mann, C. J., Periguero, E., Kharraz, Y., Aguilar, S., Pessina, P., Serrano, A. L. y Munoz-Canoves, P. (2001). «Aberrant repair and fibrosis development in skeletal muscle». *Skeletal Muscle*, 1: 21.

Morton, J. P., Kayani, A. C., McArdle, A. y Drust, B. (2009). «The exercise-induced stress response of skeletal muscle, with specific emphasis on humans». *Sports Medicine*, 39 (8), 643-662.

Tardieu, C., Tabary, J. C., Tabary, C. y Tardieu, G. (1982). «Adaptation of connective tissue length in immobilization in the lengthened and shortened positions in cat soleus muscle». *The Journal of Physiology*, 78, 214-217.

Thayer, S. (2010). *Nature's Garden: A Guide to Identifying, Harvesting, and Preparing Edible Wild Plants*. Ogema: Forager's Harvest Press.

Vial, C., Zuniga, L. M., Cabello-Verrugio, C. Canon, P., Fadic, R. y Brandan, E. (2008). «Skeletal muscle cells express the profibrotic cytokine connective tissue growth factor (CTGF/CCN2), which induces their dedifferentiation». *Journal of Cellular Physiology*, 215 (2), 410-421.

Yamamoto, K., Kawano, H., Gando, Y., Iemitsu, M., Murakam, H., Sanada, K. y Miyachi, M. (2009). «Poor trunk flexibility is associated with arterial stiffening». *Heart and Circulatory Physiology, American Journal of Physiology*, 297 (4), 1314-1318.

Capítulo 5

Birn-Jeffery, A. V. y Higham, T. E. (2014). «The Scaling of Uphill and Downhill Locomotion in Legged Animals». *Integrative and Comparative Biology* (epub previo a la impresión).

Morgan, Christopher. (2008). «Reconstructing prehistoric hunter-gatherer foraging radii: a case study from California's southern Sierra Nevada». *Journal of Archaeological Science*, 35 (2), 247-258.

Seireg, A. y Arkivar, R. J. (1975.) «The prediction of muscular load sharing and joint forces in the lower extremities during walking». *Journal of Biomechanics* 18: 89-102.

Venkataraman, V. V., Kraft, T. S., Desilva, J. M. y Dominy, N. J. (2013). «Phenotypic plasticity of climbing-related traits in the ankle joint of great apes and rainforest hunter-gatherers». *Human Biology*, 85 (1-3), 309-328.

Venkataraman, V. V., Kraft, T. S. y Dominy, N. J. (2013). «Tree climbing and human evolution». *Proceedings of the National Academy of Sciences of the United States of America*, 110 (4), 1237-1242.

Capítulo 6

Barreto de Brito, L., Ricardo, D., Soares de Araujo, D., Ramos, P., Myers, J. y Soares de Araujo, C. (2012). «Ability to sit and rise from the floor as a predictor of all-cause mortality». *European Journal of Preventive Cardiology*, 21 (7), 892-898.

Bergmann, G. *et al.* (1995). «Influence of shoes and heel strike on the loading of the hip joint». *Journal of Biomechanics*, 28 (7), 817-827.

Chevalier, G., Sinatra, S., Oschman, J., Sokal, K. y Sokal, P. (2012). «Earthing: Health Implications of Reconnecting the Human Body to the Earth's Surface Electrons». *Journal of Environmental and Public Health*.

D'Aout, K. *et al.* 2009. «The effects of habitual footwear use: Foot shape and function in native barefoot walkers». *Footwear Science*, 1 (2), 81-94.

Hewes, G. W. (1955). «World Distribution of Postural Habits». *American Anthropologist* (abril), 231-244.

Nurse, M. A. *et al.* (2005). «Changing the texture of footwear can alter gait patterns». *Journal of Electromyography and Kinesiology*, 15 (5), 496-506.

Raichlen, D. A., Wood, B. M., Gordon, A. D., Mabulla, A. Z., Marlowe, F. W. y Pontzer, H. (2014). «Evidence of Levy walk foraging patterns in human hunter-gatherers». *Proceedings of the National Academy of Sciences*, 111 (2), 728-733.

Rome, K., Hancock, D. y Poratt, D. 2008. «Barefoot running and walking: The pros and cons based on current evidence». *The New Zealand Medical Journal*, 121: 1272.

Rossi, W. A. (1999). «Why shoes make "normal" gait impossible». *Podiatry Management*, 50-61.

_____(2001). «Footwear: The primary cause of foot disorders». *Podiatry Management*, 129-138.

Warden, S. J., Burr, D. B. y Brukner, P. D. (2006). «Stress fractures: Pathophysiology, epidemiology, and risk factors». *Current Osteoporosis Reports*, 4 (3), 103-109.

Capítulo 7

Crockett, H., Gross, B., Wilk, K., Schwartz, M., Reed, J., O'Mara, J. y Andrews, J. (2000). «Osseous Adaptation and Range of Motion at the Glenohumeral Joint in Professional Baseball». *The American Journal of Sports Medicine*, 30 (1), 20-26.

Kraft, T. S., Venkataraman, V. V. y Dominy, N. J. (2014). «A natural history of human tree climbing». *Journal of Human Evolution*, 71, 105-118.

Peterson, J. (1998). «The Natuflian hunting conundrum: spears, atlatls, or bows?». *International Journal of Osteoarchaeology*, 8 (5), 378-389.

Capítulo 8

Alton, F. *et al.* 1998. «A kinematic comparison of overground and treadmill walking». *Clinical Biomechanics*, 13 (6), 434-440.

Bogduk, N., Pearcy, M. y Hadfield, G. (1992). «Anatomy and biomechanics of psoas major». *Clinical Biomechanics*, 7 (2), 109-119.

Cordain, L., Eaton, S., Brand Miller, J., Lindeberg, S. y Jensen, C. (2002). «An evolutionary analysis of the aetiology and pathogenesis of juvenile-onset myopia». *Acta Ophthalmologica Scandinavica*, 80 (2), 123-135.

Dancy, M., Christian, W. y Belloni, M. (2002). *The Human Eye*. Extraído de: http://webphysics.davidson.edu/physlet_resources/dav_optics/examples/eye_demo.html.

Diab, M. (1999). *Lexicon of Orthopaedic Etymology*. Ámsterdam: Harwood Academic Publishers, 276-277.

Horowitz, S. S. (2013). *The Universal Sense: How Hearing Shapes the Mind*. Nueva York: Bloomsbury USA.

Hu, H. *et al.* (2011). «Is the psoas a hip flexor in the active straight leg raise?», *European Spine Journal*, 20, 759-765.

Jones-Jordan, L., Sinnott, L., Cotter, S., Kleinstein, R., Manny, R., Mutti, D., y Zadnik, K. (2012). *Investigative Ophthalmology & Visual Science,* 53, 7169-7175. http://dx.doi.org/10.1167/iovs.11-8336.

Kirchmair, L. *et al.* 2008. «Lumbar plexus and psoas major muscle: Not always as expected». *Regional Anesthesia and Pain Medicine*, 33 (2), 109-114.

Krause, B. (2001 Rev. 2006). *Loss of Natural Soundscape: Global Implications of Its Effect on Humans and Other Creatures*. [transcripción de conferencia]. Extraído de http://www.escoitar.org/2006-08-23-Loss-of-Natural-Sounds cape-Global-Implications-of.

Miller, J. (1974). «Effects of noise on people». *The Journal of the Acoustical Society of America*, 56, 729.

Morgan, K. y Tromborg, C. (2007). «Sources of stress in captivity». *Applied Animal Behavior Science*, 102 (3-4), 262-302.

Mutti, D. (2013). «Time outdoors and myopia: a case for Vitamin D?». *Optometry Times*. Extraído de http://optometrytimes. modernmedicine.com/optometrytimes/news/time-outdoors-and-myopia-case-vitamin-d.

National Digestive Diseases Information Clearinghouse (NDDIC), U. S. Department of Health and Human Services. (2013). *Digestive Diseases Statistics for the United States*. Extraído de http://digestive.niddk.nih.gov/statistics/statistics.Aspx.

National Institutes of Health, U. S. Department of Health and Human Services. (2009.) «Opportunities and Challenges in Digestive Diseases Research: Recommendations of the National Commission on Digestive Diseases». Bethesda, MD: National Institutes of Health. NIH Publication 08-6514.

Saw, S., Chua, W., Wu, H., Yap, E., Chia, K. y Stone, R. (2000). «Myopia: gene-environment interaction». *Annals Academy of Medicine Singapore*, 29 (3), 290-297.

Tetley, M. (2000). «Instinctive sleeping and resting postures: An anthropological and zoological approach to treatment of low back and joint pain». *British Medical Journal*, 321 (7276), 1616-1618.

Capítulo 9

Alton, F., Baldey, L., Caplan, S. y Morrissey, M. C. (1998). «A kinematic comparison of overground and treadmill walking». *Clinical Biomechanics*, 13 (6), 434-440.

Barnett, C. H. (1954). «Squatting facets on the European talus». *Journal of Anatomy*, 88 (Pt 4), 509-513.

Branko (2006). «Clap Skate» (ilustración). Extraída de http://en.wikipedia. org/wiki/Archivoe:Clap_skate.svg.

Callaghan, J. P., Aftab, E. P. y McGill, S. M. (1999). «Low back three-dimensional joint forces, kinematics, and kinetics during walking». *Clinical Biomechanics*, 14 (3), 203-216.

Carpinella, I., Crenna P., Rabuffetti, M. y Ferrarin, M. (2010). «Coordination between upper- and lower-limb movements is different during overground and treadmill walking». *European Journal of Applied Physiology*, 108 (1), 71-82.

Coenen, P., van Werven, G., van Nunen, M. P., Van Dieen, J. H., Gerrits, K. H. y Janssen, T. W. (2012). «Robot-assisted walking vs overground walking in stroke patients: an evaluation of muscle activity». *Journal of Rehabilitation Medicine*, 44 (4), 331-337.

Hausdorff, J. M. (2007). «Gait dynamics, fractals and falls: finding meaning in the stride-to-stride fluctuations of human walking». *Human Movement Science*, 26 (4), 555-589.

Kong, P. W., Koh, T. M. C., Tan, W. C. R., y Wang, Y. S. (2012). «Unmatched perception of speed when running overground and on a treadmill». *Gait & Posture*, 36 (1), 46-48.

Kuo, A. D. (2007). «The six determinants of gait and the inverted pendulum analogy: A dynamic walking perspective». *Human Movement Science*, 26 (4), 617-656.

Lindsay, T. R., Noakes, T. D. y McGregor, S. J. (2014). «Effect of treadmill versus overground running on the structure of variability of stride timing». *Perceptual and Motor Skills*, 118 (2), 331-346.

Mohler, B. J., Thompson, W. B., Creem-Regehr, S. H., Pick Jr., H. L. y Warren Jr., W. H. (2007). «Visual flow influences gait transition speed and preferred walking speed». *Experimental Brain Research*, 181 (2), 221-228.

Multon, F. y Olivier, A-H. (2013). «Biomechanics of Walking in Real World: Naturalness we Wish to Reach in Virtual Reality». En Steinicke, F., Visell, Y., Campos, J., Lecuyer, A. eds., *Human Walking in Virtual Environments*, 55-77. Nueva York: Springer.

Parvataneni, K., Ploeg, L., Olney, S. J. y Brouwer, B. (2009). «Kinematic, kinetic and metabolic parameters of treadmill versus overground walking in healthy older adults». *Clinical Biomechanics*, 24 (1), 95-100.

Prosser, L. A., Stanley, C. J., Norman, T. L, Park, H. S. y Damiano, D. L. (2011). «Comparison of elliptical training, stationary cycling, treadmill walking and overground walking. Electromyographic patterns». *Gait & Posture*, 33 (2), 244-250.

Seiler, S. (1997). «The New Dutch "Slapskates": Will They Revolutionize Speed Skating Technique?». *Sportscience News*. Extraído de http://www.sportsci.org/news/9703/slapskat.htm.

Steele, L. (2014). «Fit People Don't Just Run, They Move». *Outside*. Extraído de http://www.outsideonline.com/fitness/bodywork/in-stride/Fit-People-Dont-Just-ExerciseThey-Move.html.

Thomson, A. (1889). «The Influence of Posture on the form of the Articular Surfaces of the Tibia and Astragalus in the different Races of Man and the Higher Apes». *Journal of Anatomy and Physiology*, 23 (Pt 4), 616-639.

Tskhovrebova, L. y Trinick, J. (2010). «Roles of titin in the structure and elasticity of the sarcomere». *Journal of Biomedicine and Biotechnology*, doi: 10.1155/2010/612482 (epub).

Stewart, A. D. y Hannan, J. (2000). «Regulation of arm and leg movement during human locomotion». *Neuroscientist*, 10 (4), 347-361.

Capítulo 10

Cho, Y. K., Kim, C. S., Koo, E. S., Yun, J. W., Kim, J. W., Lee, J. H. y Choi, D. I. (2003). «Contribution of Posture to Anorectal Angle and Perineal Descent on Defecography». *Korean Journal of Gastroenterology*, 41 (3), 190-195.

Choi, J. S., Wexner, S. D., Nam, Y. S., Constantinos, M., Sallum, M., Yamaguchi, T. y Yu, C. F. (2000). «Intraobserver and interobserver measurements of the anorectal angle and perineal descent in defecography». *Diseases of the Colon & Rectum*, 43 (8), 1121-1126.

Gupta, N. P., Kumar, A. y Kumar, R. (2008). «Does Position Affect Uroflowmetry Parameters in Women?». *Urologia Internationalis*, 80, 37-40.

Kidd, R. S. y Oxnard, C. E. (2002). «Patterns of morphological discrimination». *American Journal of Physical Anthropology*, 117 (2), 169-181.

Lambiase, R. E., Levine, S. M., Terek, R. M. y Wyman, J. J. (1998). «Long bone surface osteomas: Imaging features that may help avoid unnecessary biopsies». *American Journal of Roentgenology*, 171 (3), 775-778.

Petros, P. P. y Skilling, P. M. (2001). «Pelvic floor rehabilitation in the female according to the integral theory of female urinary incontinence: First report». *European Journal of Obstetrics & Gynecology and Reproductive Biology*, 94 (2), 264-269.

Poli de Araujo, M., Takano, C. C., Girao, M. J., Gracio, M. y Sartori, F. (2009). «Pelvic floor disorders among indigenous women living in Xingu Indian Park, Brazil». *International Urogynecology Journal*, 20 (9), 1079-1084.

Sakakibara, R., Tsunoyama, K., Hosoi, H., Takahashi, O., Sugiyama, M., Kishi, M. y Yamanishi, T. (2010). «Influence of Body Position on Defecation in Humans». *Lower Urinary Tract Symptoms*, 2, 16-21.

Sikirov, B. A. (1990). «Cardio-vascular events at defecation: Are they unavoidable?». *Medical Hypotheses*, 32 (3), 231-233.

Sikirov, D. (2003). «Comparison of Straining During Defecation in Three Positions: Results and Implications for Human Health». *Digestive Diseases and Sciences*, 48 (7), 1201-1205.

Singh, A. (2007). «Do we really need to shift to pedestal type of latrines in India?». *Indian Journal of Community Medicine*, 32, 243-244.

Wang, K. y Palmer, M. (2010). «Women's toileting behaviour related to elimination: Concept analysis». *Journal of Advanced Nursing*, 66 (8), 1874-1884.

Epílogo

Lewis, Stephen J. *Biomedical Concepts and the Concept of Biological State* (transcripción y diapositivas de PowerPoint). Extraído de https://sites.google.com/site/sjlewis55/presentations/temah2.

Índice **TEMÁTICO**

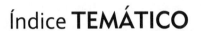

Sobre la **AUTORA**

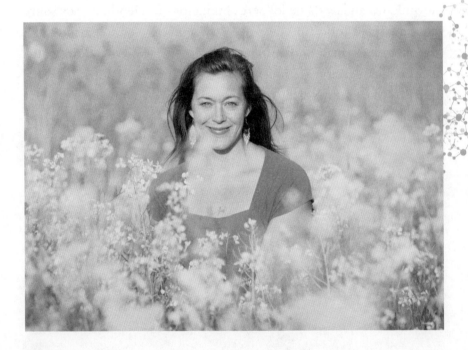

En parte experta en biomecánica, en parte divulgadora científica, y una mujer de acción a tiempo completo, Katy Bowman ha enseñado a cientos de miles de personas el papel que juega el movimiento en el cuerpo y en el mundo. Katy combina el enfoque científico con una forma de expresarse franca y directa a la hora de ofrecer soluciones sensatas y razonables basadas en el movimiento aplicables a todos los ámbitos de la vida. Su página web y su premiado *podcast Katy Says* llegan a cientos de personas cada mes y ya son miles los que han asistido a sus clases en directo.

Sus libros *Movement Matters* (2016) –todo un éxito de ventas–, *Simple Steps to Foot Pain Relief* (2016), *Diastasis Recti* (2016), *Don't Just Sit There* (2015) [*Adiós a la silla*. Editorial Sirio, 2017], *Whole Body Barefoot* (2015), *Alignment Matters* (2013), y *Every Woman's Guide to Foot Pain Relief* (2011) han sido aclamados por la crítica y ampliamente traducidos.

Apasionada por el movimiento fuera del contexto del ejercicio físico, Katy dedica su tiempo a conseguir una mayor reintegración del movimiento en la vida de los seres humanos ofreciendo cursos sobre este tema para todo tipo de personas y colectivos y trabajando con organizaciones sin ánimo de lucro en la potenciación de valores naturales en la educación. También dirige y enseña en el Nutritious Movement TM Center Northwest, en el estado de Washington, viaja por todo el mundo ofreciendo cursos del programa Nutritious Movement y pasa todo el tiempo que puede al aire libre con sus hijos y su marido.